JAHRBUCH
LITERATUR UND MEDIZIN
Beihefte

Herausgegeben von
FLORIAN STEGER

Band 4

URTE HELDUSER
BURKHARD DOHM (Hg.)

Imaginationen des Ungeborenen / Imaginations of the Unborn

Kulturelle Konzepte pränataler Prägung von der Frühen Neuzeit zur Moderne / Cultural Concepts of Prenatal Imprinting from the Early Modern Period to the Present

Universitätsverlag
WINTER
Heidelberg

Bibliografische Information der Deutschen Nationalbibliothek

Die Deutsche Nationalbibliothek verzeichnet diese Publikation in der Deutschen Nationalbibliografie; detaillierte bibliografische Daten sind im Internet über *http://dnb.d-nb.de* abrufbar.

UMSCHLAGBILD
Samuel Thomas Soemmerring: *Icones Embryonum Humanorum,* Frankfurt 1799
© Niedersächsische Staats- und Universitätsbibliothek Göttingen

ISBN 978-3-8253-6784-8

Imprimé en Allemagne · Printed in Germany
Druck: Memminger MedienCentrum, 87700 Memmingen

Gedruckt auf umweltfreundlichem, chlorfrei gebleichtem und alterungsbeständigem Papier.

Den Verlag erreichen Sie im Internet unter:
www.winter-verlag.de

Inhalt

BURKHARD DOHM / URTE HELDUSER

Mütterliche Imagination, Versehen und pränatale Prägung. Zur Einführung

Von prägenden Einflüssen auf das Ungeborene während der Schwangerschaft auszugehen, ist ein Allgemeinplatz geworden: Ob in negativer Hinsicht Rauchen, Mangelernährung, psychischer Stress oder Gewalterfahrungen der werdenden Mutter oder aber als förderliche Einwirkung das Hören von Mozart-Sonaten –, dass all diese Bedingungen das Kind im Mutterleib beeinflussen, scheint unmittelbar evident. So werden Verhaltensauffälligkeiten, psychische Störungen, besondere Begabungen und auch physische Merkmale wie Adipositas auf pränatale Dispositionen zurückgeführt.

Spätestens seit der Jahrtausendwende wird dieser Diskurs wesentlich durch das biomedizinische Paradigma der Epigenetik vorangetrieben. Mit der Entdeckung, dass nicht allein die Gene bestimmen, sondern deren Aktivierung im Zuge eines pränatalen Entwicklungsprozesses, wurden die mütterlichen Erfahrungen und Lebensweisen während der Schwangerschaft zu maßgeblichen Einflussfaktoren ernannt. Aus neurobiologischer Sicht betont etwa der Hirnforscher Gerhard Roth:

> Wurde die werdende Mutter während oder sogar schon vor der Schwangerschaft traumatisiert durch Misshandlung, Missbrauch, schwere Unfälle oder schmerzhafte Verluste von geliebten Personen, so finden sich in ihrem Gehirn in stark erhöhtem Maße Stresshormone (zum Beispiel Cortisol), die dann über die Blutbahn auf das Gehirn des ungeborenen Kindes einwirken und die dort stattfindende Entwicklung des Stressverarbeitungssystems negativ beeinflussen können. Für das Kind erhöhen derartige vorgeburtliche Einflüsse deutlich das Risiko späterer psychischer Erkrankungen, während eine Schwangerschaft unter gesunden Bedingungen eine starke Widerstandskraft („Resilienz") zur Folge hat. Genetische und vorgeburtlich-epigenetische Prozesse bestimmen entsprechend auf der „unteren limbischen Ebene", die vornehmlich vom Hypothalamus, der Hypophyse und den vegetativen Zentren des Gehirns gebildet wird, die psychische Grundausstattung eines Neugeborenen und damit sein Temperament als Kern seiner späteren Persönlichkeit. Vor wenigen Jahren galt das Temperament eines Menschen noch als hochgradig genetisch determiniert, aber heute weiß man, dass dieses Temperament auch von vorgeburtlichen Einflüssen bestimmt sein kann.[1]

Die Bedeutung der Epigenetik liegt nicht zuletzt in der Verschiebung der im Zeitalter der Genomanalyse privilegierten genetischen Bestimmung in Richtung kultureller Faktoren. Mit der Frage nach dem Zusammenspiel von ‚ererbten' genetischen Anlagen und

[1] Gerhard Roth: *Wie das Gehirn die Seele formt*, in: *Faz.net*, 11.8.2015, http://www.faz.net/-i30-86co8, letzter Aufruf am 22.09.2015.

‚erworbenen‘ Prägungen rückt das Verhältnis von Natur und Kultur in den Blick.[2] Die Popularität der Epigenetik zeigen Aufmacher großer Tages- und Wochenzeitschriften wie des *Spiegel* oder der *Zeit*, in denen in den letzten Jahren immer wieder spektakuläre Forschungsergebnisse über ‚Prägungen im Mutterleib‘ präsentiert wurden.[3]

Mit der Epigenetik scheint ein kultureller Vorstellungskomplex wiederbelebt zu werden, den die Medizin des 19. und 20. Jahrhunderts zum Grundbestand des Aberglaubens erklärt hatte: das sogenannte mütterliche „Versehen". Die Auffassung, dass mit Erschrecken verbundene äußere visuelle Eindrücke auf Schwangere sich in die Gestalt oder Psyche des Kindes einprägen können, ist eine bis in die Antike zurückreichende Vorstellung. Grundlegend hierfür ist die Auffassung eines gestaltbildenden Vermögens der Einbildungskraft.[4] Das seit der Frühen Neuzeit gebräuchliche deutsche Wort des „Versehens"[5] konkretisiert dieses Phänomen in der Verbindung von Schrecken oder emotionale Bewegung auslösenden Einwirkungen auf die werdende Mutter, die sich in der körperlichen Gestalt des Kindes materialisieren. So kann die Begegnung der Mutter mit einem furchteinflößenden Tier zur Ursache für Deformationen des Kindes werden oder eine auf die Mutter herabfallende Beere auf der kindlichen Haut ein „Muttermal" an der gleichen Körperstelle hervorrufen.[6] Zu den bekannten Fallberichten gehört die unter anderem durch Montaigne überlieferte Geschichte eines Mädchens, das am ganzen Körper behaart auf die Welt kommt, weil seine Mutter während der Zeugung auf ein Bild des in Fell gekleideten Johannes des Täufers geblickt

[2] Vgl. dazu Ohad Parnes: *Biologisches Erbe. Epigenetik und das Konzept der Vererbung im 19. und 20. Jahrhundert*, in: *Erbe. Übertragungskonzepte zwischen Natur und Kultur*, hg. v. Stefan Willer, Sigrid Weigel u. Bernhard Jussen, Berlin 2013, S. 202–242 sowie den von Vanessa Lux und Jörg Thomas Richter herausgegebenen Sammelband *Kulturen der Epigenetik: Vererbt, codiert, übertragen*, Berlin 2014.

[3] „Neun Monate, die das Leben bestimmen – prägende Erfahrungen im Mutterleib" lautete die Titelstory des *Spiegel* 25/2012, ein GEO-Heft titelt „Ein Bauch und wie ihn die Welt sieht" (Ute Eberle: *Ein Bauch und wie die Welt ihn sieht*, in: *GEO* Januar (2013), S. 103–114) sowie den kritischen Beitrag in der Zeitschrift *Nature* von Sarah Richardson: *Don't blame the mothers. Careless discussion of epigenetic research on how early life affects health across generations could harm*, in: *Nature* 512, 14.8.2014, S. 131f. Unter Überschriften wie „Gewalt verändert Genom der Kinder" oder „Geschenke fürs ganze Leben" wird zudem in Tageszeitungen regelmäßig über Entwicklungen der Epigenetik mit Bezug auf pränatale Prägungen berichtet. Vgl. exemplarisch *Frankfurter Allgemeine Zeitung* 20.7.2011, S. N1 u. Sonja Kastilan: *Geschenke fürs ganze Leben*, in: *faz-online* 19.08.2014, http://www.faz.net/-gx5-7sthr, letzter Zugriff 08.05.2017.

[4] Vgl. Esther Fischer-Homberger: *Krankheit Frau. Zur Geschichte der Einbildungen*, Darmstadt 1984, S. 10–33.

[5] Eine Begriffsgeschichte des „Versehens" in dieser Wortbedeutung ist ein Desiderat. Vgl. zum „‚Versehen‘ im lexikographischen Diskurs (von Hübner bis Krünitz)" die Studie von Nikola Roßbach: *Wissen, Medium und Geschlecht. Frauenzimmer-Studien zu Lexikographie, Lehrdichtung und Zeitschrift*, Frankfurt a. M. u. a. 2015, S. 15–56.

[6] Diese Vorstellung thematisieren z. B. Tobias Smolletts Roman *Peregrine Pickle* (1751) sowie Jean Paul in der Erzählung *Des Feldpredigers Schmelzle Reise nach Flätz* (1809).

hatte.[7] Aufgrund der Ähnlichkeit eines neugeborenen Kindes einer Witwe mit deren vor Jahren verstorbenem Ehemann erkennen Gerichtsmediziner dessen Vaterschaft an, weil die Witwe bezeugte, der Verstorbene sei ihr im Traum erschienen.[8] Vor allem aber dient die „Impressionslehre"[9] von der Antike bis in das 18. Jahrhundert als eine der wichtigsten Ursachentheorien über das Zustandekommen sogenannter Monstren.[10]

Als „Absurdität aus der Rumpelkammer der Wissenschaftsgeschichte"[11] hat Peter von Matt das Versehen bezeichnet und damit Goethes Rekurs auf dieses Phänomen in den *Wahlverwandtschaften* (1809) kommentiert. Hier trägt bekanntlich das Kind Charlottes und des Hauptmanns die Züge der jeweiligen Geliebten der leiblichen Eltern, da diese im Augenblick der Zeugung an jene gedacht haben. Bei Goethes Roman dürfte es sich um eine der bekanntesten literarischen Inszenierungen der Vorstellung einer pränatalen Prägung durch die Einbildungskraft handeln. Vom ‚mütterlichen Versehen', wie es um 1800 zum populären Wissen gehört, ist in Goethes Roman keine Rede. Vielmehr rekurriert dieser auf antike Vorstellungen, die von einer möglichen Wirkung der Einbildungskraft auch bei Vätern ausgehen und diese im Augenblick der Zeugung verorten.[12] Allerdings geht die Darstellung in den *Wahlverwandtschaften* auch nicht in einer Aktualisierung antiken Wissens auf. Bei der doppelten Imaginationswirkung durch beide Eltern dürfte es sich um einen singulären Fall handeln, der im gelehrten Wissen ohne Beispiel ist und vielmehr der spezifischen Konstellation des Romans entspricht.

Die *Wahlverwandtschaften* sind nur ein Beispiel für die intensive literarische Auseinandersetzung mit dem Phänomen. In E.T.A. Hoffmanns Kriminalerzählung *Das Fräulein von Scuderi* ist der Raubmörder Cardillac durch ein pränatales Trauma, ein Erlebnis seiner Mutter während der Schwangerschaft, zu seinen Taten determiniert: Die Umarmung des Kavaliers, auf dessen „blitzende Juwelenkette" sich ihr Begehren richtet, endet mit einem tödlichen Starrkrampf des Mannes, der in seinen „erstarrten Ar-

7 Vgl. Michel de Montaigne: *Essais. 1.–3. Buch. Erste moderne Gesamtübersetzung von Hans Stilett*, München 1998, *Bd. I*, S. 161f.

8 Vgl. Fischer-Homberger: *Krankheit Frau*, S. 26.

9 Vgl. Caroline Arni: *Vom Unglück des mütterlichen „Versehens" zur Biopolitik des „Pränatalen". Aspekte einer Wissensgeschichte der maternal-fötalen Beziehung*, in: *Biopolitik und Geschlechterverhältnisse*, hg. v. Eva Sänger u. Malaika Rödel, Münster 2012, S. 44–65.

10 Vgl. Marie-Hélène Huet: *Monstrous Imagination*, Cambridge 1993, Urte Helduser: *Imaginationen des Monströsen. Wissen, Literatur und Poetik der „Missgeburt" 1600–1835*, Göttingen 2016 sowie den Beitrag von Ulrike Enke in diesem Band.

11 Peter von Matt: *Diese magnetische Anziehungskraft. Was die Wissenschaft verliert, das bewahrt die Literatur und kleidet es in große Erzählungen von Ehebruch und Poesie: Dankesrede für den Goethepreis der Stadt Frankfurt*, in: Frankfurter Allgemeine Zeitung, 29.08.2014, S. 9.

12 Zum Verhältnis von altem und neuen Wissen in Goethes Gestaltung des ‚monströsen Kindes' vgl. Gabriele Dürbeck: *Zur Monstrosität des Kindes. Altes und neues Wissen in Goethes ‚Wahlverwandtschaften'*, in: *Jahrbuch der Jean-Paul-Gesellschaft* 45 (2010), S. 151–167 u. Tanja Nusser: *Wie sonst das Zeugen Mode war. Reproduktionstechnologien in Literatur und Film*, Freiburg 2011, S. 66–82.

men“ die Schwangere umfasst hält.[13] Das schockhafte Erlebnis manifestiert sich hier nicht in der Physiognomie des Kindes, sondern in einer psychischen Determination, dem Zwang, die Juwelen seiner Kunden zu rauben und ihre Besitzer zu töten.[14] Auch *Das Fräulein von Scuderi* stellt nur ein prominentes Beispiel für Hoffmanns vielfältige erzählerische Inszenierungen des Versehens dar, zugleich dürfte die Novelle motivstiftend gewirkt haben. Ganz ähnlich wie in Hoffmanns Novelle wird das Versehen in den Kontext des Schauers auch in Erzählungen Prosper Merimées (*Lokis,* 1869) oder auch noch Carl Zuckmayers (*Die Fastnachtsbeichte,* 1959) gestellt.

Kaum einer dieser Texte behandelt das Versehen im Sinne einer zeitgenössischen medizinischen Lehrmeinung. Vielmehr entwerfen die literarischen Fallgeschichten eigene Erzählungen über Wirkungsweisen und Prägungen – in mehr oder weniger konkreter Bezugnahme auf medizinisches Wissen, bis hin zu seiner Ironisierung, etwa bei Jean Paul (vgl. dazu den Beitrag von Ulrike Enke in diesem Band). Damit sind die literarischen Texte selbst Bestandteil eines umfassenden historischen Wissens-Diskurses über die Entwicklung und Prägung des Ungeborenen, wobei das Phänomen des mütterlichen Versehens im engeren Sinne nur den spektakulären Kern eines Wirkungszusammenhanges bildet, der vielfältige historische Ausprägungen angenommen hat.[15]

Ist diesem Phänomen bislang eher in Form kurioser Einzelfälle Aufmerksamkeit zuteil geworden, so ist das Ziel des vorliegenden Bandes, den literarischen und gelehrten Wissensdiskurs über die pränatale Entwicklung und die kindliche Prägung im Mutterleib als zentralen Bestandteil anthropologischen Wissens von der Frühen Neuzeit bis in die Gegenwart in seiner kulturgeschichtlichen Bedeutung und seinen verschiedenen historischen Ausprägungen zu beleuchten. Aufgearbeitet werden unterschiedliche Konzeptionen von Prägungen und ihre Diskursivierung in verschiedenen Wissensfeldern von der Medizin und Naturphilosophie über die Anthropologie und Psychologie bis hin zur Literatur.

Der Bezug zur aktuellen Diskussion der Epigenetik dient dabei nicht der Rehabilitierung eines überkommenen Aberglaubens, sondern soll vor allem Traditionslinien und historische Kontexte der vielfältigen Konzepte des Ungeborenen und seiner psychophy-

[13] E.T.A. Hoffmann: *Das Fräulein von Scuderi*, in: ders.: *Die Serapionsbrüder. Sämtliche Werke in sechs Bänden. Bd. 4*, hg. v. Wulf Segebrecht, Frankfurt a. M. 2001, S. 780–856, hier S. 823.

[14] Zu diesem Motiv vgl. Burkhard Dohm: *Das unwahrscheinliche Wahrscheinliche. Zur Plausibilisierung des Wunderbaren in E.T.A. Hoffmanns Das Fräulein von Scuderi*, in: *Deutsche Vierteljahrsschrift für Literaturwissenschaft und Geistesgeschichte* 73.2 (1999), S. 289–318, Maximilian Bergengruen: *Ehebrecher, Verbrecher und Liebende in E.T.A. Hoffmanns ‚Das Fräulein von Scuderi‘*, in: *Monster. Zur ästhetischen Verfassung eines Grenzbewohners*, hg. v. Roland Borgards, Christiane Holm u. Günter Oesterle, Würzburg 2010, S. 219–237 u. Anette Keck: *Die Kunst der Missgeburt. Maternalität und ‚Versehen‘ bei E.T.A. Hoffmann und Stifter*, in: *Natalität. Geburt als Anfangsfigur in Literatur und Kunst*, hg. v. Aage Ansgar Hansen-Löve, Michael Ott u. Lars Schneider, Paderborn 2014, S. 77–96.

[15] Zum Zusammenhang von Schwangerschaft und Aberglauben vgl. Bernhard Kummer: *Schwangerschaft*, in: *Handwörterbuch des deutschen Aberglaubens. Bd. 7*, hg. v. Hanns Bächtold-Stäubli, Berlin u. Leipzig 1986, S. 1406–1427, hier S. 1421ff.

sischen Entwicklung aufzeigen. Dabei geht es auch um Modelle transgenerationeller Weitergabe jenseits von biologischer Vererbung und damit auch um die Interdependenz von Natur und Kultur. Von ‚Imaginationen des Ungeborenen' zu sprechen bedeutet darüber hinaus auch, das Imaginäre am Vorgang der Zeugung und embryonalen Entwicklung, bzw. an der Elternschaft und der kindlichen Prägung in den Blick zu nehmen.[16] Ein kursorischer Überblick über die Wissensgeschichte der mütterlichen Imagination mag die erstaunliche Langlebigkeit und Vielgestaltigkeit dieser Vorstellung aufzeigen.

1 Zur Wissensgeschichte der mütterlichen Imagination

Vorstellungen von der prägenden Wirkung der elterlichen Einbildungskraft auf das Ungeborene sind mit unterschiedlichen Akzentuierungen aus der griechischen und römischen Antike überliefert. Eine der ältesten Darstellungen über die Wirkung der Imagination auf das Ungeborene geht auf Empedokles (490–430 v. Chr.) zurück.[17] Als wichtige antike Quelle gilt die Schrift *Gynaikeia* des griechischen Arztes Soranus von Ephesus (~ 98–138 n. Chr.). Die mütterliche Einbildungskraft kann Soranus zufolge sowohl positive als auch negative Auswirkungen auf die Gestalt des Kindes herbeiführen und neben dem Körper auch den Charakter prägen. Ihm zufolge finden Prägungen direkt während des Zeugungsaktes statt. Der Anblick von Affen während der Zeugung könne Ursache für die affenähnliche Gestalt eines Kindes sein, ebenso schildert Soranus Praktiken der gezielten Stimulierung der mütterlichen Imagination durch den Anblick von Statuen schöner Körper.[18] Der für die Tradierung der mütterlichen Imagination wohl bekannteste Fall einer solchen Form von Kallipädie findet sich in dem Roman *Aithiopika* des spätantiken Autors Heliodor über die Prinzessin Chariklea, die als weißes Kind schwarzer Eltern geboren wurde, weil ihre Mutter, die äthiopische Königin Persinna, während der Zeugung ein Gemälde, ein Porträt der weißen Andromeda, be-

16 Vgl. hierzu auch den Sammelband *Das Imaginäre der Geburt. Praktiken, Narrationen und Bilder*, hg. v. Christoph Wulf, Anja Hänsch u. Micha Brumlik, München 2008 sowie David Wellbery: *Kunst-Zeugung-Geburt. Überlegungen zu einer anthropologischen Grundfigur*, in: *Kunst-Zeugung-Geburt. Theorien und Metaphern ästhetischer Produktion in der Neuzeit*, hg. v. Christian Begemann u. David Wellbery, Freiburg 2002, S. 9–36.

17 Vgl. Huet: *Monstrous Imagination*, S. 4 u. Ulrike Enke: *Einleitung, Vorstellung über Zeugung und Embryonalentwicklung in der Geschichte der Medizin, Vorstellung über die Entstehung von Mißgeburten, Soemmerrings Werk*, in: Samuel Thomas Soemmerring: *Werke, Bd. 11: Schriften zur Embryologie und Teratologie*, bearbeitet u. hg. v. ders., Basel 2000, S. 1–110, hier S. 24 u. Christian G. Bien: *Erklärungen zur Entstehung von Mißbildungen im physiologischen und medizinischen Schrifttum der Antike*, Stuttgart 1997, S. 16f.

18 Vgl. Veronique Dasen: *Empreintes maternelles*, in: *Micrologus. Natura, Scienze e Società Medievali* 17, La Madre/The Mother (2009), S. 35–54, hier S. 40f. u. dies.: *Becoming Human: from the Embryo to the Newborn Child*, in: *Handbook of Childhood and Education in the Classical World*, hg. v. J. Evans Grubbs u. T. Parkin, Oxford 2013, S. 17–39, hier S. 28.

trachtet hatte.[19] Heliodors Roman liefert nicht nur einen wichtigen, bis in die Moderne wirksamen literarischen Prätext,[20] er wird auch von Medizinern immer wieder herangezogen.[21]

Wird die kallipädische Instrumentalisierung der mütterlichen Imagination erst seit dem späten 17. Jahrhundert wieder entdeckt[22] und dann nicht zuletzt durch Autoren wie Winckelmann und Lessing popularisiert,[23] so bewahrt die Imaginationstheorie ihre Prägnanz vom Mittelalter bis in die Frühe Neuzeit vor allem als Erklärung für die Genese von Monstren.[24]

Die gestaltbildende Funktion der Imagination bildet einen integralen Bestandteil der Zeugungstheorien mittelalterlicher Naturkunde.[25] Die Wirkung der mütterlichen Imagi-

19 Heliodor: *Aithiopika: die Abenteuer der schönen Chariklea. Ein griechischer Liebesroman. Übertr. von Rudolf Reymer. Mit einem Essay zum Verständnis des Werkes und einer Bibliographie von Otto Weinreich*, Reinbek b. Hamburg 1962, S. 76f. Vgl. dazu M. D. Reeve: *Conceptions*, in: *Proceedings of the Cambridge Philosophical Society* 215 (1989), S. 81–112.

20 Zur Rezeptionsgeschichte des Andromeda-Motivs in der französischen Literatur der Frühen Neuzeit u. a. bei Rabelais, Montaigne, Corneille vgl. Wes Williams: *Monsters and Their Meanings in Early Modern Culture: Mighty Magic*, Oxford 2011, zur italienischen Rezeptionsgeschichte u. a. bei Torquato Tasso vgl. Valeria Finucci: *Maternal Imagination and Monstrous Birth: Tasso's Gerusalemme liberata*, in: *Generation and degeneration*, hg. v. ders. u. Kevin Brownlee, Durham 2001, S. 41–77 sowie zu Arthur Schnitzlers Verweis auf Heliodor in seiner Erzählung *Andreas Thameiers letzter Brief* den Beitrag von Volker Mergenthaler in diesem Band.

21 So z. B. Ulisse Aldrovandi (*Monstrorum historia* [verfasst 1557]. *Préface de Jean Céard*, Paris 2002, S. 386) oder Daniel Sennert (vgl. dazu den Beitrag von Burkhard Dohm). Vgl. die kritische Positionen von James Blondel: *The Power of the Mother's Imagination over the Foetus examin'd*, London 1729, S. 35f. und Albrecht von Haller: *Anfangsgründe der Phisiologie des menschlichen Körpers. Bd. 8: Von der menschlichen Frucht. Dem Leben und Tode der Menschen. Aus dem Lateinischen übersezzt, und heraus gegeben von Johann Samuel Halle*, Berlin u. Leipzig 1776, S. 225.

22 Vgl. Claude Quillet: *La Callipédie ou La Maniere D'Avoir De Beaux Enfants: Traduite du Poëme Latin de Claude Quillet*, Amsterdam u. Paris 1749.

23 Vgl. Johann Joachim Winckelmann: *Gedanken über die Nachahmung der Griechischen Werke in der Malerey und Bildhauerkunst*, Dresden u. Leipzig 1756, S. 6 u. Gotthold Ephraim Lessing: *Laokoon oder über die Grenzen der Malerei und der Poesie*, in: ders.: *Werke*, hg. v. Herbert Göpfert, *Bd. 6: Kunsttheoretische und kunsthistorische Schriften*, München 1974, S. 7–187, hier S. 19f. Vgl. dazu Helduser: *Imaginationen des Monströsen*, S. 103f. sowie Britta Herrmann: *Das Geschlecht der Imagination: Anthropoplastik um 1800*, in: *Textmaschinenkörper. Genderorientierte Lektüren des Androiden*, hg. v. Eva Kormann, Anke Gilleir u. Angelika Schlimmer, Amsterdam u. New York 2006, S. 47–72.

24 Vgl. die Monstrenkompendien Ambroise Parés (*Des monstres et prodiges*, ed. critique et commentée par Jean Céard, Genève 1971, S. 35–38), Ulisse Aldrovandis (*Monstrorum historia*, S. 385f., 445 u. 503) sowie Fortunio Licetis (*De Monstris. Ed. novissima. Ex. recensione Gerardi Blasii, qui Monstra quaedam nova & rariora ex recentiorum scriptis addidit*, Patavii 1668).

25 Vgl. Katharine Park: *Impressed Images: Reproducing Wonders*, in: *Picturing Science, Producing Art*, ed. by Caroline A. Jones u. Peter Galison, New York 1998, S. 254–271. Vgl. auch

nation wird als ‚Imprinting' bezeichnet, als formierender Abdruck, der wie das Siegel im Wachs die weiche Materie des kindlichen Körpers prägt. Damit unterläuft die Imaginationswirkung die genealogische Linie, die sich nach der aristotelischen Lehre in der Ähnlichkeit mit dem Vater bekundet, dessen Zeugungsanteil in der Formgebung besteht.[26]

Die Vorstellung der formierenden Kraft des Uterus wird in der Frühen Neuzeit besonders einflussreich durch die Lehre des Paracelsus vermittelt, in der der Imagination eine zentrale Stellung zukommt. Die in den paracelsischen Schriften vertretene Auffassung,[27] dass sich in der kindlichen Gestalt erschreckende Eindrücke, aber auch Begierden der Mutter einprägen, mündet in die langlebige Vorstellung einer mütterlichen Macht über das Ungeborene.[28] Gerade in der populären Vorstellung des Versehens werden die beiden korrespondierenden Affekte des Erschreckens und der Begierde zu Ansatzpunkten einer Regulierung der Schwangeren durch Verhaltensanweisungen.[29]

Gehört das Wissen um die Wirkung der mütterlichen Imagination auf das Kind zum weitgehend unumstrittenen Wissensbestand der Frühen Neuzeit, so bilden sich in der Renaissance-Medizin bei Gelehrten wie Thomas Fienus, Johan Baptista van Helmont, Fortunio Liceti oder Daniel Sennert differenzierte Modelle heraus (vgl. dazu die Beiträge von Burkhard Dohm und Guido Giglioni in diesem Band). Mit dem steigenden Interesse an der Imagination als Vermögen der Regulierung des Körpers wird die mütterliche Einbildungskraft zum prominenten Spezialfall, bei dem es zur Übertragung von einem Körper auf den anderen kommt.[30]

Eine der zentralen Schriften des 17. Jahrhunderts für die Wirkungen der mütterlichen Imagination bildet Nicolas Malebranches *Recherche de la Vérité* (1674–78). Malebranche erhebt die Imagination zum grundlegenden Prinzip der Fortpflanzung. Die Ähnlichkeit der Nachkommen mit ihren Vätern ist für ihn immer ein Ergebnis der mütterlichen Einbildungskraft. Deformationen des Kindes, wie z. B. auch Muttermale, kommen durch eine „ungeordnete" Imagination zustande.[31] Indem Malebranche den

Britta-Juliane Kruse: *Verborgene Heilkünste. Geschichte der Frauenmedizin im Spätmittelalter*, Berlin u. New York 1996, S. 185 u. 252.

26 Vgl. Huet: *Monstrous Imagination*, S. 1 u. Park: *Impressed Images*.

27 Dazu gehört vor allem auch die pseudoparacelsische Schrift *De natura rerum* (1537), vgl. dazu Nusser: *Wie sonst das Zeugen Mode war*, S. 56f.

28 Vgl. Heinz Schott: *Paracelsus & van Helmont on Imagination. Magnetism and Mediane before Mesmer*, in: *Paracelsian Moments. Science, Medicine & Astrology in early modern Europe*, hg. v. Gerhild Scholz Williams u. C. D. Jr. Gunnoe, Kirksville 2002, S. 135–147, hier S. 138 u. Manuel Simon: *Heilige, Hexe, Mutter. Der Wandel des Frauenbildes durch die Medizin im 16. Jahrhundert*, Berlin 1993, S. 110–123.

29 Vgl. ebd., S. 115f.

30 Vgl. z. B. den Sammelband: *Imagination und Sexualität Pathologien der Einbildungskraft im medizinischen Diskurs der frühen Neuzeit*, hg. v. Stefanie Zaun, Daniela Watzke u. Jörn Steigerwald, Frankfurt a. M. 2004.

31 Vgl. Nicolas Malebranche: *Von der Wahrheit, oder von der Natur des menschlichen Geistes und dem Gebrauch seiner Fähigkeiten, um Irrthümer in Wissenschaften zu vermeiden: Sechs Bücher aus dem Französischen übersetzt und mit Anmerkungen hrsg. von einem Liebhaber der Weltweisheit (4 Bde.)*, Leipzig 1776f., *Bd. I*, S. 232 u. 239.

mütterlichen Affekten eine zentrale Rolle zuweist, betont er auch die Möglichkeit psychischer Prägungen des Kindes durch die schwangere Mutter.[32] Malebranches Lehre ist nicht zuletzt mit ihren illustren Fallschilderungen in die Wissensgeschichte des Versehens eingegangen. So führt er einen jungen „Irren" im Pariser „Hospital" an, dessen gebrochene Arme und Beine darauf zurückzuführen seien, dass seine Mutter während ihrer Schwangerschaft einer öffentlichen Räderung zugeschaut hatte:

> Beym Anblicke dieser einem Frauenzimmer so schrecklichen Hinrichtung, ergossen sich bey der Mutter und folglich auch bei ihrer Frucht die Lebensgeister in unbeschreiblicher Geschwindigkeit in die Theile an denen [der Delinquent] gequält wurde. [...] Die weichen und feinern Theile in den Knochen der Frucht, wurden von dem unaufhaltbaren Lauf jener Geister zerbrochen.[33]

Die Auseinandersetzung mit Malebranche wird dann auch zum Hauptansatzpunkt der im 18. Jahrhundert einsetzenden Kritik der Imaginationstheorie. Mit der 1727 erschienenen Schrift James Blondels wird die medizinisch-embryologische Infragestellung der Impressionslehre eingeleitet, die in einen mindestens ein Jahrhundert umfassenden wissenschaftlichen Disput mündet.[34] 1756 wird die mütterliche Imagination zum Gegenstand einer wissenschaftlichen Preisfrage der Petersburger Akademie.[35] Die Bedeutung, die die Imaginationstheorie im 18. Jahrhundert noch hat, zeigt sich am spektakulären Fall der Engländerin Mary Toft.[36] Mit der Annahme, dass die junge Landarbeiterin

[32] Zu Malebranches Theorie der mütterlichen Imagination vgl. vor allem die Darstellungen bei Lester S. King: *The Philosophy of Medicine. The Early Eighteenth Century*, Cambridge u. London 1978, S. 161–163, Jean Louis Fischer: *Défense et critiques de la these „imaginationiste" a l'époque de Spallanzani*, in: *Lazzaro Spallanzani e la biologia del settecento*, hg. v. Giuseppe Montalenti u. Paolo Rossi, Florenz 1982, S. 413–429, hier S. 413–418, Huet: *Monstrous Imagination*, S. 45–55, Gabriele Dürbeck: *Einbildungskraft und Aufklärung. Perspektiven der Philosophie, Anthropologie und Ästhetik um 1750*, Tübingen 1998, S. 98–104 sowie Helduser: *Imaginationen des Monströsen*, S. 64–73.

[33] Vgl. Malebranche: *Von der Wahrheit, Bd. I*, S. 233.

[34] Vgl. die Hauptschriften Daniel Turners (*De morbis cutaneis. A Treatise of Dieseases Incident to the Skin. In two Parts*, London 1714 u. *The force of the mother's imagination upon her foetus in utero, still farther considered: in the way of a reply to Dr. Blondel's last book, entitled, The power of the mother's imagination over the foetus examined: to which is added, the twelfth chapter of the first part of a treatise De morbis cutaneis, as it was printed therein many years past: in a letter to Dr. Blondel*, London 1730) und James Augustus Blondels (*The strength of imagination in pregnant women examin'd, and the opinion, that marks and deformities in children arise from thence, demonstrated to be a vulgar error*, London 1727 u. *The Power of the Mother's Imagination over the Foetus examin'd*).

[35] Eine 1758 erscheinende Publikation enthält neben der Schrift des Gewinners Carl Christian Krause auch die Widerlegungsschrift des unterlegenen Kontrahenten Johann Georg Roederer. Vgl. Carl Christian Krause u. Johann Georg Röderer: *Abhandlung von den Muttermälern, welche mit dem, von der Kaiserl. Akademie der Wissenschaften zu St. Petersburg auf das Jahr 1756 ausgesetzten Preise gekrönt worden; Nebst einer andern Abhandlung*, Leipzig 1758.

[36] Vgl. die Darstellung des Falls bei Lewis L. Wall: *The strange Case of Mary Toft (Who was delivered of sixteen rabits and a Tabby cat in 1726)*, in: *Medical Heritage* 1 (1985), S. 199–

aus Godalming bei Guildford ein oder mehrere Kaninchen geboren habe, nachdem sie während ihrer Schwangerschaft durch die Begegnung mit einem Kaninchen von einem plötzlichen und unstillbaren Verlangen nach Kaninchenfleisch ergriffen worden sei, wurde diese 1726 zum Untersuchungsobjekt einer ganzen Schar teils prominenter Ärzte. Die Imaginationstheorie, die hier ins Feld geführt wurde, bildete damit den Gegenstand einer wissenschaftlichen Affäre, bei der namhafte Mediziner ihre Reputation verloren und die zum Stoff populärer Erzählungen und Karikaturen wurde.

In der umfangreichen, sich bis in das 19. Jahrhundert fortsetzenden medizinischen Diskussion über das Für und Wider der Möglichkeit eines Versehens geht es nun darum, die genauen physiologischen Wirkungsweisen der Übertragung zwischen Mutter und Kind zu erklären, etwa über einen zeitweise angenommenen gemeinsamen Blutkreislauf, über Nervenbahnen oder über die Nabelschnur.[37]

Vor allem die sich spezialisierende Teratologie diskutiert das Versehen als Ursache für die Genese von Monstren.[38] Auch wenn führende Teratologen wie Albrecht von Haller, Samuel Thomas Soemmerring sowie Johann Friedrich Meckel seit der Mitte des 18. Jahrhunderts die mütterliche Imagination als Ursache für die Genese von „Missgeburten" verwerfen,[39] findet eine umfassende Fachdiskussion um das Versehen statt, die vor allem in zahllosen Fallberichten in medizinischen Journalen zum Ausdruck kommt. Das Versehen wird nun zum Gegenstand von Fachrichtungen, die sich mit psychophysischen Wechselwirkungen beschäftigen, wie der (medizinischen) Anthropologie.[40] Es ist

212, Dennis Todd: *Imagining Monsters. Miscreations of the Self in Eighteenth-Century England*, Chicago 1995 sowie Julia Epstein: *The Pregnant Imagination, Women's Bodies, and Fetal Rights*, in: *Inventing Maternity: Politics, Science, and Literature, 1650–1865*, hg. v. Susan C. Greenfield u. Carol Barash, Lexington 1999, S. 111–137.

37 Vgl. Daniela Watzke: *Embryologische Konzepte zur Entstehung von Missbildungen im 18. Jahrhundert*, in: *Imagination und Sexualität. Pathologien der Einbildungskraft im medizinischen Diskurs der Frühen Neuzeit*, hg. v. Stefanie Zaun, Jörn Steigerwald u. ders., Frankfurt a. M. 2004, S. 119–136, hier S. 125ff.

38 Dabei erweist sich die Theorie der mütterlichen Imagination als kompatibel mit den unterschiedlichen Zeugungs- und Entwicklungstheorien zwischen Präformation und Epigenese. Zur medizinisch-teratologischen Diskussion des 18. Jahrhunderts vgl. Enke: *Einleitung*, hier S. 33–40 sowie Fischer: *Défense et critiques de la these „imaginationiste"*.

39 Vgl. Helduser: *Imaginationen des Monströsen*, S. 84–94.

40 Eine elaborierte Theorie über die *Wirkungen der Einbildungskraft* liefert vor allem der Hallesche Mediziner Ernst Anton Nicolai (*Wirckungen der Einbildungskraft in den menschlichen Cörper aus den Gründen der neuern Weltweißheit hergeleitet*, Halle 1744, *Gedancken von der Erzeugung des Kindes im Mutterleibe und der Harmonie und Gemeinschaft welche die Mutter während der Schwangerschaft mit demselben hat*, Halle 1746, *Gedancken von der Erzeugung der Misgeburthen und Mondkälber*, Halle 1749). Vgl. hierzu Elisabeth Lauer: *Ernst Anton Nicolai (1722–1802). Untersuchungen zu Leben und Werk, seiner Zeugungslehre und Auffassung vom Versehen der Schwangeren unter besonderer Berücksichtigung der Entstehung von Mißbildungen (Diss. med.)*, Tübingen 1996, Watzke: *Embryologische Konzepte zur Entstehung von Missbildungen im 18. Jahrhundert* sowie Helduser: *Imaginationen des Monströsen*, S. 80–82.

zudem in zeitgenössischen Lehren wie der Physiognomik Johann Caspar Lavaters[41] und dem Mesmerismus verankert.[42]

Dabei kommt es zu einem Bedeutungswandel der Imagination: Während sie als kreatives geistiges Vermögen sukzessive aufgewertet wird, verschwindet sie zusehends aus der Versehenstheorie. Hatte bereits Malebranche zwischen einer passiven und einer aktiven Imagination, einer kreativen und einer rein reproduktiven (mütterlichen) Einbildungskraft unterschieden,[43] so verschiebt sich jetzt deren Bedeutung zu den mütterlichen Affekten, bis hin zum gänzlichen Verschwinden der Imagination. Ins Zentrum der Prägungsvorstellungen rückt nun die weibliche Emotionalität. Zudem verliert auch die Möglichkeit eines unmittelbaren formierenden Eindrucks durch ein Erschrecken der Mutter und die Einprägung der Gestalt des auslösenden Objekts an Plausibilität.

Dies bedeutet jedoch keineswegs das Ende der Versehenstheorie, sondern führt vielmehr zu ihrer Transformation und Auffächerung. Nachdem die Vorstellung einer gestaltbildenden mütterlichen Einbildungskraft an Bedeutung verloren hat (wenngleich sie keineswegs vollkommen verschwindet), entfaltet sich eine Vielzahl von Ansätzen und Erklärungsmodellen, die einen Wirkungszusammenhang zwischen dem Erleben oder der Konstitution der Schwangeren und der kindlichen Entwicklung postulieren. An die Stelle der direkten bildhaften Übertragung des erschreckenden, plötzlichen visuellen Eindrucks der Mutter auf die körperliche Gestalt des Kindes rücken Annahmen über die Wirkung stetiger oder wiederkehrender Einflüsse, auch auf die psychische Konstitution des Kindes.[44] Das Versehen wird damit auch zum Vehikel für die Herausbildung einer „pränatalen Psychologie“.[45] So entstehen Bildungskonzepte des Ungeborenen, die nun nicht mehr die mütterliche, sondern die kindliche Imagination in den Blick nehmen (vgl. dazu den Beitrag von Marion Schmaus in diesem Band).

Die Beiträge des vorliegenden Bandes demonstrieren dieses Aufkommen unterschiedlicher neuer Prägungsvorstellungen im 19. Jahrhundert von Erasmus Darwins Aktualisierung der antiken Auffassung einer männlichen Imaginationswirkung während des Zeugungsvorgangs (vgl. dazu den Beitrag von Christine Marks) über das Konzept einer „maternal-fötalen Beziehungsphysiologie“ des französischen Arztes Charles Féré, das Caroline Arni untersucht, bis hin zur Theorie des „antenatal life“ des schottischen Arztes John William Ballantyne (s. dazu den Beitrag von Salim Al-Gailani).

41 Vgl. Johann Caspar Lavater: *Physiognomische Fragmente. Zur Beförderung der Menschenkenntnis und Menschenliebe. Bd. IV (Faksimiledruck der Ausgabe 1778)*, Zürich 1969, S. 66–68.

42 Vgl. Benjamin Bablot: *Dissertation sur le pouvoir de l'imagination des femmes enceintes*, Paris 1788.

43 Vgl. Huet: *Monstrous Imagination*, S. 46.

44 Vgl. Arni: *Vom Unglück des mütterlichen „Versehens“ zur Biopolitik des „Pränatalen“*.

45 Vgl. Anke Bennholdt-Thomsen u. Alfredo Guzzoni: *Zur Theorie des Versehens im 18. Jahrhundert. Ansätze einer pränatalen Psychologie*, in: *Klio und Psyche*, hg. v. Thomas Kornbichler, Pfaffenweiler 1990, S. 112–125. Vgl. jetzt auch: Lisa Malich: *Die Gefühle der Schwangeren. Eine Geschichte somatischer Emotionalität (1780–2010)*, Bielefeld 2017, zum Versehen bes. S. 94–104.

Am Ausgang des 19. Jahrhunderts kommt es schließlich zu einer Neuentdeckung des Phänomens des Versehens in der aufkommenden Sexualwissenschaft, der Psychoanalyse, der Ethnologie und der Pädagogik.[46] Bis in das erste Drittel des 20. Jahrhunderts erscheinen zudem immer wieder medizinische Dissertationen zum Versehen, die auch dessen illustrer Kulturgeschichte Aufmerksamkeit schenken.[47] Nicht zuletzt unter dem Schlagwort der „vorgeburtlichen Erziehung“[48] lebt das Thema in der populären Ratgeber- und Hygieneliteratur des frühen 20. Jahrhunderts fort.[49] Damit wird gerade in der Moderne die biopolitische Dimension solcher Prägungsvorstellungen deutlich. Die Versehenstheorie wird jetzt auch als Instrument eugenischer Bestrebungen entdeckt (vgl. dazu die Beiträge von Arni, Al-Gailani und Helduser).[50] Zugleich dienen Prägungskonzepte zunehmend als Projektionsfläche für kulturkritische und rassistische

[46] Vgl. exemplarisch für die Ethnographie Max Bartels: *Isländischer Brauch und Volksglauben in Bezug auf die Nachkommenschaft*, in: *Zeitschrift für Ethnologie* 32 (1900), S. 52–86. Dezidiert kritisch argumentiert Gabriel Compayré: *Die Entwicklung der Kinderseele*, Altenburg 1900. Vgl. aus medizinischer Sicht Max R. Funke: *Das Versehen bei Schwangeren*, in: *Geschlecht und Gesellschaft* 7 (1912), S. 532–541, Reinhold Gerling: *Das Versehen der Frauen und die vorgeburtliche Erziehung*, Oranienburg 1906, Albert Hellwig: *Das Versehen der Schwangeren*, in: *Kosmos. Handweiser für Naturfreunde*, Stuttgart 1908, S. 204–206, J[ulius] Preuß: *Vom Versehen der Schwangeren. Eine historisch-kritische Studie*, Berlin 1892, Gotthilf Thraenhart: *Das „Versehen“ der Frauen*, in: *Geschlecht und Gesellschaft* V (1910), S. 320–328, Fritz Brandenberg: *Über das Problem des sogenannten Versehens der Frauen*, Langensalza 1917, [Hermann] Rohleder: *Das Versehen der Schwangeren*, in: *Archiv für Frauenkunde und Eugenetik, Sexualbiologie und Vererbungslehre* 6 (1920), S. 86–96, Robert Feucht: *Das Versehen der Schwangeren: eine geschichtlich-kritische Studie*, Tübingen 1923, Otto Bunnemann: *Über das Versehen vom Standpunkte einer monistischen Biologie*, in: *Zeitschrift für Sexualwissenschaft* 10 (1926), S. 297–304 u. Carl Günther: *Über die Geschichte und das Wesen des Versehens der Schwangeren (Diss. med.)*, Erlangen 1936. Vgl. zur „vorgeburtlichen Erziehung“ Marie-Therese Buchner: *Vorgeburtliche Erziehung*, München 1935.

[47] Vgl. Otto Bossert: *Ein Beitrag zur Lehre vom Versehen (Diss. med.)*, Stuttgart 1912, Günther: *Über die Geschichte und das Wesen des Versehens der Schwangeren* u. Franz Pürzer: *Über das Versehen der schwangeren Frau (Diss. med.)*, München 1937.

[48] Vgl. Henry Wright: *Über die vorgeburtliche Erziehung oder über den Einfluss der Mutter auf den Charakter und das künftige Schicksal ihres Sprösslings während seines vorgeburtlichen Lebens*, Leipzig 1876.

[49] Vgl. Philipp Sarasin: *Reizbare Maschinen. Eine Geschichte des Körpers 1765–1914*, Frankfurt a. M. 2001, S. 435, zu den „Kontinuitäten der Imaginationslehre“ vgl. auch: Lisa Malich: *Zeitpfeile, Zeitfaltungen und Diskursanalyse: zu Kontinuitäten der Imaginationslehre*, in: *Berichte zur Wissenschaftsgeschichte* 34.4 (2011), S. 363–378.

[50] Allerdings reichen Überlegungen zur Steuerung der mütterlichen Imagination bis in die Antike zurück. Neben den einschlägigen Beispielen des Soranus über die Ausstattung der Schlafgemächer mit Bildern schöner Körper zählt hier zu den immer wieder erwähnten Beispielen die biblische Erzählung über Jakobs künstliche Erzeugung gesprenkelter Schafe (1. Mos. 30, 37–42). Mit der als „Telegonie“ bezeichneten „Fernzeugung“ verbinden sich Praktiken der gezielten Prägung der Nachkommen. Vgl. Franz K. Stanzel: *Telegonie – Fernzeugung. Macht und Magie der Imagination*, Köln u. Weimar 2008.

Positionen bei Autoren aus dem Umfeld der konservativen Revolution und des völkischen Denkens wie Otto Weininger[51] oder Oswald Spengler[52].

In der zweiten Hälfte des 20. Jahrhunderts ist das Versehen endgültig aus dem medizinischen Diskurs verschwunden.[53] Das Wissen über das Ungeborene und seine Entwicklung wird hauptsächlich durch Medizintechnik und Biomedizin bestimmt. Spektakuläre Aufmerksamkeit haben vor allem Verfahren der Visualisierung des Fötus im Mutterleib und des „Drama of Life Before Birth" (Lennart Nilsson) erzielt. Auch wenn mit der Etablierung einer immer ausgefeilteren Pränataldiagnostik ein Streben nach Evidenz zum Ausdruck kommt,[54] so wird das Ungeborene damit auf neue Weise mit dem Imaginären aufgeladen.[55]

Fortgeschrieben wurde das Thema der vorgeburtlichen Prägungen vor allem von Psychoanalyse und Psychosomatik, man denke etwa an Arthur Janovs populäre Theorie des „Urschreis"[56]. Das Interesse am „Seelenleben des Ungeborenen" bekundet sich bis in die Gegenwart in einer Vielfalt populärwissenschaftlicher Ratgeberliteratur aus der „pränatalen Psychologie", die zu vermitteln verspricht, „wie Mütter und Väter schon vor der Geburt Persönlichkeit und Glück ihres Kindes fördern können"[57], und dabei mehr oder weniger explizit auch auf tradierte Vorstellungen der mütterlichen Imagination rekurriert.[58] Aktuelle Buchtitel wie *Die Inschrift der Mutter. Prägung des ungebore-*

51 Vgl. Barbara Beßlich: *Mütter im Visier. ‚Versehen' und ‚Telegonie' in Otto Weiningers „Geschlecht und Charakter" – mit einem Seitenblick auf Weiningers Anleihen bei Goethe, Ibsen und Zola*, in: *KulturPoetik* 4.1 (2004), S. 19–36.

52 Vgl. Oswald Spengler: *Der Untergang des Abendlandes. Umrisse einer Morphologie der Weltgeschichte*, München 1972, S. 706.

53 Eine Befragung im Rahmen einer medizinhistorischen Dissertation aus dem Jahr 1999 kommt gleichwohl zu dem Ergebnis, dass „der Volksglaube vom ‚Versehen der Schwangeren' [...] bei nahezu einem Drittel [der Befragten] noch aktiv" (Steffi Reichenbach: *Über den Aberglauben der Muttermale: gestern und heute. (Diss. med.)*, Tübingen 1999, S. 84) ist.

54 Vgl. Barbara Duden: *Zwischen ‚wahrem Wissen' und Prophetie: Konzeptionen des Ungeborenen*, in: *Geschichte des Ungeborenen. Zur Erfahrungs- und Wissenschaftsgeschichte der Schwangerschaft, 17.–20. Jahrhundert*, hg. v. ders., Jürgen Schlumbohm u. Patrice Veit, Göttingen 2002, S. 11–48, hier S. 46–48.

55 Vgl. dazu Sven Stollfuß: *Inside the Mother's Body. Lennart Nilssons ‚induzierte Sichtbarkeiten'*, in: *Blickwechsel. Bildpraxen zwischen Wissenschafts- und Populärkultur*, hg. v. dems. u. K. Friedrich, Marburg 2011, S. 97–111 u. Daniel Hornuff: *Fetale Anomalie. Über das böse Erwachen der guten Hoffnung*, in: *Andere Bilder. Zur Produktion von Behinderung in der visuellen Kultur*, hg. v. Beate Ochsner u. Anna Grebe, Bielefeld 2013, S. 77–91.

56 Arthur Janov: *The Primal Scream*, New York 1970. 1983 erschien vom gleichen Autor *Imprints. The Lifelong Effects of the Birth Experience*, New York 1983, dt.: *Frühe Prägungen* (1984). In der deutschen Psychologie ist vor allem der Psychoanalytiker Ludwig Janus mit Publikationen zur pränatalen Psychologie in Erscheinung getreten. Vgl. Ludwig Janus: *Die Psychoanalyse der vorgeburtlichen Lebenszeit und der Geburt*, Gießen 2000.

57 Thomas Verny u. John Kelly: *Das Seelenleben des Ungeborenen. Wie Mütter und Väter schon vor der Geburt Persönlichkeit und Glück ihres Kindes fördern können*, München 1981.

58 Der kanadische Mediziner Thomas Verny führt z. B. den Fall des Dirigenten Boris Brott an, der in einem Radiointerview behauptete, als Erwachsener einzelne Musikstücke auswendig

nen Lebens durch das Unbewusste der Mutter zitieren das Bild der mütterlichen Matrix als Stempel.[59]

Mit der Epigenetik hat inzwischen die biomedizinische Forschung die Deutungshoheit über das Thema vorgeburtlicher Prägungen übernommen.[60] Wie Tatjana Buklijas in ihrem Beitrag in diesem Band feststellt, sind die Ansätze der Epigenetik nicht als Wiederkehr der *maternal impressions* zu verkürzen. Ein wesentlicher Unterschied liegt – ganz abgesehen vom physiologischen Wirkungsmechanismus – darin, dass die Einflussfaktoren innerhalb der Schwangerschaft nicht direkt auf das Ungeborene übertragen werden, sondern sich in ganz anderen Phänomenen artikulieren, also keine direkte Weitergabe von Eigenschaften oder Erlebnissen mehr stattfindet und zwischen Auslöser und Wirkung kein Verhältnis der Ähnlichkeit mehr besteht. Es kann also nicht darum gehen, in der Epigenetik – oder auch anderen zeitgenössischen Theoremen über Prägungen – eine retrospektive medizinische (oder psychologische) Erklärung spektakulärer überlieferter Fälle der mütterlichen Imagination zu sehen. Frappierend sind aber die Überschneidungen in den kulturellen Diskursen über Prägungen, nicht zuletzt im Hinblick auf die elterliche und speziell mütterliche Verantwortung für das Ungeborene und die Bedeutung von ‚Vererbung'.

Wenn Vertreter des Forschungsfeldes „Developmental Origins of Health and Disease" (DOHaD) propagieren, im fötalen Stadium jedes einzelnen Menschen liege der (unerkannte) Ursprung seines Ichs,[61] zeigt sich darin auch die Verschränkung naturwissenschaftlicher Forschung mit kulturellen Identitätskonstruktionen über individuelles oder kollektives Geprägtsein.[62] Die Attraktivität solcher Prägungserzählungen

dirigieren können, ohne die Partitur zu kennen. Es habe sich herausgestellt, dass es sich um die Stücke gehandelt habe, die seine Mutter, eine Cellistin, während ihrer Schwangerschaft geübt habe (vgl. Verny u. Kelly: *Das Seelenleben des Ungeborenen*, S. 16). Auch Verny formuliert den Wunsch nach einer aktiven Prägung: „Pränatale Psychologen sind überzeugt, daß ihre Arbeit es eines Tages ermöglichen wird, die geistig-seelische Entwicklung des Ungeborenen positiv zu beeinflussen." (ebd., S. 17) Vgl. auch das englische Original mit dem Titel *The Secret Life of the Unborn Child* (New York 1981).

59 Vgl. Bernhard W. Bail: *Die Inschrift der Mutter: Prägung des ungeborenen Lebens durch das Unbewusste der Mutter. Ein psychoanalytisches Traum-Journal*, Heidelberg 2012. Vgl. auch Daniel Hornuff: *Schwangerschaft. Eine Kulturgeschichte*, München 2014, S. 248.

60 Inzwischen wurden epigenetische Ansätze auch von der psychoanalytischen Forschung fruchtbar gemacht, so z. B. im Bereich der Vererbung von Traumata. Vgl. Marianne Leuzinger-Bohleber u. Tamara Fischmann: *Transgenerationelle Weitergabe von Trauma und Depression: Psychoanalytische und epigenetische Überlegungen*, in: *Kulturen der Epigenetik: Vererbt, codiert, übertragen*, hg. v. Vanessa Lux u. Jörg Thomas Richter, Berlin 2014, S. 69–88.

61 Vgl. z. B. Annie Murphy Paul: *Origins. How the Nine Months before Birth Shape the Rest of Our Lifes*, London 2010. Vgl. dazu Arni: *Vom Unglück des mütterlichen „Versehens" zur Biopolitik des „Pränatalen"*, hier S. 44.

62 Von der epigenetischen Forschung wurden deshalb Ereignisse wie der holländische Hungerwinter 1944/45 während der Besatzung der Niederlande durch die deutschen Wehrmacht oder der kanadische Icestorm untersucht. Vgl. Vanessa Lux u. Jörg Thomas Richter: *Einleitung*, in: *Kulturen der Epigenetik: Vererbt, codiert, übertragen*, hg. v. dens., Berlin 2014, S. xiii–

dürfte in der Möglichkeit liegen, dem eigenen Gewordensein den Charakter des Schicksalshaften zu verleihen und zugleich auch einen Zwischenraum jenseits der Dichotomie von ‚Ererbtem' und ‚Erworbenem' zu eröffnen.[63]

Gerade hier liegt der Ansatzpunkt für Narrationen und nicht zuletzt ‚Autofiktionen'[64] vorgeburtlicher Prägung, wie sie schon die Geschichte des mütterlichen Versehens bestimmen und bis in Literatur und Film der Gegenwart reichen.

Beispiele hierfür lassen sich von Heinrich Heines ironischer und erotisch chiffrierte Behauptung, er sei durch ein ungestilltes mütterliches Begehren nach Äpfeln am Baum des Nachbargartens von einem lebenslangen „geheime[n] Gelüste nach schönen Äpfeln", verbunden mit dem „Respekt vor fremde[m] Eigentum und Abscheu vor Diebstahl", getrieben gewesen,[65] bis in die popkulturelle Inszenierung solcher Prägungsphänomene verfolgen: „My birth was marked by several unusual occurences. First of all, I was covered in fine blonde fur. [...] It was all her fault. Because my mother had a secret,

xxviii. Zum Thema der posttraumatischen Belastungsstörungen als Folge der Erfahrungen des Zweiten Weltkriegs vgl. Ludwig Janus (Hg.): *Geboren im Krieg. Kindheitserfahrungen im 2. Weltkrieg und ihre Auswirkungen*, Gießen 2006.

63 In Friedrich Christian Delius' autofiktionaler Erzählung *Bildnis der Mutter als junge Frau* (Hamburg 2006) gerät die Momentaufnahme aus der Schwangerschaft der Mutter des Autors zum ‚Bildnis' des nur scheinbar dahinter zurücktretenden autobiographischen Erzählers. Der Bewusstseinsstrom der Schwangeren, die als Frau eines deutschen Wehrmachtsoldaten das Jahr 1943 in Rom verbringt und zwischen nationalsozialistischer Ideologie und den Überzeugungen der bekennenden Kirche abwägt, evoziert so die Prägung des Erzählers.

64 Vgl. Martina Wagner-Egelhaaf (Hg.): *Auto(r)fiktion: Literarische Verfahren der Selbstkonstruktion*, Bielefeld 2012.

65 Beispielhaft für solche autobiografischen Erzählungen ist auch die Schilderung des als ‚Elefantenmensch' bekannt gewordenen John Merrick über die Ursache seiner äußeren Gestalt, die das Schauermotiv für den Vorspann von David Lynchs Film *The Elephant Man* (1980) stiftet: „The deformity which I am now exhibiting was caused by my mother being frightened by an Elephant; my mother was going along the street when a procession of Animals were passing by, there was a terrible crush of people to see them, and unfortunately she was pushed under the Elephant's feet, which frightened her very much, this is occurring during a time of pregnancy was the cause of my deformity." (Joseph Carey Merrick: *The Autobiography of Joseph Carey Merrick (Appendix One)*, in: *The True History of the Elephant Man*, hg. v. Michael Howell u. Peter Ford, Middlesex, New York u. Victoria 1980, S. 173–175, hier S. 173.) Vgl. weitere Beispiele solcher Selbstnarrationen von Autoren der Wiener Moderne im Beitrag von Urte Helduser in diesem Band. Fiktionale Beispiele reichen bis in den Barock zurück: In Johann Beers satirischem Roman *Die teutschen Winter-Nächte* (1682) gibt der Erzähler an, durch das Versehen seiner Mutter an einem armen Mann selbst zur Armut disponiert zu sein (Johann Beer: *Die teutschen Winter-Nächte & Die kurzweiligen Sommer-Täge*, hg. v. Richard Alewyn, Frankfurt a. M. 1963, S. 319). Auch in Hoffmanns *Fräulein von Scuderi* wird die vorgeburtliche Prägung des Raubmörders Cardillac über eine Selbstbeschreibung vermittelt. Vgl. Hoffmann: *Das Fräulein von Scuderi*, S. 831-833.

her own little stach of sin. [...] Her moods ruled my life", stellt die Protagonistin der Filmkomödie *The private lives of Pippa Lee*[66] aus dem Jahr 2009 fest.

2 Literatur, Imagination und Wissen

Gerade auf dieser narrativen Gestaltung des Wissens über Prägungen dürfte die literarische Faszinationsgeschichte des mütterlichen Versehens und der Imaginationstheorie basieren. Ob in der Literatur oder im medizinischen Fallbericht – Versehensfälle müssen *erzählt* werden, die Unmöglichkeit des empirischen Nachweises, aber auch der Falsifizierung kennzeichnet die medizinischen Debatten darum seit dem 18. Jahrhundert (vgl. dazu den Beitrag von Volker Mergenthaler in diesem Band). Auf diese Weise kommt es dazu, dass gerade medizinische Auseinandersetzungen mit dem Phänomen sich immer wieder auf literarische Beispielerzählungen stützen. Literarische Texte ‚verarbeiten' also nicht lediglich bestehendes Wissen, sondern entwerfen selbst Vorstellungen pränataler Prägung. Dabei zeigt der Diskurs über das Versehen beispielhaft die Ungleichzeitigkeiten im Verhältnis von Literatur und medizinisch-naturkundlichem Wissen auf. Die literarische Motivgeschichte der mütterlichen Imagination erreicht in dem Moment ihren Höhepunkt, in dem sie aus dem medizinischen Diskurs verschwindet. Dies liegt vor allem an einer Verschiebung im Verständnis der *vis imaginationis* von einem physisch-gestaltbildendem Vermögen zu einer geistig schöpferischen Kraft. Wie Marie-Hélène Huet in ihrer grundlegenden Studie zum Thema gezeigt hat, ist die Lehre der *maternal impressions* zentral für die ästhetische Theorie der Einbildungskraft.[67] Als literarisches Motiv ist das mütterliche Versehen sogleich Reflexion über das Verhältnis von Imagination und Wirklichkeit. Literarische Versehens-Erzählungen wie Goethes *Wahlverwandtschaften* thematisieren die wirklichkeitsstiftende Kraft der Imagination.[68] Die Spannung von Imaginärem und Faktischem kennzeichnet bis in die Gegenwart den literarischen Diskurs über transgenerationelle Weitergabe, um biologische und geistige Vererbung. Dabei kann, wie in John von Düffels Roman *Beste Jahre* (2007), gerade die väterliche Imagination zum Thema und die Vaterschaft zur „Fiktion", zu „eine[r] Art gesellschaftlich akzeptierter Einbildung"[69] werden. Düffel lässt seinen Ich-Erzähler als werdenden Vater in wiederkehrenden Beschwörungen sein un-

[66] USA 2009, R: Rebecca Miller, vgl. auch den gleichnamigen Roman von Rebecca Miller: *The private lives of Pippa Lee*, New York 2008, der eine ganze genealogische Kette mütterlichen Fehlverhaltens und damit verbundener Prägungen der Töchter erzählt.

[67] Huet: *Monstrous Imagination*, bes. S. 125–268. Vgl. dazu auch Jochen Schulte-Sasse: *Einbildungskraft/Imagination*, in: *Ästhetische Grundbegriffe, Bd. 2*, hg. v. Karlheinz Barck u. a., Stuttgart u. Weimar 2010, S. 88–120, hier S. 95–98.

[68] „In der Lampendämmerung sogleich behauptete die innre Neigung, behauptete die Einbildungskraft ihre Rechte über das Wirkliche." (Johann Wolfgang Goethe: *Die Wahlverwandtschaften. Ein Roman*, in: *Goethes Werke*, hg. v. Erich Trunz, *Bd. VI, Romane und Novellen*, Hamburg 1963, S. 242–490, hier S. 321.)

[69] John von Düffel: *Beste Jahre*, Köln 2007, S. 75. Vgl. zu Düffel auch Anja-Simone Michalski: *Die heile Familie: Geschichten vom Mythos in Recht und Literatur*, Berlin 2015, S. 206–222.

geborenes Kind imaginieren, das er mit dem Kosenamen „Obsklappt“ versieht. Der Roman führt die Mechanismen der väterlichen Projektion vor, die sich auch als Versuche einer Prägung und Gestaltung des Nachkommen verstehen lassen, welche vor allem durch die Unsicherheit über dessen Wesen vorangetrieben werden. Düffels Roman ist dabei nur ein Beispiel aus den umfangreichen ‚Imaginationen des Ungeborenen‘ in der Gegenwartsliteratur, deren Analyse noch aussteht und Gegenstand einer eigenen Studie sein müsste.

3 Zu den Beiträgen des Bandes

Der vorliegende Band geht auf die von der Deutschen Forschungsgemeinschaft geförderte internationale Tagung *Imaginationen des Ungeborenen* zurück, die im Oktober 2013 an der Philipps-Universität Marburg stattgefunden hat.

Die Beiträge verfolgen den Diskurskomplex von mütterlicher Imagination und Prägung des Ungeborenen in der historischen Entwicklung seit dem 17. Jahrhundert bis in die Gegenwart und gehen dabei sowohl medizinischen, naturkundlichen und philosophischen Theorien als auch literarischen Modellen nach.

Guido Giglioni stellt in seinem Beitrag drei unterschiedliche Konzeptionen der Wirkungen der (mütterlichen) Imagination auf den Fötus aus der ersten Hälfte des 17. Jahrhunderts vor und verortet diese in ihren jeweiligen naturkundlichen und theologischen Traditionsbezügen. Giglioni vergleicht die Schriften des flämischen Mediziners Thomas Fienus, des englischen Naturphilosophen Francis Bacon und schließlich des flämischen Gelehrten Johan Baptista van Helmont. Dabei zeigt er deren verschiedene elaborierte Erklärungsmodelle für die Wirkungsweisen der Imagination (im allgemeinen und der mütterlichen insbesondere) im Zusammenwirken mit Körpersäften, Lebensgeistern und Organen (Uterus) und damit verbunden jeweils unterschiedliche Einschätzungen der Einflussmöglichkeit der Schwangeren auf das Ungeborene.

Mit der Lehre des Wittenberger Medizinprofessors Daniel Sennert (1572–1637) untersucht **Burkhard Dohm** eine differenzierte und wirkmächtige Konzeption der mütterlichen Imagination. Gezeigt wird, wie Sennert von seinem ärztlichen Erfahrungswissen und der empirischen Beobachtung ausgehend eine Theorie der weiblichen *imaginatio* entwickelt, die er zum einen medizinisch und naturphilosophisch begründet, indem er galenische und paracelsische Positionen vermittelt und mit dem Atomismus verknüpft, und zum anderen auch theologisch fundiert, indem er sie mit einer Theorie der Beseelung des Fötus verbindet. Damit liefert der Lutheraner Sennert eine zunächst kontrovers diskutierte Anschauung, die dann durch Entdeckungen der Biologie des 18. Jahrhunderts aufgegriffen wird.

Den Umbrüchen in der Bewertung der *maternal Impressions* im 18. Jahrhundert geht **Marie-Hélène Huet** aus diskursgeschichtlicher Perspektive nach. In ihrem Beitrag zeigt sie die Überschneidungen zwischen den Diskursen über die Monstren produzierende mütterliche Imagination und dem Mythos der versteinernden Medusa in der französischen Aufklärung. In beiden Fällen geht es um die Produktion ‚falscher‘ oder irreführender Bilder durch eine ‚passive Imagination‘, die mit der weiblichen Prokreativität in Verbindung steht. Ebenso wie die durch die mütterliche Imagination erzeugten monströsen, die väterliche Abkunft verschleiernden Nachkommen erweisen sich auch

Medusas Versteinerungen als unfreiwillige und monströse Artefakte. Die Versuche der Aufklärer – allen voran der französischen Enzyklopädisten um Diderot u. a. – beide Vorstellungen als Mythen zu dekonstruieren, offenbaren den Wunsch nach der Bannung von Bildern, die ein wilde oder passive Imagination hervorbringt.

Aus medizinhistorischer Perspektive widmet sich **Ulrike Enke** der Auseinandersetzung mit dem mütterlichen Versehen im 18. Jahrhundert. Anhand von Fallberichten sogenannter ‚monströser Geburten' geht sie der Thematisierung des Versehens als Erklärung für die Genese von Missbildungen im 18. Jahrhundert nach. Dazu stellt sie Bewältigungsversuchen von Eltern die medizinische Fachdiskussion gegenüber. Sie zeigt, wie die Fallberichte als Grundlage empirischer Verfahren der Teratologie dienen, die für die Diskussion um konkurrierende Entwicklungstheorien von Präformationslehre und Epigenese entscheidend werden. Die Debatte über das mütterliche Versehen erweist sich als zentrale Streitfrage im embryologischen Wissensdiskurs um 1800.

Christine Marks widmet sich den um 1800 neuen Theorien der Entwicklung des Lebens und ihrer naturphilosophischen Reflexion in der englischen Romantik am Beispiel des britischen Naturwissenschaftlers und Lyrikers Erasmus Darwin. Im Rahmen seiner Generationstheorie entwickelt Darwin in seinem viel rezipierten Werk *Zoonomia* (1794) eine Sonderform der Imaginationstheorie, in der er die prägende imaginative Kraft auf Seiten des Vaters verortet. Darwins Theorie liegt die Auffassung zugrunde, dass die Zeugung des Lebens allein auf einen männlichen stofflichen wie seelischen Anteil zurückgehe und der Mutter lediglich ein ‚nährender' Anteil zukomme. Im Kontext der neuen Lebenswissenschaften und der romantischen Naturphilosophie entwerfe Darwin eine ‚materialistische Vision' von Imagination, die im Einklang mit der Negation der weiblichen prokreativen Potenz und der Reklamierung einer männlichen *vis imaginativa* in der Romantik stehe.

Marion Schmaus geht der Embryologie des 18. und 19. Jahrhunderts im Kontext der Geschichte der Psychosomatik nach. Sie zeigt, wie die Privilegierung des Tastsinns in der Anthropologie des 18. Jahrhunderts und die Theorie der Subjektbildung des Idealismus im 19. Jahrhundert in ein Modell pränataler Selbstbildung münden, das als Gegenentwurf zur Vorstellung des durch mütterliches Versehens geprägten Embryos verstanden werden kann. An die Stelle der mütterlichen Imagination tritt die Entfaltung der Imagination des Embryos mittels des Tastsinns als privilegierter Wahrnehmungsform des „ganzen Menschen". In der Physiologie des 19. Jahrhunderts (Müller, Kussmaul) und schließlich in der verstehenden Psychologie Diltheys wird das Ungeborene somit zu einem sich selbst bildenden Subjekt.

Caroline Arni nimmt die *Enfants du siège*, d. h. jene Kinder, die während des Deutsch-französischen Krieges und den revolutionären Ereignissen der Pariser Commune 1870/71 gezeugt wurden, zum Ausgangspunkt, um neuartige Thematisierungen des Ungeborenen und der Schwangerschaft in der französischen Physiologie, Medizin und Psychologie des 19. Jahrhunderts zu untersuchen, die einen Zusammenhang von historischem Ereignis, mütterlichem Erleben und kindlichen Anomalien postulieren. Sie argumentiert, dass an die Stelle der mütterlichen Imagination eine Theorie der „maternal-fötalen Beziehungsphysiologie" tritt, die der mütterlichen Psyche einen Einfluss auf kongenitale Pathologien zuschreibt. Dabei zeigt Arni auf, dass das neue Interesse an pränatalen Prägungen als Bewältigung der kollektiv erfahrenen politischen Sorge um die Kontinuität einer imaginierten Nation interpretiert werden kann.

Eine zeitlich parallel stattfindende Wiederentdeckung von Prägungskonzepten in Großbritannien am Ausgang des 19. Jahrhunderts behandelt **Salim Al-Gailani** in seinem Beitrag über den schottischen Mediziner und Geburtshelfer John Ballantyne und seine Theorie des *maternal marking*. Der Evangelikale Ballantyne bringt die Imaginationstheorie in die Teratologie zurück, d. h. in die Disziplin, die sich ein Jahrhundert zuvor über die Verwerfung der Imaginationstheorie konstituiert hatte. Al-Gailani zeigt, dass das Weiterleben der Versehensauffassung im 19. Jahrhundert nicht auf einen Volksaberglauben reduziert werden kann, sondern auch im medizinischen Fachdiskurs präsent bleibt. Im Kontext evangelikaler Schwangerschaftsvorsorge mündet die Theorie der *maternal impressions* in eine christliche Eugenik des *antenatal care*.

Auch **Urte Helduser** behandelt die Aktualisierung des Versehens im Kontext eugenischer Bestrebungen um 1900. Anhand der viel rezipierten Theorie der ‚Menschenzüchtung' des Spiritisten Carl du Prel zeigt sie die Aufnahme der Versehenstheorie in ein biopolitisches Projekt. Helduser stellt zum einen die Neubegründung der Versehensauffassung durch die mit naturwissenschaftlichem Anspruch auftretende spiritistische Lehre dar und zeigt deren Überschneidung mit zeitgenössischen Vererbungs- und Rassenlehren. Zum anderen zeigt sie die Attraktivität und Verbreitung von Prägungskonzepten im Diskurs der literarischen Moderne um 1900 bei Autoren wie Hugo von Hofmannsthal und ihre Verbindungen zu zeitgenössischen ästhetischen Konzepten.

Mit der literarischen Inszenierung des Versehens in der Wiener Moderne um 1900 beschäftigt sich **Volker Mergenthaler** in seiner Analyse von Arthur Schnitzlers 1902 in der Wiener Wochenzeitschrift *Die Zeit* erschienener Erzählung *Andreas Thameyers letzter Brief*. Er zeigt, wie der Diskurs über das Versehen hier minutiös und in genauester Kenntnis der aktuellen und historischen medizinischen Fachdiskussion in eine fiktionale Fallgeschichte überführt und so für eine narrative Strategie der Affektlenkung eingesetzt wird. Die Inszenierung des Versehens diene dazu, die Leser_innen mit ihrer moralischen Unzulänglichkeit gegenüber der literarischen Figur zu konfrontieren.

Einen Ausblick auf das Weiterleben von Modellen pränataler Prägungen in der Embryologie des 20. und 21. Jahrhunderts nach der (endgültigen) schulmedizinischen Verabschiedung des Versehenstheorems gibt **Tatjana Buklijaš** in ihrem Beitrag. Darin untersucht sie die medizinisch-embryologische Fachdiskussion mit Blick auf die soziale Konstruktion von Schwangerschaft und das Beziehungsgefüge zwischen Fötus und schwangerer Mutter. Anhand von unterschiedlichen historischen Perioden bis hin zu neueren Forschungen der Epigenetik zeigt Buklijaš auf, dass sich Phasen des ‚autonomen Fötus' einerseits und des in einer Symbiose mit der Mutter stehenden und damit pränataler Prägung ausgesetzten Embryos andererseits phasenweise abwechseln. Damit verdeutlicht sie schließlich auch, welche Verschiebungen von der historischen Theorie der *maternal impressions* zur aktuellen Konzeption von Schwangerschaft in der Epigenetik stattgefunden haben.

Das Zustandekommen dieses Bandes wurde nicht zuletzt durch die Unterstützung von Kolleginnen und Mitarbeiterinnen in Marburg ermöglicht. Für die engagierte Mitarbeit bei der Vorbereitung und Organisation der Tagung im Oktober 2013 danken wir herzlich Imke Kimpel und Martina Flubacher. Ebenso herzlich danken wir Katharina Lupó und Vera Zimmermann für die redaktionelle Betreuung des Bandes und die Vorbereitung der Druckvorlage sowie Noemi Fries und Marita Wiedecke für die Erstellung des Registers.

4 Literatur und Quellen

Aldrovandi, Ulisse: *Monstrorum historia* [verfasst 1557]. *Préface de Jean Céard*, Paris 2002.

Arni, Caroline: *Vom Unglück des mütterlichen „Versehens" zur Biopolitik des „Pränatalen". Aspekte einer Wissensgeschichte der maternal-fötalen Beziehung*, in: *Biopolitik und Geschlechterverhältnisse*, hg. v. Eva Sänger u. Malaika Rödel, Münster 2012, S. 44–65.

Bablot, Benjamin: *Dissertation sur le pouvoir de l'imagination des femmes enceintes*, Paris 1788.

Bail, Bernhard W.: *Die Inschrift der Mutter: Prägung des ungeborenen Lebens durch das Unbewusste der Mutter. Ein psychoanalytisches Traum-Journal*, Heidelberg 2012.

Bartels, Max: *Isländischer Brauch und Volksglauben in Bezug auf die Nachkommenschaft*, in: *Zeitschrift für Ethnologie* 32 (1900), S. 52–86.

Bennholdt-Thomsen, Anke u. Alfredo Guzzoni: *Zur Theorie des Versehens im 18. Jahrhundert. Ansätze einer pränatalen Psychologie*, in: *Klio und Psyche*, hg. v. Thomas Kornbichler, Pfaffenweiler 1990, S. 112–125.

Bergengruen, Maximilian: *Ehebrecher, Verbrecher und Liebende in E.T.A. Hoffmanns ‚Das Fräulein von Scuderi'*, in: *Monster. Zur ästhetischen Verfassung eines Grenzbewohners*, hg. v. Roland Borgards, Christiane Holm u. Günter Oesterle, Würzburg 2010, S. 219–237.

Beßlich, Barbara: *Mütter im Visier. ‚Versehen und Telegonie' in Otto Weiningers ‚Geschlecht und Charakter' – mit einem Seitenblick auf Weiningers Anleihen bei Goethe, Ibsen und Zola*, in: *KulturPoetik* 4.1 (2004), S. 19–36.

Bien, Christian G.: *Erklärungen zur Entstehung von Mißbildungen im physiologischen und medizinischen Schrifttum der Antike*, Stuttgart 1997.

Blondel, James Augustus: *The Power of the Mother's Imagination over the Foetus examin'd*, London 1729.

Blondel, James Augustus: *The strength of imagination in pregnant women examin'd, and the opinion, that marks and deformities in children arise from thence, demonstrated to be a vulgar error*, London 1727.

Bossert, Otto: *Ein Beitrag zur Lehre vom Versehen (Diss. med.)*, Stuttgart 1912.

Brandenberg, Fritz: *Über das Problem des sogenannten Versehens der Frauen*, Langensalza 1917.

Buchner, Marie-Therese: *Vorgeburtliche Erziehung*, München 1935.

Bunnemann, Otto: *Über das Versehen vom Standpunkte einer monistischen Biologie*, in: *Zeitschrift für Sexualwissenschaft* 10 (1926), S. 297–304.

Compayré, Gabriel. *Die Entwicklung der Kinderseele*, Altenburg 1900.

Dasen, Veronique: *Becoming Human: from the Embryo to the Newborn Child*, in: *Handbook of Childhood and Education in the Classical World*, hg. v. J. Evans Grubbs u. T. Parkin, Oxford 2013, S. 17–39.

Dasen, Veronique: *Empreintes maternelles*, in: *Micrologus. Natura, Scienze e Società Medievali* 17, La Madre/The Mother (2009), S. 35–54.

Delius, Friedrich Christian: *Bildnis der Mutter als junge Frau*, Hamburg 2006.

Dohm, Burkhard: *Das unwahrscheinliche Wahrscheinliche. Zur Plausibilisierung des Wunderbaren in E.T.A. Hoffmanns Das Fräulein von Scuderi*, in: *Deutsche Vierteljahrsschrift für Literaturwissenschaft und Geistesgeschichte* 73.2 (1999), S. 289–318.

Duden, Barbara: *Zwischen ‚wahrem Wissen' und Prophetie: Konzeptionen des Ungeborenen*, in: *Geschichte des Ungeborenen. Zur Erfahrungs- und Wissenschaftsgeschichte der Schwangerschaft, 17.–20. Jahrhundert*, hg. v. ders., Jürgen Schlumbohm u. Patrice Veit, Göttingen 2002, S. 11–48.

Düffel, John von: *Beste Jahre*, Köln 2007.

Dürbeck, Gabriele: *Einbildungskraft und Aufklärung. Perspektiven der Philosophie, Anthropologie und Ästhetik um 1750*, Tübingen 1998.

Dürbeck, Gabriele: *Zur Monstrosität des Kindes. Altes und neues Wissen in Goethes ‚Wahlverwandtschaften'*, in: *Jahrbuch der Jean-Paul-Gesellschaft* 45 (2010), S. 151–167.

Eberle, Ute: *Ein Bauch und wie die Welt ihn sieht*, in: *GEO* Januar (2013), S. 103–114.

Enke, Ulrike: *Einleitung, Vorstellung über Zeugung und Embryonalentwicklung in der Geschichte der Medizin, Vorstellung über die Entstehung von Mißgeburten, Soemmerrings Werk*, in: Samuel Thomas Soemmerring: *Werke, Bd. 11. Schriften zur Embryologie und Teratologie*, bearbeitet u. hg. v. ders., Basel 2000, S. 1–110.

Epstein, Julia: *The Pregnant Imagination, Women's Bodies, and Fetal Rights*, in: *Inventing Maternity: Politics, Science, and Literature, 1650–1865*, hg. v. Susan C. Greenfield u. Carol Barash, Lexington 1999, S. 111–137.

FAZ: Gewalt verändert Genom der Kinder, in: *Frankfurter Allgemeine Zeitung* 20.7.2011, S. N1.

Feucht, Robert: *Das Versehen der Schwangeren: eine geschichtlich-kritische Studie*, Tübingen 1923.

Finucci, Valeria: *Maternal Imagination and Monstrous Birth: Tasso's Gerusalemme liberata*, in: *Generation and degeneration*, hg. v. ders. u. Kevin Brownlee, Durham 2001, S. 41–77.

Fischer, Jean Louis: *Défense et critiques de la these „imaginationiste" a l'époque de Spallanzani*, in: *Lazzaro Spallanzani e la biologia del settecento*, hg. v. Giuseppe Montalenti u. Paolo Rossi, Florenz 1982, S. 413–429.

Fischer-Homberger, Esther: *Krankheit Frau. Zur Geschichte der Einbildungen*, Darmstadt 1984.

Funke, Max R.: *Das Versehen bei Schwangeren*, in: *Geschlecht und Gesellschaft* 7 (1912), S. 532–541.

Gerling, Reinhold: *Das Versehen der Frauen und die vorgeburtliche Erziehung*, Oranienburg 1906.

Goethe, Johann Wolfgang: *Die Wahlverwandtschaften. Ein Roman*, in: *Goethes Werke*, hg. v. Erich Trunz, *Bd. VI, Romane und Novellen*, Hamburg 1963, S. 242–490.

Günther, Carl: *Über die Geschichte und das Wesen des Versehens der Schwangeren (Diss. med.)*, Erlangen 1936.

Haller, Albrecht von: *Anfangsgründe der Phisiologie des menschlichen Körpers. Bd. 8: Von der menschlichen Frucht. Dem Leben und Tode der Menschen. Aus dem Lateinischen übersezzt, und heraus gegeben von Johann Samuel Halle*, Berlin u. Leipzig 1776.

Helduser, Urte: *Imaginationen des Monströsen. Wissen, Literatur und Poetik der „Missgeburt" 1600–1835*, Göttingen 2016.

Heliodor: *Aithiopika: die Abenteuer der schönen Chariklea. Ein griechischer Liebesroman. Übertr. von Rudolf Reymer. Mit einem Essay zum Verständnis des Werkes und einer Bibliographie von Otto Weinreich*, Reinbek b. Hamburg 1962.

Hellwig, Albert: *Das Versehen der Schwangeren*, in: *Kosmos. Handweiser für Naturfreunde*, Stuttgart 1908, S. 204–206.

Herrmann, Britta: *Das Geschlecht der Imagination: Anthropoplastik um 1800*, in: *Textmaschinenkörper. Genderorientierte Lektüren des Androiden*, hg. v. Eva Kormann, Anke Gilleir u. Angelika Schlimmer, Amsterdam u. New York 2006, S. 47–72.

Hoffmann, E.T.A.: *Das Fräulein von Scuderi*, in: ders.: *Die Serapionsbrüder. Sämtliche Werke in sechs Bänden. Bd. 4*, hg. v. Wulf Segebrecht, Frankfurt a. M. 2001, S. 780–856.

Hornuff, Daniel: *Fetale Anomalie. Über das böse Erwachen der guten Hoffnung*, in: *Andere Bilder. Zur Produktion von Behinderung in der visuellen Kultur*, hg. v. Beate Ochsner u. Anna Grebe, Bielefeld 2013, S. 77–91.

Hornuff, Daniel: *Schwangerschaft. Eine Kulturgeschichte*, München 2014.

Huet, Marie-Hélène: *Monstrous Imagination*, Cambridge 1993.

Janov, Arthur: *Imprints. The Lifelong Effects of the Birth Experience*, New York 1983.

Janov, Arthur: *The Primal Scream*, New York 1970.

Janus, Ludwig (Hg.): *Geboren im Krieg. Kindheitserfahrungen im 2. Weltkrieg und ihre Auswirkungen*, Gießen 2006.

Janus, Ludwig: *Die Psychoanalyse der vorgeburtlichen Lebenszeit und der Geburt*, Gießen 2000.

Johann Beer: *Die teutschen Winter-Nächte & Die kurzweiligen Sommer-Täge*, hg. v. Richard Alewyn, Frankfurt a. M. 1963

Kastilan, Sonja: *Geschenke fürs ganze Leben*, in: *faz-online* 19.08.2014, http://www.faz.net/-gx5-7sthr, letzter Zugriff 08.05.2017.

Keck, Anette: *Die Kunst der Missgeburt. Maternalität und ‚Versehen' bei E.T.A. Hoffmann und Stifter*, in: *Natalität. Geburt als Anfangsfigur in Literatur und Kunst*, hg. v. Aage Ansgar Hansen-Löve, Michael Ott u. Lars Schneider, Paderborn 2014, S. 77–96.

King, Lester S.: *The Philosophy of Medicine. The Early Eighteenth Century*, Cambridge u. London 1978.

Krause, Carl Christian u. Johann Georg Röderer: *Abhandlung von den Muttermälern, welche mit dem, von der Kaiserl. Akademie der Wissenschaften zu St. Petersburg auf das Jahr 1756 ausgesetzten Preise gekrönt worden; Nebst einer andern Abhandlung*, Leipzig 1758.

Kruse, Britta-Juliane: *Verborgene Heilkünste. Geschichte der Frauenmedizin im Spätmittelalter*, Berlin u. New York 1996.

Kummer, Bernhard: *Schwangerschaft*, in: *Handwörterbuch des deutschen Aberglaubens. Bd. 7*, hg. v. Hanns Bächtold-Stäubli, Berlin u. Leipzig 1986, S. 1406–1427.

Lauer, Elisabeth: *Ernst Anton Nicolai (1722–1802). Untersuchungen zu Leben und Werk, seiner Zeugungslehre und Auffassung vom Versehen der Schwangeren unter besonderer Berücksichtigung der Entstehung von Mißbildungen (med. Diss.)*, Tübingen 1996.

Lavater, Johann Caspar: *Physiognomische Fragmente. Zur Beförderung der Menschenkenntnis und Menschenliebe. Bd. IV (Faksimiledruck der Ausgabe 1778)*, Zürich 1969.

Lessing, Gotthold Ephraim: *Laokoon oder über die Grenzen der Malerei und der Poesie*, in: *Gotthold Ephraim Lessing: Werke, hg. v. Herbert Göpfert. Bd. 6: Kunsttheoretische und kunsthistorische Schriften*, München 1974, S. 7–187.

Leuzinger-Bohleber, Marianne u. Tamara Fischmann: *Transgenerationelle Weitergabe von Trauma und Depression: Psychoanalytische und epigenetische Überlegungen*, in: *Kulturen der Epigenetik: Vererbt, codiert, übertragen*, hg. v. Vanessa Lux u. Jörg Thomas Richter, Berlin 2014, S. 69–88.

Licetus, Fortunius: *De Monstris. Ed. novissima. Ex. recensione Gerardi Blasii, qui Monstra quaedam nova & rariora ex recentiorum scriptis addidit*, Patavii 1668.

Lux, Vanessa u. Jörg Thomas Richter (Hgg.): *Kulturen der Epigenetik: Vererbt, codiert, übertragen*, Berlin 2014.

Lux, Vanessa u. Jörg Thomas Richter: *Einleitung*, in: *Kulturen der Epigenetik: Vererbt, codiert, übertragen*, hg. v. dens., Berlin 2014, S. xiii–xxviii.

Malebranche, Nicolas: *Von der Wahrheit, oder von der Natur des menschlichen Geistes und dem Gebrauch seiner Fähigkeiten, um Irrthümer in Wissenschaften zu vermeiden: Sechs Bücher aus dem Französischen übersetzt und mit Anmerkungen hrsg. von einem Liebhaber der Weltweisheit (4 Bde.)*. Leipzig 1776ff.

Malich, Lisa: *Die Gefühle der Schwangeren. Eine Geschichte somatischer Emotionalität (1780–2010)*, Bielefeld 2017.

Malich, Lisa: *Zeitpfeile, Zeitfaltungen und Diskursanalyse: zu Kontinuitäten der Imaginationslehre*, in: *Berichte zur Wissenschaftsgeschichte* 34.4 (2011), S. 363–378.

Matt, Peter von: *Diese magnetische Anziehungskraft. Was die Wissenschaft verliert, das bewahrt die Literatur und kleidet es in große Erzählungen von Ehebruch und Poesie: Dankesrede für den Goethepreis der Stadt Frankfurt*, in: Frankfurter Allgemeine Zeitung, 29.08.2014, S. 9.

Merrick, Joseph Carey: *The Autobiography of Joseph Carey Merrick (Appendix One)*, in: *The True History of the Elephant Man*, hg. v. Michael Howell u. Peter Ford, Middlesex, New York u. Victoria 1980, S. 173–175.

Michalski, Anja-Simone: *Die heile Familie: Geschichten vom Mythos in Recht und Literatur*, Berlin 2015.

Miller, Rebecca: *The private lives of Pippa Lee*, New York 2008.

Montaigne, Michel de: *Essais. 1.–3. Buch. Erste moderne Gesamtübersetzung von Hans Stilett*, München 1998.

Nicolai, Ernst Anton: *Gedancken von der Erzeugung der Misgeburthen und Mondkälber*, Halle 1749.

Nicolai, Ernst Anton: *Gedancken von der Erzeugung des Kindes im Mutterleibe und der Harmonie und Gemeinschaft welche die Mutter während der Schwangerschaft mit demselben hat*, Halle 1746.

Nicolai, Ernst Anton: *Wirckungen der Einbildungskraft in den menschlichen Cörper aus den Gründen der neuern Weltweißheit hergeleitet*, Halle 1744.

Nusser, Tanja: *Wie sonst das Zeugen Mode war. Reproduktionstechnologien in Literatur und Film*, Freiburg 2011.

Paré, Ambroise: *Des monstres et prodiges*, ed. critique et commentée par Jean Céard, Genève 1971.

Park, Katharine: *Impressed Images: Reproducing Wonders*, in: *Picturing Science, Producing Art*, ed. by Caroline A. Jones u. Peter Galison, New York 1998, S. 254–271.

Parnes, Ohad: *Biologisches Erbe. Epigenetik und das Konzept der Vererbung im 19. und 20. Jahrhundert*, in: *Erbe. Übertragungskonzepte zwischen Natur und Kultur*, hg. v. Stefan Willer, Sigrid Weigel u. Bernhard Jussen, Berlin 2013, S. 202–242.

Paul, Annie Murphy: *Origins. How the Nine Months before Birth Shape the Rest of Our Lifes*, London 2010.

Preuß, J[ulius]: *Vom Versehen der Schwangeren. Eine historisch-kritische Studie*, Berlin 1892.

Pürzer, Franz: *Ueber das Versehen der schwangeren Frau (Diss. med.)*, München 1937.

Quillet, Claude: *La Callipédie ou La Maniere D'Avoir De Beaux Enfants: Traduite du Poëme Latin de Claude Quillet*, Amsterdam u. Paris 1749.

Reeve, M. D.: *Conceptions*, in: *Proceedings of the Cambridge Philosophical Society* 215 (1989), S. 81–112.

Reichenbach, Steffi: *Über den Aberglauben der Muttermale: gestern und heute (Diss. med.)*, Tübingen 1999.

Richardson, Sarah S.: *Don't blame the mothers. Careless discussion of epigenetic research on how early life affects health across generations could harm*, in: *Nature* 512 (2014), S. 131f.

Rohleder, [Hermann]: *Das Versehen der Schwangeren*, in: *Archiv für Frauenkunde und Eugenetik, Sexualbiologie und Vererbungslehre* 6 (1920), S. 86–96.

Roßbach, Nikola: *Wissen, Medium und Geschlecht. Frauenzimmer-Studien zu Lexikographie, Lehrdichtung und Zeitschrift*, Frankfurt a. M. u. a. 2015.

Roth, Gerhard: *Wie das Gehirn die Seele formt*, in: *Faz.net*, 11.8.2015, http://www.faz.net/-i30-86co8, letzter Aufruf am 22.09.2015.

Sarasin, Philipp: *Reizbare Maschinen. Eine Geschichte des Körpers 1765–1914*, Frankfurt a. M. 2001.

Schott, Heinz: *Paracelsus & van Helmont on Imagination. Magnetism and Mediane before Mesmer*, in: *Paracelsian Moments. Science, Medicine & Astrology in early modern Europe*, hg. v. Gerhild Scholz Williams u. C. D. Jr. Gunnoe, Kirksville 2002, S. 135–147.

Schulte-Sasse, Jochen: *Einbildungskraft/Imagination*, in: *Ästhetische Grundbegriffe, Bd. 2*, hg. v. Karlheinz Barck u. a., Stuttgart u. Weimar 2010, S. 88–120.

Simon, Manuel: *Heilige, Hexe, Mutter. Der Wandel des Frauenbildes durch die Medizin im 16. Jahrhundert*, Berlin 1993.

Spengler, Oswald: *Der Untergang des Abendlandes. Umrisse einer Morphologie der Weltgeschichte*, München 1972.

Stanzel, Franz K.: *Telegonie – Fernzeugung. Macht und Magie der Imagination*, Köln u. Weimar 2008.

Stollfuß, Sven: *Inside the Mother's Body. Lennart Nilssons ‚induzierte Sichtbarkeiten'*, in: *Blickwechsel. Bildpraxen zwischen Wissenschafts- und Populärkultur*, hg. v. dems. u. K. Friedrich, Marburg 2011, S. 97–111.

Thraenhart, Gotthilf: *Das ‚Versehen' der Frauen*, in: *Geschlecht und Gesellschaft* V (1910), S. 320–328.

Todd, Dennis: *Imagining Monsters. Miscreations of the Self in Eighteenth-Century England*, Chicago 1995.

Turner, Daniel: *De morbis cutaneis. A Treatise of Dieseases Incident to the Skin. In two Parts*, London 1714.

Turner, Daniel: *The force of the mother's imagination upon her foetus in utero, still farther considered: in the way of a reply to Dr. Blondel's last book, entitled, The power of the mother's imagination over the foetus examined: to which is added, the twelfth chapter of the first part of a treatise De morbis cutaneis, as it was printed therein many years past: in a letter to Dr. Blondel*, London 1730.

Verny, Thomas u. John Kelly: *Das Seelenleben des Ungeborenen. Wie Mütter und Väter schon vor der Geburt Persönlichkeit und Glück ihres Kindes fördern können*, München 1981.

Verny, Thomas u. John Kelly: *The Secret Life of the Unborn Child*, New York 1981.

Wagner-Egelhaaf, Martina (Hg.): *Auto(r)fiktion: Literarische Verfahren der Selbstkonstruktion*, Bielefeld 2012.

Wall, Lewis L.: *The strange Case of Mary Toft (Who was delivered of sixteen rabits and a Tabby cat in 1726)*, in: *Medical Heritage* 1 (1985), S. 199–212.

Watzke, Daniela: *Embryologische Konzepte zur Entstehung von Missbildungen im 18. Jahrhundert*, in: *Imagination und Sexualität. Pathologien der Einbildungskraft im medizinischen Diskurs der Frühen Neuzeit*, hg. v. Stefanie Zaun, Jörn Steigerwald u. ders., Frankfurt a. M. 2004, S. 119–136.

Wellbery, David: *Kunst-Zeugung-Geburt. Überlegungen zu einer anthropologischen Grundfigur*, in: *Kunst-Zeugung-Geburt. Theorien und Metaphern ästhetischer Produktion in der Neuzeit*, hg. v. Christian Begemann u. dems., Freiburg 2002, S. 9–36.

Williams, Wes: *Monsters and Their Meanings in Early Modern Culture: Mighty Magic*, Oxford 2011.

Winckelmann, Johann Joachim: *Gedanken über die Nachahmung der Griechischen Werke in der Malerey und Bildhauerkunst*, Dresden u. Leipzig 1756.

Wright, Henry: *Über die vorgeburtliche Erziehung oder über den Einfluss der Mutter auf den Charakter und das künftige Schicksal ihres Sprösslings während seines vorgeburtlichen Lebens*, Leipzig 1876.

Wulf, Christoph, Anja Hänsch u. Micha Brumlik (Hgg.): *Das Imaginäre der Geburt. Praktiken, Narrationen und Bilder*, München 2008.

Zaun, Stefanie, Daniela Watzke u. Jörn Steigerwald (Hgg.): *Imagination und Sexualität. Pathologien der Einbildungskraft im medizinischen Diskurs der frühen Neuzeit*, Frankfurt a. M. 2004.

GUIDO GIGLIONI

Fienus, Bacon, Helmont: An Early Modern Triptych on Unnatural Conceptions[1]

1 Introduction: the imagination put to the test

In explaining how maternal imaginations could affect the development of the foetus, Thomas Fienus (1567–1631), a physician from Louvain, was keen on distinguishing between genuine birthmarks (*signaturae*) and mere deformities (*monstrosae deformitates*).[2] In his opinion, a foetus could undergo two kinds of changes: either ordinary modifications (called *communes*, such as abortion, death, diseases and malformations), or special ones (*particulares et determinatae*). The latter affected the shape, colour, number, position, size and matter of the foetus according to relationships of likeness (*similitudines*), which associated the change of the affected part to the influence of external things (*quae assimilantur rebus aliquibus externis*; *permutationes ... determinatae ad similitudinem rerum imaginatarum*).[3] It was at this point that, in his treatise on the force of the imagination, *De viribus imaginationis* (1608), Fienus asked the crucial question:

> What does desire, terror or the motion of the humours have to do with shape, colour, quantity and position? And what do they have to do with the shape of a monkey or the colour of a cherry, to such an extent that desire, terror and motion can imprint marks related to them?[4]

The question was in fact a crucial one, in that it hit a raw nerve: Could the representative powers of the mind, especially the imagination, modify the physical reality of the body? What was the link between the internal reality of the mind, the physiological functions of the body and external reality? Indeed, was there a link at all? How could the image of an external monkey be impressed on the body of a foetus? Fienus's questions sounded particularly problematic at the beginning of the 17th century, for many

1 I would like to thank Burkhard Dohm and Urte Helduser for their comments and suggestions. Research leading to this article was supported by the ERC Grant 241125 MOM ("The Medicine of the Mind and Natural Philosophy in Early Modern England: A New Way of Interpreting Francis Bacon").

2 See Thomas Fienus: *De viribus imaginationis tractatus*, Leiden 1635 [1608], pp. 263 and 293.

3 See ibid., pp. 254f., 257 and 263.

4 Ibid., pp. 254f. Original quote: "quid desiderium, vel terror, vel motus humorum habent commune cum figura, colore, quantitate, situ, et cum figura simiae, cum colore cerasi, etc. ut possint notas secundum illas determinare?" (ibid., p. 267)

issues that had long troubled philosophers, theologians and physicians were at stake here: Do human passions have the power to alter the body of another individual? Can the objects of representation affect the physiological processes that shape the bodily parts, including the foetus in the maternal womb? What is the ultimate principle that explains the relationships between matter (the foetus's body), life (fear and appetite) and knowledge (shapes and colours)? When and how does knowledge shift from intuition and deduction into action and production? By and large, all these questions posited the existence of a threshold as it were – the issue, in other words, of where one was supposed to draw the line between knowledge, desire and reality. But an even more important issue loomed large in Fienus's predicament. When he asked what desire and fear had to do with the shape, colour, matter and position of the foetus, he was also hinting at a possibly more coherent and severe way of understanding the dualism between the soul and the body: Could material reality be affected by the subjective sphere of human knowledge? Fienus's question resonated with the increasing scepticism that at the time surrounded the debate concerning the reality and efficacy of mental images, the so-called *species phantasticae*.[5]

The topic of unnatural conceptions in the early modern period provides a paradigmatic situation in which the disciplines of metaphysics, theology, medicine and natural history met and shared their respective concerns. The metaphysical aspect referred to the nature of change and whether bodily change could be caused by knowledge (perceptions) and appetite (emotions); the theological side of the question regarded the origin of the soul and how the soul was transmitted to the foetus (ensoulment); the medical aspect involved dietary instructions and specific issues of female anatomy; the natural historical dimension, finally, depended on the rich literature of cases and stories chronicling the effects of maternal imagination over the foetus, often loaded with lurid and sensational details. That unnatural conceptions had long preoccupied philosophers, theologians, physicians and natural historians can be rephrased by saying that the *quaestio facti* – that is, the undeniable, empirical evidence that birthmarks (and in some cases true deformities) were real occurrences – needed to be realigned with the *quaestio iuris*, that is, the rationale behind these perplexing and sometimes disquieting phenomena. The mother's imagination had the power to mark (*signare*) and imprint characteristic signs (*notae*) on the body of the foetus inside her womb. This ability to mark, however, could be taken as a general property of the imagination, spanning a wide range of effects, from signs as simple as a spot on the cheek (a stroke of the brush of the imagination, as it were) to others as elaborate as the actual replica of a real object in nature (the monkey imagined by the pregnant mother referred to by Fienus). In doing so, the imagination appeared to have the power to articulate a type of matter that originally was homogeneous and unshaped. Theories of reproduction between the 16th and the 18th centuries would expand on the differentiating abilities of the soul by providing competing explanations: either everything was already specified in nature and needed only to be unfolded (preformationism), or everything required to be shaped according to

5 On the early modern debate concerning the reality of images and representations, see Stuart Clark: *Vanities of the Eye: Vision in Early Modern European Culture*, Oxford 2007.

a plan that was sufficiently flexible to be adapted from time to time to the changing circumstances of matter (epigenesis). In both cases, the misshapen form bore witness to the many risks involved in the work of the imagination while intent in the process of generation. Through the exercise of "marking", the imagination created objects that were the progeny (*conceptus*) of our thoughts.[6]

In this chapter, I will examine the question of prenatal imprinting – i. e., the effects of maternal imagination over the body of the foetus – by reviewing three different positions where a number of fundamental assumptions were either espoused or rejected: the representative and productive powers of the imagination; the possibility of actions at a distance in nature; and the belief that, in particular circumstances, material substances were able to penetrate each other. The three positions are the ones championed by Fienus, Francis Bacon (1561–1626) and Jan Baptista van Helmont (1580–1644), who in the early modern period respectively epitomized three significant alternatives: the traditional account, still taught in universities, according to which the faculties of the soul acted through a material medium (Fienus's scholastic Aristotelianism); an experimental and natural-historical approach to nature in which the powers of perception and appetite were extended to matter (Bacon's mitigated hylozoism); and, finally, a full endorsement of the Avicennian and Paracelsian beliefs in the transitive effects of maternal imagination (Helmont's Platonizing endorsement of the magnetic virtues of nature). The differences in approach in Fienus, Helmont and Bacon were also of a theological order, for, in their explanation of the way in which the human soul informed the body, they embraced different theological solutions, respectively, Thomism, Augustinianism and Reformed Christianity.

2 Fienus, or the anatomy of the imagined bodies

Fienus's views on prenatal imprinting rested on a well-defined philosophy of the body, which he expounded in a series of cogent *conclusiones* deployed one after the other in his treatise on the force of the imagination. First of all, he distinguished among different kinds of body (*corpus*): the natural bodies resulting from the combination of the simple elements and their primary qualities (*corpora mixta*); the body as the subject of vital operations (*corpus animatum*); the specific living body informed by an individual soul (*corpus proprium*); the body as contained within another living body (*corpus alienum internum*); and, finally, the external body as belonging to another individual (*corpus alienum externum*). In all these cases, Fienus argued that the soul had no direct and immediate power over any body, including its own specific body (*corpus proprium*). For him, the actual subject of activity was not the soul by itself, but the living body as a

[6] See Guido Giglioni: *Conceptus uteri. Conceptus cerebri*: *Nota sull'analogia del concepimento nella teoria della generazione di William Harvey*, in: *Rivista di Storia della Filosofia* 48.1 (1993), pp. 7–22.

whole (*corpus animatum*), resulting from the union of the soul with an organic (that is, shaped) material substratum (*anima itaque non videt, sed oculus*).[7]

Rejecting extreme positions that at times were held by such Galenic physicians as Juan Huarte de San Juan (c.1529–c.1588), Fienus ruled out the possibility that a corporeal temperament was the main active principle (*agens principale*) in a living body, for a temperament could only work as an "instrumental" cause. While the actions resulting from the specific nature of a temperament were *physical* and *natural* operations, a *vital* operation required the presence of a soul.[8] In keeping with the principles of Galenic anatomy, Fienus agreed that the soul was able to impart voluntary commands on "organic" and "dissimilar parts", that is, parts that were made up of fibres capable of contracting according to the decisions of the mind and the will. The blood and the spirits, by contrast, were moved directly by the soul, but not in such a way that they were subject to the rule of rational appetites and imaginations (*voluntas* and *phantasia*), but by following "a certain natural command of a different natural power (*ad imperium quoddam naturale alterius potentiae naturalis*)", which fulfilled expulsive, attractive and distributive functions. This natural power, Fienus continued, did not follow "the cognitive or appetitive faculty", but it moved "according to a certain way and measure (*modus*) that had been prescribed by the author of nature", while the blood was acquainted with originally imparted divine commands (*imperium*) "through a certain natural instinct"[9].

For Fienus, therefore, the imagination could cause physical changes only in an indirect and circuitous way, by arousing passions and remotely controlling the operations of the shaping faculty (*conformatrix*), which in turn was linked to the process of nutrition. This was evident in the case of the foetus, as Fienus argued in Conclusions 43 and 44:

> CONCLUSION 43. Through the passions of the soul and the motion of the humours and spirits, the imagination (*phantasia*) can induce changes in the foetus.[10]
>
> CONCLUSION 44. The imagination (*phantasia*) cannot produce specific marks and birthmarks (*notae et signaturae*) – i. e., birthmarks that have been imagined, that is, similar to the things that have been preconceived in the imagination – through the passions of the soul and the motion of the humours and spirits. Necessarily, the imagination does this in a different way.[11]

This "different way" consisted precisely in the natural instinct mentioned above and ultimately in divine laws established at the beginning of the creation.

Fienus's distinction between *corpus proprium* and *corpus alienum*, that is, between the body belonging to an individual self (i. e., one's own body) and the body of other acting subjects (i. e., someone else's body) was a crucial element in his account of the

7 See Thomas Fienus: *De viribus imaginationis tractatus*, Leiden 1635 [1608], p. 17.

8 See ibid., p. 40.

9 Ibid., p. 52.

10 Ibid., p. 254.

11 Ibid., p. 265.

imagination's powers.[12] The *corpus alienum* was in turn divided into "internal" and "external". The internal *corpus alienum* was the one "enclosed within the boundaries of the *corpus proprium*," and it was either an integral component of the living body such as blood, semen, food and the foetus, or a thing that happened to be inside the body by pure accident (*nudum contentum*), such as a pebble or a lead sphere. By external *corpus alienum*, in contrast, Fienus understood any kind of material entity located outside the *corpus proprium*, such as the surrounding atmosphere and the bodies of other human beings.[13] By itself and in a direct way, the soul was able to impress a certain amount of local motion over its own body (*corpus proprium*). It could not, however, alter the body straightaway, but only following a sequence of intermediate phases involving the natural faculties mentioned above (attractive, expulsive and distributive powers).[14] This meant that the imagination could transform the physical reality of the body in which it resided by influencing key metabolic functions such as digestion, sanguification, production of spirits and reproduction.[15] In other words, it was the process of nutrition that bridged the gap between internal and external milieus, and enabled the soul to extend the boundaries of its activity over its own body (*corpus proprium*) and other bodies (*corpora aliena*, both *interna* and *interna*):

> Any alteration made by the soul is a form of digestion (*concoctio*), and the soul alters things through no other power than the digestive faculty (*concoctrix potentia*). That which is altered by the soul is the internal body that is foreign to the soul (*corpus alienum internum*), that is, a substance that is not informed by the soul, contained within the boundaries of the body (*intra corporis peripheriam contenta*), for the soul does not alter its own body (*corpus proprium*), nor the external body that belongs to another individual (*corpus alienum externum*). And the reason is that the soul does not digest them – any alteration by the soul is a digestion (*concoctio*) – but only the internal body that is foreign to the soul (*alienum internum*), and indeed not all of it, but only the part that can be digested or altered (*illud tantum quod est concoquibile seu alterabile*) through the process of vital alteration induced by the soul. This is the internal nourishment (*alimentum*). The result of this argument is that the soul can only transform the nourishing substance.[16]

Nutrition was therefore the primordial action of the soul: "The soul alters the internal body that is foreign to it (*corpus alienum internum*) through the digestive faculty (*per*

[12] For a clear definition of *corpus proprium*, see Thomas Fienus: *De viribus imaginationis tractatus*, Leiden 1635 [1608], p. 53: "Ad authoritatem Aristotelis, animam nihil movere nisi corpus proprium; at per corpus proprium non tantum intelliguntur membra animata, sed etiam spiritus et sanguis, quos ubique Aristoteles in libris de generatione et partibus animalium, sub corporis partibus comprehendit."

[13] See ibid., pp. 19–20.

[14] See ibid., pp. 20–24. Here Fienus relied on Thomas Aquinas (I, q. 117, a. 4): "quod anima coniuncta corpori non possit movere nisi corpus quod vivificat, ut ex eo, inquit, patet, quod brachium mortificatum amplius movere non possit, propterea quod illud non amplius informet."

[15] See ibid., p. 32.

[16] Ibid., pp. 40–41.

potentiam concoctricem)." By *alimentum*, i. e., metabolized food, Fienus did not mean raw food (*cibus*) but the pliable matter that could be subject to the operations of the soul in the form of chyle, blood, humours and spirits. The *concoctibile*, that is, digestible matter, represented the sphere of matter liable to be transformed by the soul.[17] What is more, blood and spirits had the unique characteristic of being both organs and nourishment of the body. As such they were susceptible to respond to the soul's command (*nutus animae*) in many different ways.[18]

Fienus therefore argued that, by slowly influencing the process of nutrition, the imagination of a human soul had a limited ability to modify some parts of the body, but it could not transform its own body (*corpus proprium*) as a whole and in an unmediated way, nor the body belonging to other persons (*corpus alienum externum*). In the former case, the soul would have been capable of digesting (*concoquere*) its own body, which for Fienus was clearly an absurd consequence (but not for both Bacon and Helmont, as we will see in the next sections); in the latter, the soul would have induced changes in surrounding bodies without physical contact, which for him was yet another blatant breach of the natural laws enacted by God. In the final analysis, the two hypotheses – thorough self-digestion and hetero-digestion – would have contravened a basic tenet of Aristotelian physics: i. e., that self-activity – in this case, self-digestive motion – belonged only to God (the active intellect and unmovable motor) and not to nature.

Fienus added further arguments to demonstrate that the imagination had a limited impact on the operations of the body. One of the strongest depended on the current scholastic division of the faculties of the soul. He described the intertwinement of somatic, perceptual and emotional functions by insisting that life, knowledge and desire were distinct domains of the soul: the vital operations of the vegetative soul were deemed to control the growth and shape of the body, the cognitive powers (the senses and the imagination) were designed to provide a more or less reliable representation of reality and, finally, the appetitive drives were embedded in a living organism for the sake of its own self-preservation. The main reason why Fienus was so adamant in denying any overlapping between the spheres of motion, appetite and knowledge was the possible risk of inadvertently embracing animistic views of nature, especially if cognitive functions were conflated with natural tendencies. By contrast, as already mentioned, Fienus decided to follow Hippocrates and Galen, and based his explanation of the corporeal effects of the imagination on the process of nutrition (*concoctio*). We are – or better we constantly become – what we eat. Nutrition was an act in which appetite, knowledge and motion appeared to be primordially united in one seamless activity driven by the appetite of hunger, the discernment of suitable food and the assimilation of external life and information.

This complex psychology and physiology of the faculties was behind Fienus's belief that maternal imagination could act on the foetus only in an indirect manner:

17 See ibid., pp. 40–42.

18 See ibid., p. 51.

> CONCLUSION 41. The imagination (*phantasia*) does not change the foetus by itself and immediately; that is to say, the imagination (*phantasia*) does not change the foetus by means of the simple act of imagining something (*imaginatio*).[19]

Among the reasons supporting this conclusion, the principal were the thesis that the imagination was not "active by itself", with the ensuing corollaries that it could not alter a body in a direct way, nor could it move the humours or parts of a body, and that, finally, a foetus was governed by its own soul, and therefore the soul of its parents had no rule over it. Indeed, Fienus pointed out that, "if the naked act of the imagination (*imaginatio*) were by itself capable of changing (*immutativus*) the foetus, any strong imagination on the part of the parents would always cause changes and marks on the foetus." But this was obviously not the case.[20]

When reading *De viribus imaginationis*, one has the clear impression that Fienus looked at the role of the imagination in the human body as an issue concerning the scope of motion, activity and self-determination in the economy of the vital functions. There was for him irrefutable evidence, as shown by emotions (*animi pathemata*), sexual fantasies (*veneris imaginatio*) and intense thoughts (*cogitatio sumendae vindictae, honorum, opum, pacis*), that in particular circumstances the soul could have an extensive control over the body.[21] However, the difficulty of explaining how the soul moved the body remained. Fienus resorted once again to his model of gradual and sequential transmission of actions, in which the blood and the spirits played the double function of organs and nourishment: "The soul is able to move the spirits and the blood, by itself, in the first place, directly and immediately (*directe et per se primo et immediate*), without the help of a bodily instrument"[22]. In doing so, Fienus based his explanatory model on an up-to-date version of Aristotelian physics. Two principles could not be questioned in this framework. According to the first, motions could be transmitted only by physical contact and through a material medium; according to the second, nature and the soul belonged to different ontological realms. As already mentioned, a key point in Fienus's account was the belief, still strong in some quarters of scholastic philosophy, that the faculties of the soul corresponded to separate areas of life and knowledge and they did not overlap. The imagination corresponded to the cognitive powers of the senses; the passions of the soul depended on the appetite; the shaping (*conformatrix*) faculty, finally, was an offshoot of the vegetative life: knowledge, desire and life belonged therefore to different dimensions of reality. The passions, for instance, were not able to fashion the body (*passiones animi non conformant; etenim appetitus non est facultas conformatrix*); the appetite was deprived of knowledge (*appetitus non est cognoscitivus*); the shaping faculty was unaware of the representations of the imagination (*conformatrix repraesentationem non cognoscit*).[23]

19 Ibid., p. 241.
20 See ibid., here p. 242.
21 See ibid., here pp. 44, 48, 80–81.
22 Ibid., here p. 47.
23 See ibid., here pp. 267, 286.

3 Bacon, or the "transcursions" of images among pneumatic bodies

The way Fienus approached the question of the effects of maternal imagination is detailed and sophisticated. He distinguished between acts of immediate and tacit imagination (*imaginatio simplex*), often at work without the subject being aware of their results, and reflexive imagination (*imaginatio reflexa*), occurring in all those situations in which women became overly conscious of the power of their representations and the effects they were able to induce in their foetuses. This was the reason why, in Fienus's opinion, human imaginations, within the limits outlined above, could alter the foetus more easily than the inner senses of non-human animals. He further distinguished between marks that were "pre-imagined" (*praeimaginatae* or *imaginatae notae*) and "not pre-imagined" (*non praeimaginatae* or *non imaginatae notae*). The former were deemed to reproduce in a faithful way the outlines of the object which had caused the shocking experience in the mother's imagination (for instance, a woman got a fright from seeing a wolf and her imagination imprinted the face of a wolf on the face of her foetus); the latter were explained as resulting from the conversion of a frightful experience into an intense emotion, which then caused changes and malformations to the foetus (the foetus suffered fever, for instance).[24] With a number of contemporary authors, Fienus shared the view that, by itself, the imagination relied on a limitless array of representative possibilities, for anything could be indifferently imagined (*unaquaeque enim res potest esse aeque imaginata*) and one could imagine an infinite number of objects (*in phantasia infinitarum rerum species concipiuntur*). This, however, did not mean for Fienus that the imagination was allowed to produce any object it was able to visualize, for if the imagination were indeed capable of producing the imagined entity (*productiva imaginati*), it would create any imagined object it wished (*posset facere quodvis imaginatum*).[25] While endowed with boundless representational powers, the imagination was thus characterized by a limited productivity when it came to the actual conditions of physical reality.

Being less dogmatically and institutionally attached to the Aristotelian-scholastic doctrine of the faculties of the soul, Francis Bacon was much more open than Fienus to the idea that the imagination could act directly on the body. Among the various research programmes outlined in his *Sylva Sylvarum* (1627), he conducted a series of investigations aimed at explaining the nature of "transmission and influx of immateriate virtues." He was particularly interested in exploring "impressions from mind to mind", that is, "the operation of the spirits of the mind of man upon other spirits"[26]. He noted that "[a]ll operations by transmission of spirits and imagination" appeared to share the characteristic of working "at distance, and not at touch"[27]. In fact, many of the observations he collected convinced him that the supposedly immaterial operations of the imagination operating at a distance were corporeal and conveyed by all sorts of vapours.

[24] See ibid., pp. 254–258.

[25] See ibid., pp. 244, 246.

[26] Francis Bacon: *Works*, ed. by James Spedding, Robert L. Ellis and Douglas D. Heath, Cambridge 2011 [1857–1874], pp. II, 641 and 644.

[27] Ibid., p. II, 643.

Bacon considered the hypothesis of "immateriate" effluvia to be a conceptual by-product of corrupted Platonism, a consequence of what he called the "monstrous imagination" of Pythagoras, i. e., that "the world was one entire perfect living creature" and that, in a living being, "the sense and affects of any one part of the body instantly make a transcursion throughout the whole body"[28]. In other words, for Bacon Platonism inevitably led to animistic fallacies. He concluded provisionally: "If there be any power in imagination, it is less credible that it should be so incorporeal and immateriate a virtue, as to work at great distances, or through all mediums, or upon all bodies"[29]. Bacon was above all interested in the possibility that the imagination could produce material effects. In his programme of natural historical inquiries concerning the imagination, he identified three levels:

> The power of imagination is in three kinds: the first upon the body of the imaginant, including likewise the child in the mother's womb; the second is the power of it upon dead bodies, as plants, wood, stone, metal, etc.; the third is, the power of it upon the spirits of men and living creatures.[30]

As already seen, Fienus had distinguished between *corpora propria* and *corpora aliena*, and had reached the conclusion that only a certain kind of *corpus alienum*, that is, the *alimentum* and the *concoctibile* – i. e., the kind of matter that could be metabolized by a sentient organism – was subject to the slow changes induced by the imagination. Bacon preferred to differentiate between the effects of imagining subjects (the "imaginants") over their own bodies and the external bodies, the latter being further subdivided into "dead" and "living" bodies. In his inquiry into the powers of the imagination, he was particularly concerned with the third part of his planned investigations (effects of the imagination on external living bodies). This doesn't come as too much of a surprise. Unlike Fienus, Bacon held that mother and child formed one living unit, one single "body imaginant", as confirmed by a large number of medical observations. He referred to one of those in *Sylva Sylvarum*:

> It hath been observed that the diet of women with child doth work much upon the infant; as if the mother eat quinces much, and coriander-seed, (the nature of both which is to repress and stay vapours that ascend to the brain,) it will make the child ingenious; and on the contrary side, if the mother eat (much) onions or beans, or such vaporous food; or drink wine or strong drink immoderately; or fast much; or be given to much musing; (all

28 Ibid., p. II, 640.

29 Ibid., p. II, 657.

30 Ibid., p. II 654. On imagination in Bacon see Guido Giglioni: *Fantasy Islands:* Utopia, The Tempest, *and* New Atlantis *as Places of Controlled Credulousness*, in: *World-Building and the Early Modern Imagination*, ed. by Allison B. Kavey, New York 2010, pp. 91–117; Sorana Corneanu and Koen Vermeir: *Idols of the Imagination: Francis Bacon on the Imagination and the Medicine of the Mind*, in: *Perspectives on Science* 20.2 (2012), pp. 183–206, and Guido Giglioni: *The Place of the Imagination in Bacon's and Descartes' Philosophical Systems,* in: *Bacon et Descartes: Genèses de la modernité philosophique*, ed. by Élodie Cassan, Lyon 2014, pp. 101–113.

> which send or draw vapours to the head;) it endangereth the child to become lunatic, or of imperfect memory: and I make the same judgment of tobacco often taken by the mother.[31]

As an integral part of the body of the mother, the alterations of the foetus induced by the maternal imagination was not a particularly puzzling phenomenon for Bacon. While boundaries were clearly defined in Fienus's anatomy of the imagination, this was less the case for Bacon; for him there were always at work in every part of the body a number of digestive processes triggered by original appetites. *Spiritus* was the name that Bacon had given to bodily matter in a state of constant pneumatic restlessness. Vital spirits, in particular, were particles of over-active matter constantly preying on the bodies of tangible matter in which they happened to reside and from which they were always striving to run away. Therefore, the reason why Bacon considered the health of the mother to be particularly important for the development of the foetus was that the vital spirits needed to be controlled and restrained through the mother's diet and lifestyle.

Another important difference between Fienus and Bacon in their respective treatments of the imagination was that for the latter spirits and imaginations belonged to the same category of "impression" through a material medium. Imaginations were carried through "spiritual species", moving extremely swiftly from spirit to spirit, according to the "universal configuration and sympathy of the world"[32]. As a result, "[i]f there be any power in imagination, it is less credible that it should be so incorporeal and immateriate a virtue, as to work at great distances, or through all mediums, or upon all bodies; but that the distance must be competent, the medium not adverse, and the body apt and proportionate"[33]. The relationship between mother and foetus was therefore a perfect case in point. Their lives were so intertwined that impressions could easily pass from the one to the other. Indeed, in situations like these, Bacon resorted like Fienus to "relations touching the force of the imagination and the secret instincts of nature":

> I myself remember, that being in Paris, and my father dying in London, two or three days before my father's death I had a dream, which I told to divers English gentlemen, that my father's house in the country was plastered all over with black mortar. There is an opinion abroad, (whether idle or not I cannot say,) that loving and kind husbands have a sense of their wives breeding child, by some accident in their own body.[34]

All these observations seem to confirm that, while for Fienus (and Helmont, as we are going to see in the next section) the foetus and the mother were different entities, for Bacon the foetus formed one single unit with the body of the mother (even with the father, as some reported in the observation just mentioned). For Helmont, who in this case reworked characteristically Platonic motifs in an original way, the bodies involved in the process of imagining were three: the mother, the foetus and the womb (not to

31 Bacon: *Works*, pp. II, 664–665.

32 Ibid.

33 Ibid., p. II, 657.

34 Ibid., pp. II, 666f.

mention the myriad vital principles – the *archei* – all unconsciously imagining as well). And since Helmont regarded the womb as an organ capable of exercising its own imaginative faculty, the result was that women were twice more powerful than men in matters of imagination.

4 Helmont, or the turmoil of uterine imagination

In the final analysis, Fienus's thesis that the imagination could not alter reality rested on his view about *species*, that is, mental images, for he denied that they were able to produce their own objects (*productivae sui obiecti*). In his opinion, species (*species*) were not, by themselves (*per naturalem suam virtutem*), capable of initiating any activity (*activae operationis*) apart from triggering motions (*potentia movendi*) and visualizing specific objects of knowledge (*potentia obiectum suum repraesentandi*). However intensely an image was conceived by the mother's imagination (*species fortiter concepta in phantasia matris*), this image had not the power to affect the normal development of her foetus (*immutativa foetus*).[35] The representations of the senses and the imagination, however, could never reach the level of abstraction characteristic of the intellect, allowing knowledge to transcend the material accidents and perceive abstract relationships among things.[36]

Above all, Fienus ruled out the possibility that the brain exercised influences of a magnetic kind over the womb of the mother:

> If the imagination (*phantasia*), which is located in the brain, shaped (*conformaret*) the foetus, which is in the womb, the imagination would act at a distance without operating through a medium. This, however, cannot happen, as is commonly acknowledged by the philosophers.[37]

On the contrary, the womb played a central role in Jan Baptiste van Helmont's explanation of maternal imprinting, for he regarded it as the most important organ in female anatomy: "A woman is what she is only because of the womb (*propter solum uterum est mulier id quod est*)", he sentenced in the treatise *Ignota actio regiminis* ("The Unknown Action by Command").[38] In *Fluxus generationis* ("The Process of Reproduction"), he reported a vision (*visio somnialis*), lasting for a little more than five minutes (*semiquadrantem horam*), during which he believed he had been able to follow the formation of the foetus from the instant of its conception down to its birth.[39] It is indeed a striking account that reads like a fascinating trip inside the womb:

[35] See Thomas Fienus: *De viribus imaginationis tractatus*, Leiden 1635 [1608], pp. 245–246.

[36] See ibid., p. 254.

[37] Ibid., p. 243.

[38] Jan Baptiste van Helmont: *Ortus medicinae, id est, initia physicae inaudita: Progressus medicinae novus in morborum ultionem ad vitam longam*, Brussels 1966 [1648], p. 340b.

[39] See ibid., p. 732b.

> I saw the beginnings of our generation as if in a dream. I will put pen to paper and I will describe my vision with words, as far as I can. First of all, I saw the womb, contracted into folds according to such an extraordinary mechanism that it would be impossible to replicate, expanding itself during conception through its own magnetic Blas, and this in a way that was appropriate according to the sperm's swelling. And that expanding and opening of folds, because of the vacuum created, causes the suction and attraction of sperm. This is where the secret of conception (*rhombus conceptionis*) lies for the female sex.[40]

Helmont thought that the "expansion of the folded womb" (*plicati uteri expansio*) occurred only at the moment of conception. The cause was ultimately supernatural and divine ("God's finger"), for, as was written in the Bible, "God opened Sarah's womb":

> Anyone who is planning to have children should not consider lustful sex, nor abundance of sperm, indeed, not even health, but, first and foremost, the already mentioned magnetism of the womb. From man's side, no disgraceful contagion of sperm should be involved.[41]

The Helmontian model of reproduction was so defined by magnetic actions at a distance that all the physical variables played no significant role. The imagination, in turn, was fully identified with a magnetic force, whose power was twice more effective in women than in men. The fact was that, unlike Fienus and Bacon, Helmont thought that nature was magnetic throughout. Magnetism, however, was simply a way of re-enacting the original creative command imparted on nature by God. In his uterine vision he saw the principle overseeing the vital process (*archeus*) manifesting itself in the third day of conception and assuming the aspect of a human being after ten days. He was stunned when he discovered that the principle of self-love and egotism (*egoitatis incepta philautia*) was already active and growing in the first rudiment of the human being. Day 41 was when the sensitive soul manifested itself in the form of vital luminescence (*splendor vitalis*).[42]

In Helmont's opinion, conception depended on the womb's magnetic power and uterine magnetism had a direct divine origin, so much so that, before the Fall, Eve had been able to conceive without sexual intercourse (*clauso utero*).[43] His specific opinions on magnetism rested on broader philosophical assumptions. Against the scholastic assumption that everything in nature was determined by conflicts of contrary qualities and the constant interplay of actions and reactions, Helmont described all natural phenomena as the unfolding of seminal processes established by God at the beginning of the creation and as the fulfilling of an original divine command. In this view, material conditions had no effective causal power for they were merely triggering factors. Unlike Bacon, who had explained the allegedly actions at a distance among 'imaginants' as a

40 Ibid., p. 729a.
41 Ibid., p. 729b.
42 See ibid., pp. 730a and 731a.
43 See ibid., p. 674b.

result of material effluvia, Helmont ruled out with strong emphasis the possibility that natural phenomena such as the ebb and flow of the sea, the healing power of amulets and uterine suffocations could be explained through corporeal vapours.[44]

In the short treatise entitled *Archeus faber* ("The Archeus as a Craftsman"), Helmont argued that the mother's imagination had direct control over the foetus's body because all corporeal entities, regardless of how solid and dense their matter was (*utut dura et opaca*), followed the unfolding of an original representation encoded within the seed (*imago seminalis*), and also because the foetus was in a way created directly by God. Birthmarks and other transformations impressed on the foetus were therefore yet another conspicuous manifestation of the unremitting energy that ideas spread throughout nature following God's directions from the moment of the creation on.[45] To account for natural processes without falling back into mechanisms based on the interplay of action and passion (*sine reactionis suspicione*) and bodily contact (*absque contactu corporeo*), Helmont introduced the notion of "action by command" (*actio regiminis*), understood as a special case within the more general domain of magnetic activity. He described this *actio* as belonging to a universal system of hierarchical levels in which the agent had full control "over the passive recipient of its action, that is, the object of its sphere of action, as if this were in a state of vassalage based on hereditary right, following the pre-established order of the laws and depending on a relationship of likeness (*ex symbolo*). Here the agent acts like a tutor, the subordinate like someone who is underage." For Helmont, there was *regimen* every time one part obeyed the other (*Regimen est qua una pars paret alteri*[46]). Both the supralunary and the sublunary worlds followed this general disposition. This was not, Helmont made it clear, the kind of action postulated by the schoolmen in their general accounts of nature, explained "through the consent of the parts (*per consensum partium*), or through the harmony of functions (*per conspirationem officiorum*)". The reason, he insisted, was that *regimen* did not require the conscious agreement of the parts involved (*regimen non petit consensum*).[47] He accused scholastic philosophers and physicians (and Fienus was among them) of not being able to envisage actions among natural beings unless they connected them through a medium, "a tube" as it were (*nisi quodam tubo*). They failed to understand how a force could keep dispensing its energy (*continuatio virtutis*) without resorting to a material medium (*per fumos, canales, ductus, vel fibras*). In their hands, the whole cosmos had turned into a clattering piece of machinery made up of leaking pipes and smoky conduits (*canalium connexio*; *coeci vapores*; *tetri halitus*). On the contrary, Helmont insisted, vital and cognitive actions were the result of the incorporeal *actio regiminis*, which acted without being perceived (*insensibiliter*), "only through a commanding nod (*solo nutu potestativo*)"[48]. In this sense, the deepest and most effective

[44] See ibid., p. 336a.
[45] See ibid., p. 40ab.
[46] See ibid., pp. 338a, 340a.
[47] See ibid., p. 338ab.
[48] Ibid., pp. 338b–339b.

levels of imaginative processes – a kind of imagination that Helmont called "archeal" – were beyond the control of the soul and "without us being aware of them"[49].

Helmont's discussion of unnatural conceptions is scattered throughout his major work, the *Ortus medicinae*, published posthumously in 1648, and is part of a complex theological and scriptural narrative.[50] This is certainly very different from Fienus's explanation, which is strictly natural philosophical, however pious his underlying intentions may have been. Fienus looked at foetuses unnaturally altered by maternal imaginations as anomalies that needed to be accounted for without abandoning the principles of local motion and material transmission of energy, so as not to compromise the complex edifice of scholastic physics. By contrast, Helmont looked at the changes in the foetus as ordinary and incontrovertible evidence that since Adam's time lust and desire (*concupiscentia*) had perverted the ordinary course of natural events. For this reason, the dangers of disordered imagination were real and omnipresent. "The polluted condition of our nature originated from carnal desire (*concupiscentia carnis*)." Helmont narrowed the broader biblical significance of concupiscence (*concupiscentia*) – defined by the Oxford English Dictionary as the "coveting of carnal things" and the "desire for the things of the world" – to the more specific meaning of sexual appetite, the "hideous nature of lust" (*foeditas concupiscentiae*).[51] In Helmont's interpretation, concupiscence understood as sexual appetite was contained almost naturally (*inclusus*, *implantatus*) in the forbidden fruit. When man yielded to the power of fleshly appetite (*per concupiscentiam*), death (*mortalitas*) entered nature and affected human nature in an irreparable way.[52]

It was when Adam and Eve decided to resort to copulation to propagate the human species (*congressus sexualis in hominis propagationem*) that they committed the original sin. In doing so they debased themselves to the level of animal life and betrayed their proper vocation, for man had originally been created as the image closest to God.[53] Man was not an animal, because he was and remained a *mens*, a disembodied intellect throughout. From that moment on, every time he yielded to carnal desire, he would transform himself into an animal letting the mind withdraw and the body exposed to the actions of the sensitive soul, i. e., the animal life filling the void that was once occupied by the mind before it decided to leave as a result of Adam's Fall. From the moment on, the vacancy of the mind would represent itself every time human beings succumbed to the urges of *concupiscentia*, including "[w]hen a pregnant woman, as a result of a sudden fright, transforms the human foetus into an animal". In this case, "the mind does not migrate into the brutish soul, rather it retreats into itself, and its place is taken by the

[49] Ibid., p. 605a.

[50] On Jan Baptiste van Helmont, see Walter Pagel: *Joan Baptiste van Helmont: Reformer of Science and Medicine*, Cambridge 1982; Guido Giglioni: *Immaginazione e malattia: Saggio su Jan Baptista van Helmont*, Milan 2000.

[51] Jan Baptiste van Helmont: *Ortus medicinae, id est, initia physicae inaudita: Progressus medicinae novus in morborum ultionem ad vitam longam*, Brussels 1966 [1648], pp. 674b and 675a.

[52] See ibid., p. 677ab.

[53] See ibid., p. 675b.

sensitive soul obtained from the Creator"[54]. In a short essay, *De sympatheticis mediis* ("Means of Sympathetic Action"), devoted to the analysis of the corporeal means through which *imagines* and *conceptus* were communicated from the representative faculty to the various parts of the body, Helmont referred to maternal imagination as an evident proof of the existence of magnetic transactions and their real effects:

> A pregnant woman is the clear demonstration that the representations conceived in her imagination (*conceptae imagines*) are being transmitted at a distance, for she transfers all the ideas of her conceiving activity (*conceptus*) onto the foetus, which depends on its mother only because they share the source of nourishment.[55]

Conception (*conceptus*) in Helmont's universe was a widespread process, both natural and mental, denoting the activity of reproduction as much as a function of cognitive adaptation. Conceiving could also be natural and unnatural. In Helmont's opinion, the power of the imagination – and especially female imagination – over the body was closely related to the way in which illnesses spread in the natural world. Like sexual reproduction, diseases were the unfortunate legacy of post-lapsarian humanity. "Any disease", Helmont stated in a short essay devoted to the classification of the principal illnesses, "is fashioned (*fabricatur*) by the Archeus within itself (*in semet-ipso*)"[56]. Helmont's theory of illness was patterned on the processes through which, in his opinion, the imagination was able to alter the bodily reality of human beings. More specifically, the many ways in which the imagination reacted, at both a conscious and an unconscious level, to the objects of representation was the criterion followed by Helmont in his classification of the principal diseases (the so-called *morborum phalanx*). The most general division distinguished the representations of received objects (*recepta*) from the ones pertaining to retained entities (*retenta*).

Within the category of distorted imaginations caused by received objects (*recepta*), and in close proximity with the representations stirred by objects violently inserted into one's body through external means (*iniecta*), Helmont included the class of imaginations resulting from the inner activity of conceiving (*concepta*). *Concepta* were also defined as a "spiritual" variant of the *recepta*, for, in the case of *concepta*, the way in which the imagination elaborated the input coming from the external reality occurred on a more abstract level than it was the case with the *materialia recepta*, i. e., the objects of the external senses. Two types of "conceptions" (*concepta*), therefore, affected the imagination and were conducive to serious illnesses: either they were internal reactions prompted by external substances (in the form of food, drinks, poisons and drugs), or they derived directly from representations and emotions elaborated by the *archeus* itself.[57] From an anatomical point of view, the spleen was the organ where, in Helmont's

54 Ibid., p. 676a.
55 Ibid., p. 614b. See also p. 340a.
56 Ibid., p. 566a.
57 See ibid., p. 609ab.

opinion, the imagination devised its primal reactions (*primi conceptus*).[58] In a woman, these primordial "conceptions" (*concepta*) flew directly from the spleen to the womb. Bouts of melancholic disorder were characteristic examples of "conceived" illnesses (*concepta*). This kind of diseases assailed all of a sudden even "learned and judicious men" and produced all sorts of depressive conditions (*morositates and tetricitates*). However, Helmont continued, this disorder was "more germane" to women than to men, due to "the harmony with (*consonantia*) and closeness to (*propinquitas*) the womb", for the womb, he argued, was "like a second spleen", enveloping the foetus with its membranes.[59] This meant that the womb was as productive of images as the spleen was, and that women had two sources of imaginations; which also reconfirmed the thesis that the imagination in women was doubly stronger than in men.

For Helmont the womb exercised what he called a "monarchic rule" over the body as a whole and was able to generate "its own diseases", for, he went on, "any deviating passion (*affectus exorbitans*) of the womb" was to be considered as a veritable "form of madness and archeal insanity", located in the womb itself:

> In the womb one can observe the power of the primeval motions (*primi motus*) which is on a par with that of the imagination. It is a most powerful Blas, like the astral one, which transforms and subverts everything, and turns everything upside down. For the womb has kept its rule in an uninterrupted and integral way; indeed, it has exercised it in a cruel manner to the dismay of the unfortunate sex.[60]

In some cases the womb was so powerful that it could survive a woman's death. As Helmont reminded his readers, this all was well known to Plato, who in his *Timaeus* (91CD) had called the womb a wild and untameable animal (*animal furiosum*).[61]

5 Conclusion: Fear of imagining things

At the beginning of his accurate overview about the powers of the imagination, Fienus presented the question concerning the imagination's ability to alter one's body as a subject (*materia*) replete with philosophical implications (*multum philosophica*).[62] Following Fienus's suit, in this chapter I have addressed some of the onto-theological themes that underpin early modern discussions of unnatural conceptions. I have done so by focusing on the faculty of the imagination and its cognitive boundaries. Fienus showed that the experimental evidence provided by cases of foetal transformations triggered broader philosophical issues concerning the relationship between human

58 See Walter Pagel: *The Smiling Spleen: Paracelsianism in Storm and Stress*, Basel 1984, pp. 134–142.

59 See Jan Baptiste van Helmont: *Ortus medicinae, id est, initia physicae inaudita: Progressus medicinae novus in morborum ultionem ad vitam longam*, Brussels 1966 [1648], p. 605b.

60 Ibid., p. 607b.

61 See ibid., pp. 607b–608b.

62 See Thomas Fienus: *De viribus imaginationis tractatus*, Leiden 1635 [1608], p. 14.

knowledge and nature's activity, linked to subsets of queries about the limits in the representative power of the imagination, in terms of both objects and actions. Here is a brief recapitulation of these queries: what could be imagined and, within the sphere of that which could be imagined, what could be translated into action (muscular motion) or even into fully-fledged reality (monsters); how and to what extent desire communicated with knowledge; where to draw the line between conscious and unconscious operations within the domain of bodily functions; whether the notion of action at a distance (magnetism) was plausible; and, finally, how to understand the link between sin, concupiscence and God's creation.

As already mentioned, when at the end of *De viribus imaginationis* Fienus tried to explain how the imagination of the mother *de facto* influenced the shaping faculty of the foetus, in the final analysis he appealed to the almost miraculous operations of "instinct" and natural knowledge (*cognitio naturalis*).[63] By contrast, Helmont had no qualms about acknowledging the maternal imagination's ability to shape the foetus, for the sensitive soul had a direct and privileged link with the imagination of the womb, an organ that, in Helmont's anatomy, acted as an autonomous centre of emotions and representations. Bacon's position differed from both Fienus and Helmont, in that foetal changes – regardless of whether they were ordinary or preternatural – were part of the vital economy of the "body imaginant". Every part of the pliable structure of a body had perceptions and appetites; therefore communication was easy both between conscious will and unsentient drives and between maternal and foetal bodies. It's also true that, while Fienus viewed mother and foetus as two distinct bodies, for Bacon they were one body. Helmont, finally, looked at mother and foetus as three bodies (for the womb was quite an independent organ); indeed, he conceived of all the parts of a body – including the foetus – as thousand bodies (if we consider the innumerable *archei* that, in Helmont's opinion, were supposed to control every single region of the body).

One would expect Bacon's approach to the matter to be more prudent and cautious when compared to Fienus's. In fact, Bacon's experimentalism made his theorizations bold and innovative, while Fienus's observations were grounded on reason, experience, tradition and common sense. With respect to the specific question of the power of the maternal imagination over the foetus, Helmont's position was probably the most radical of the three, and the one that relied on firm theological assumptions. Described by Helmont as "the raving doctor from Louvain" (*delirans Thomas Fienus, medicus Lovaniensis*), Fienus represented for him the Galenic establishment of the universities which he had come to loath during his years of study.[64] As for the experimental approach, Helmont differed significantly from Bacon, for he believed that an experimental engagement with nature did not rule out a parallel mystical involvement with the most divine aspects of reality. For Helmont, the two activities were expressions of the same desire to experience the divine character of natural creation in a direct manner. From

63 See ibid., pp. 290–291.

64 See Jan Baptiste van Helmont: *Ortus medicinae, id est, initia physicae inaudita: Progressus medicinae novus in morborum ultionem ad vitam longam*, Brussels 1966 [1648], p. 131b.

this point of view, his journey into the human womb was an extraordinary feat of experimental imagination.

To conclude, we can go back to Fienus's question with which I opened my chapter: What do motions, fears and desires have to do with imagined reality, or indeed, reality itself? This question was plausible, urgent and, above all, meaningful, for the world I referred to through Fienus, Bacon and Helmont was a universe that was still ruled by the principle of likeness (*similitudo*) and in which mental images (*species phantasticae*) continued to play a crucial role. This was a world in which, given these premises, the imagination was a faculty to be feared. The unlimited reserve of objects and possibilities, the alleged speed with which mental images could be transmitted to all the parts of the body (what Bacon had called the "transcursions" of the imagination) and, above all, the relationship of mutual enablement that bound desire and imagination together, all these factors made the possibility of actual fulfilment frightening and deeply destabilizing. No wonder Bacon referred to the epistemological outcomes deriving from this way of understanding the actions of the imagination as a true "monstrosity" of the mind.[65] As for Fienus, he cautioned women to be aware of the power of their imagination, emphasizing the difference between immediate (*imaginatio simplex*) and reflexive imagination (*imaginatio reflexa*).[66]

Here it's important to stress that Fienus, Bacon and Helmont did not have a naively mechanical view of the way in which knowledge could change reality. For them, the imagination did not alter nature in a direct and unmediated manner. Bacon was extremely critical of the Paracelsian exaltation of the powers of the imagination (a sort of re-appropriation of the Avicennian position, very influential in medicine); however, like Helmont, he believed that it was disquietingly easy for the imagination to affect one's own bodily reality, including the foetus in a mother's womb. Albeit reluctantly, Fienus, too, acknowledged the maternal imagination's power to "mark" (*signare*) the body of the foetus, but he resorted to the teleological template of the universe established by God at the moment of the creation: there were cases when nature responded to the promptings of the imagination, but this was due to the system of natural instincts wired into the fabric of living matter. Theological concerns were apparent also in Bacon's and Helmont's accounts. For different reasons, they shared the belief that post-lapsarian nature was subject to the erratic rule of appetite and concupiscence, but while Helmont held a more pessimistic view of the protoplasts' fate, Bacon confided in the powers of reformed reason to initiate the process of recovery.

65 See Francis Bacon: *Works*, ed. by James Spedding, Robert L. Ellis and Douglas D. Heath, Cambridge 2011 [1857–1874], p. II, 640.

66 See Thomas Fienus: *De viribus imaginationis tractatus*, Leiden 1635 [1608], p. 303.

6 Bibliography

Bacon, Francis: *Works*, ed. by James Spedding, Robert L. Ellis and Douglas D. Heath, Cambridge 2011 [1857–1874].

Clark, Stuart: *Vanities of the Eye: Vision in Early Modern European Culture*, Oxford 2007.

Corneanu, Sorana and Koen Vermeir: *Idols of the Imagination: Francis Bacon on the Imagination and the Medicine of the Mind*, in: *Perspectives on Science* 20.2 (2012), pp. 183–206.

Fienus, Thomas: *De viribus imaginationis tractatus*, Leiden 1635 [1608].

Giglioni, Guido: *Conceptus uteri. Conceptus cerebri: Nota sull'analogia del concepimento nella teoria della generazione di William Harvey*, in: *Rivista di Storia della Filosofia* 48.1 (1993), pp. 7–22.

Giglioni, Guido: *Fantasy Islands:* Utopia, The Tempest, *and* New Atlantis *as Places of Controlled Credulousness*, in: *World–Building and the Early Modern Imagination*, ed. by Allison B. Kavey, New York 2010, pp. 91–117.

Giglioni, Guido: *Immaginazione e malattia: Saggio su Jan Baptista van Helmont*, Milan 2000.

Giglioni, Guido: *The Place of the Imagination in Bacon's and Descartes' Philosophical Systems,* in: *Bacon et Descartes: Genèses de la modernité philosophique*, ed. by Élodie Cassan, Lyon 2014, pp. 101–113.

Helmont, Jan Baptiste van: *Ortus medicinae, id est, initia physicae inaudita: Progressus medicinae novus in morborum ultionem ad vitam longam*, Brussels 1966 [1648].

Pagel, Walter: *Joan Baptiste van Helmont: Reformer of Science and Medicine*, Cambridge 1982.

Pagel, Walter: *The Smiling Spleen: Paracelsianism in Storm and Stress*, Basel 1984.

Burkhard Dohm

Imagination und Atomismus
Zur Konzeption von Fötus und Seele bei Daniel Sennert

„(O)bservationes [tot & certe] probant, propter Imaginationis operationem saepe foetum mutari, ut de eo dubitare hominis vel imperiti vel pertinacis sit."[1] Mit diesen deutlichen Worten postuliert Daniel Sennert (1572–1637) im frühen 17. Jahrhundert die Entwicklung neuer theoretischer Konzepte, um die Wirkungsweise der mütterlichen *imaginatio* in der akademischen Medizin zu erforschen. Als Medizinprofessor und gelehrter Naturforscher an der Wittenberger Universität ist Sennert damals europaweit bekannt. Seine lateinischen Schriften, die in großen Ausgaben in Paris, Lyon und Venedig erscheinen, sind in Deutschland, England, Frankreich und Italien hoch geschätzt.[2] Als akademischer Lehrer verfasst Sennert sowohl maßgebliche medizinisch-praktische Schriften als auch das lange als kanonisch geltende Lehrbuch *Institutionum Medicinae*.[3] Im Schnittfeld von damaliger theoretischer Medizin und Naturphilosophie vermittelt Sennert auf avancierte Weise zwischen aristotelischen, galenischen und paracelsischen Positionen. Er gilt zudem gemeinsam mit Giordano Bruno, Pierre Gassendi und Robert Boyle als einer der führenden Atomisten der Frühen Neuzeit.[4] Einer der zentralen Referenzautoren Sennerts ist der vom Paduaner Aristotelismus geprägte, aus Italien stammende Dich-

1 Daniel Sennert: *De chymicorum cum Aristotelicis et Galenicis consensu ac dissensu*, Wittenberg 1619 [2. überarb. Aufl. 1629], S. 405. „Beobachtungen beweisen völlig sicher, dass die Operation der weiblichen *imaginatio* den Fötus oft verändert, sodass ein Zweifel daran entweder auf Unerfahrenheit oder auf Starrsinn schließen ließe." [Übers. BD]

2 Vgl. Herbert Jaumann: *Handbuch Gelehrtenkultur der Frühen Neuzeit, Bd. 1: Biobibliographisches Repertitorium*, Berlin u. New York 2004, S. 602 u. Wolfgang U. Eckart: *Art. ‚Sennert, Daniel'*, in: *Killy Literaturlexikon, Bd. 10*, hg. v. Wilhelm Kühlmann, Berlin 2011, S. 763f.

3 Das im Kontext des vorliegenden Beitrags wichtige vierte Buch dieses Werks zitiere ich im Folgenden nach der Ausgabe Sennert 1632. Die weitere, oben genannte Schrift, Sennerts *Institutionum medicinae*, erscheint zuerst 1611 in Wittenberg sowie ebenfalls dort in jeweils überarbeiteten Ausgaben 1620 und 1633, zur kanonischen Bedeutung dieses Lehrbuchs vgl. Wolfgang Eckart: *Geschichte der Medizin*, Berlin, Heidelberg u. New York 1990, S. 137.

4 Sennerts Schriften werden, allerdings sehr frei und nicht selten stark gekürzt, auch ins Englische übertragen, als Beispiel sei genannt: Daniel Sennertus, Nicholas Culpeper u. Abdiah Cole: *Chymistry Made Easie and Useful. Or, The Agreement and Disagreement Of the Chymists and Galenists*, London 1662. Die englischen Mediziner und Übersetzer Culpeper und Cole sind als Mitautoren angeführt. Vgl. Lynn Sumida Joy: *Gassendi the Atomist. Advocate of History in an Age of Science*, Cambridge 2002, S. 6.

tungstheoretiker und Naturphilosoph Giulio Cesare Scaligero (Scaliger, 1484–1558). Im naturphilosophischen Feld übersetzt und kommentiert Scaliger unter anderem die für Sennert wichtige aristotelisch-biologische Schrift *Historia de animalibus* sowie einen medizinischen Text des Hippokrates.[5] Sennerts frühe Schrift *De chymicorum cum Aristotelicis et Galenicis consensu ac dissensu* wird damals auch ins Arabische übersetzt und dient im osmanischen Raum zur theoretischen Fundierung der dort adaptierten westlich-chemiatrischen Pharmazie.[6] Das vielgestaltige Corpus der Texte Sennerts reicht von der Dokumentation des ersten in Deutschland gelungenen Kaiserschnitts in Wittenberg bis hin zu einem späten geistlichen Text, einer *meditatio mortis*, mit der sich der Autor als überzeugter Lutheraner präsentiert.[7]

In Rekursen auf Aristoteles, Hippokrates, Galen und Paracelsus sowie auf die antike Atomistik untersucht Sennert das Phänomen des Versehens der Schwangeren und die *formatio* des Fötus-Körpers.[8] Auf der Basis der biologischen Präformationstheorie entwickelt Sennert seine Argumentationen in je unterschiedlicher Perspektivierung auf drei Ebenen, die ich daher in meinem Beitrag in drei Schritten – in medizinischer, philosophischer und theologischer Hinsicht – entfalte.

1 Sennerts medizinische *imaginatio*-Lehre

Der folgende erste Teil meines Beitrags widmet sich Sennerts medizinisch-praktischer *imaginatio*-Lehre und deren methodisch-theoretischer Reflexion.

Die in der Frühen Neuzeit postulierte physische Wirkung der *imaginatio* sieht der Aristoteliker Sennert in ägyptisch-magischem und platonischem Denken verwurzelt. Entscheidend sei, so Sennert, die Fortentwicklung solcher Denkmuster durch *imaginatio*-Theorien der Renaissance. Denn der Neuplatoniker Marsilio Ficino entfalte die Idee des auf der *imaginatio* basierenden Zusammenwirkens menschlicher Seelen mit reinen ‚Intelligenzen' und himmlischen ‚Geistern'; Ficinos Konzept beruhe daher auf aber-

[5] Vgl. den Artikel zu Scaliger in Jaumann: *Handbuch Gelehrtenkultur der Frühen Neuzeit, Bd. 1*, S. 586f.

[6] In gleichem Zuge mit Sennert ist hier auch der Paracelsist Oswald Croll zu nennen, vgl. Natalia Bachour: *Oswaldus Crollius und Daniel Sennert im frühneuzeitlichen Istanbul. Studien zur Rezeption des Paracelsismus im Werk des osmanischen Arztes Salih b. Nasrullah Ibn Sallum al-Halabi*, Freiburg 2012, S. 20f.

[7] Vgl. Daniel Sennert: *De bene vivendi beateque moriendi Ratione Meditationes*, Wittenberg 1636a. Übertragungen dieses Textes ins Deutsche und Englische werden noch in der zweiten Hälfte des 17. Jahrhunderts vorgenommen, beispielhaft dafür sei angeführt: Sennertus 1694. Sennert rekurriert in dieser Schrift nicht allein auf die Bibel und auf Augustinus. Vielmehr dienen hier der Schärfung des meditativen Textprofils auch Rekurse auf ‚heidnische' Autoren von Zoroaster und Hermes Trismegistos über Pythagoras und Platon bis hin zu Cicero und Seneca.

[8] Vgl. Irmgard Müller u. Daniela Watzke: *Gebrauch und Mißbrauch der Einbildungskraft*, in: *Ordnungen des Imaginären. Theorien der Imagination in funktionsgeschichtlicher Sicht*, hg. v. Rudolf Behrens, Hamburg 2002, S. 89–115, hier S. 97.

gläubischer *inventio*.[9] Mit gleicher Verve wendet sich Sennert gegen das paracelsische *imaginatio*-Denken, wenngleich er die chemiatrischen Konzepte des Paracelsus schätzt und entschieden zu ihrer Verbreitung beiträgt.[10]

Trotz dieser Radikalkritik magischen *imaginatio*-Denkens betrachtet Sennert das Versehen der Schwangeren als ein reales Phänomen. In provozierend paradoxer Rhetorik bestätigt er einerseits die Gegner der mütterlichen *imaginatio*-Theorie; andererseits beglaubigt er jedoch die physische Wirkung der *imaginatio* auf der Basis eines – ansatzweise – systematisierten ärztlichen Erfahrungswissens:[11]

> Etsi vero aliqui sunt, qui negant, Imaginationem matris in foetum aliquid posse: tamen tot & certe observationes probant, propter Imaginationis operationem saepe foetum mutari, ut de eo dubitare hominis vel imperiti vel pertinacis sit.[12]

Die ärztliche Empirie sieht Sennert für den Sonderfall des Versehens während des Zeugungsaktes auch durch medizinhistorische Autoritäten wie Hippokrates, Galen und den persischen Arzt-Philosophen Avicenna gestützt.[13] Mit gleichem Gewicht führt Sennert aber auch literarische Zeugnisse an. So nennt er den spätantiken Autor Heliodor, der die Kraft der mütterlichen *imaginatio* in seinem Roman *Aethiopika* durch die literarische Beschreibung eines beispielhaften Falls beweiskräftig demonstriere.[14] Die medizinische

9 Vgl. Sennert: *De chymicorum cum Aristotelicis et Galenicis consensu ac dissensu*, S. 418f.

10 Wie die Schrift *De chymicorum* zeigt, schätzt Sennert „Paracelsus als Chemiater und Begründer der neuen chemischen Heilkunde“. Vgl. Bachour: *Oswaldus Crollius und Daniel Sennert im frühneuzeitlichen Istanbul*, S. 111. Vgl. auch Christoph Friedrich u. Wolf-Dieter Müller-Jahncke: *Geschichte der Pharmazie, Bd. 2: Von der Frühen Neuzeit bis zur Gegenwart*, Eschborn 2005, S. 324f. sowie Wolfgang U. Eckart: *Antiparacelsismus, okkulte Qualitäten und medizinisch-wissenschaftliches Erkennen im Werk Daniel Sennerts (1572–1637)*, in: *Die okkulten Wissenschaften in der Renaissance*, hg. v. August Buck, Wiesbaden 1992, S. 139–157, hier S. 157 und Eckart 1983, S. 132f. Sennert wendet sich jedoch gegen die paracelsische Fokussierung des Magischen und dessen astrologische Konnotationen, so dass Sennert die paracelsische Konzeption der mütterlichen *imaginatio* weithin ablehnt.

11 Zu Systematisierungsversuchen medizinischen Erfahrungswissens bei Sennert vgl. Eckart: *Geschichte der Medizin*, S. 148f.

12 Ich rekurriere hier nochmals auf das Kurzzitat am Beginn meines Beitrags, das ich nun ausführlicher wiedergebe: „Auch wenn [obwohl] diejenigen Recht haben, die negieren, dass die mütterliche Imagination irgendetwas im Fötus bewirken könne, so beweisen Beobachtungen dennoch völlig sicher, dass gerade durch die Operation der Imagination der Fötus oft verwandelt wird, so dass ein Zweifel daran entweder auf Unerfahrenheit oder auf Starrsinn schließen ließe.“ (Sennert: *De chymicorum cum Aristotelicis et Galenicis consensu ac dissensu*, S. 405 [Übers. BD].)
Sennert kündigt in diesem Kontext an: „Ultimum superest, ut quid in foetu Imaginatio matris agere possit, videamus.“ „Wir werden sehen, dass es eine Sache gibt, in der die *imaginatio* der Mutter (doch) auf den Fötus einwirken kann.“ (Ebd. [Übers. BD])

13 Vgl. ebd.

14 Aus Sennerts Sicht führt Heliodor einen medizinisch relevanten literarischen Nachweis für die frappierende Wirkung der mütterlichen *imaginatio*: „Heliodorus, lib. i. histor. Aethiopica, scribit, Reginam Aethiopem ex marito Hydaspe pariter Aethiope peperisse albam prolem Ca-

Beweiskraft des literarischen Beispiels steht für Sennert somit auf gleicher Stufe mit entsprechenden Zeugnissen fachmedizinischer Autoritäten vom Rang Galens.[15] Nach verbreiteter frühneuzeitlich-medizinischer Auffassung vermag die *imaginatio* tatsächlich physische Realitäten zu schaffen. Vor den skizzierten Hintergründen gilt auch Sennert die *imaginatio* als medizinische Schlüsselkategorie,[16] deren weitreichende Wirkungen gerade im Fall des Versehens besonders anschaulich werden.

Sennert hält es jedoch für dringend geboten, die Wirkungsweise der Einbildungskraft genauer zu fassen. Dazu fordert er bislang fehlende Differenzierungen und Präzisierungen der medizinischen *imaginatio*-Theorie. Mit diesem Vorwurf mangelnder theoretischer Konzeptionierung greift Sennert einen Topos des renaissancemedizinischen Schrifttums auf,[17] den er im Blick auf kontroverse Diskussionen des Versehens kritisch zuspitzt. Denn es sei, so Sennert, bisher noch keineswegs geklärt, in welcher Weise die *imaginatio* überhaupt auf den Fötus einzuwirken vermag: „Sed quomodo ad foetus immutationem faciat imaginatio, ita obscurum est, ut omnes doctissimi viri in caussa reddenda hic haereant."[18]

Sennert sucht deshalb den Begriff der *imaginatio* medizinisch wie philosophisch zu schärfen und die mütterliche Einbildungskraft als nur einen unter vielen möglichen Entstehungsgründen für ‚Missgeburten' zu bestimmen. So resultieren die angeblich den Fötus verändernden Kräfte der weiblichen *imaginatio* in Sennerts differenzierender Sicht nicht unmittelbar aus der *imaginatio* selbst. Und auch die Seele bewirke solche Effekte („tales effectus") nicht mittels der *imaginatio*. Denn als *imaginatio per se* entfalte die Einbildungskraft solche Wirkungen weder aus sich selbst heraus („directè & propria virtute") noch vermöge sie, auf andere Körper einzuwirken.[19] Vielmehr handle

rycleam, eò quod intuita fuisset picturam quandam, in qua Perseus & Andromeda alba facie depicti erant." (Ebd., S. 405f.)

15 Zum Status literarischer Texte als medizinisch relevante Zeugnisse vgl. auch Simone de Angelis: *Die Liebeskrankheit und der Eros-Mythos: Zur Beziehung von medizinischen und poetischen Texten in der Renaissance*, in: *Medizinische Schreibweisen. Ausdifferenzierung und Transfer zwischen Medizin und Literatur (1600–1900)*, hg. v. Nicolas Pethes u. Sandra Richter, Tübingen 2008, S. 73–98, hier S. 92.

16 Zur *imaginatio* als zentraler medizinischer Kategorie in der Frühen Neuzeit vgl. umfassend Heinz Schott: *Magie der Natur. Historische Variationen über ein Motiv der Heilkunst*, 2 Bde, Aachen 2014.

17 Zur Topik im Kontext von Medizin und Rhetorik in der Renaissance vgl. generell Stephen Pender u. Nancy S. Struever (Hgg.): *Rhetoric and Medicine in Early Modern Europe*, Farnham u. Burlington 2012.

18 Daniel Sennert: *De Consensu et Dissensu Galenicorum et Peripateticorum cum Chymicis*, in: *Opera Omnia, Bd. III*, Lyon 1650, S. 789. „Auf welche Weise die *imaginatio* eine Veränderung des Fötus bewirkt, ist so dunkel und ungeklärt, dass die größten Gelehrten in Verlegenheit geraten (versagen), wenn sie hierfür einen Grund anführen sollen." [Übers. BD]

19 „Verus hoc statim in principio monendum, effectus illos proxime ab imaginatione non pendere, nec animam tales effectus per imaginationem edere, atque imaginationem per se, directe & propria virtute illos effectus, quae ab ipsa proficisci dicuntur, non producere, nec in alia corpora agere." (Sennert: *De Consensu et Dissensu Galenicorum et Peripateticorum cum Chymicis*, S. 787.)

es sich bei der *imaginatio*, aristotelisch gedacht, um eine anatomisch im Gehirn lokalisierte Erkenntniskraft, die das ‚Rohmaterial' der Sinneseindrücke und Empfindungen verarbeite und so dem Denken zugänglich mache. Der Wirkungsradius der *imaginatio*, der Bereich ihrer *actio*, sei demnach, so Sennert, als rein immanent zu betrachten. Direkte Wirkungen der *imaginatio* seien auf das Gehirn beschränkt.[20] Zudem vermöge die *imaginatio* deshalb nicht auf die Körper anderer Menschen einzuwirken oder auf diese Körper überzugehen. In Sennerts aristotelischer Sicht ist somit die Wirkkraft der *imaginatio* auf ihre der *ratio* dienende Funktion begrenzt, während dagegen die vegetativen und die bewegenden Kräfte auf den eigenen wie auch auf andere Körper einzuwirken vermögen.[21]

Die gleichwohl durch Sennert der *imaginatio* zugeschriebene physische Wirkung resultiere mithin nicht aus der *imaginatio per se*, sondern werde allererst durch eine Mehrzahl physiologischer Vermittlungsfunktionen ermöglicht. In diesem Sinn entfaltet Sennert zunächst ein humoralpathologisches Deutungsmuster, das einen begrenzten Beitrag zur Erklärung der Einwirkung mütterlicher *imaginatio* auf den Fötus leistet. In Sennerts Deutung beeinflusst demnach die *imaginatio* sowohl die Bewegungen der Körpersäfte als auch die Bewegungen jener *spiritus*, die aus humoralpathologischer Sicht das Wachstum sowie das Blut, die Muskeln und das geistige Vermögen steuern. Die Lehre Galens, dass die Vermögen der Seele den Mischungen des Körpers, d. h. der humoralen Konstitution, folgen, wendet Sennert auf den Körper der Schwangeren an, der die Wirkung der *imaginatio* auf den Fötus vermittle. Sennert konstatiert hier jedoch wiederum einschränkend, dass ‚wahrscheinlich' weder die *spiritus* noch die Säfte in der Lage seien, konkrete, durch die *imaginatio* erzeugte Bilder auf organischem Weg vom Gehirn in den Uterus zu transportieren.[22]

Aus den vorgetragenen Auffassungen zieht Sennert pragmatische Konsequenzen für die ärztliche Praxis, die er in seiner Schrift *Practica Medicina* im Blick auf seine ärztlichen Leser und deren Patientinnen wie folgt formuliert. Die weibliche *imaginatio* vermag in seltenen Fällen Missbildungen des Fötus zu induzieren. Die genaue Genese solcher Fehlbildungen beruht jedoch auf medizinisch bisher nicht erklärbaren Zusammenhängen. Die pragmatische ärztliche Warnung vor dem Versehen der Schwangeren

20 Vgl. Lynn Thorndike: *A History of Magic and Experimental Science. The Seventeenth Century*, New York 1958, S. 214f.

21 Vgl. Sennert: *De chymicorum cum Aristotelicis et Galenicis consensu ac dissensu*, S. 394f. Zu einer ähnlichen Auffassung bei Thomas Fienus vgl. auch Todd, Dennis: *Imagining Monsters. Miscreations of the Self in Eighteenth-Century England*, Chicago u. London 1995, S. 53: „The same point was made most strenuously by Thomas Fienus, who spent over a hundred and fifty pages in his ‚De viribus Imaginationis Tractatus' proving by rigorous scholastic logic that the imagination could alter the fetus only through intermediaries."

22 Vielmehr sind Versehensphänomene aus Sennerts Sicht etwa auch als Folge einer Läsion des mütterlichen Gehirns klassifizierbar, vgl. dazu Müller u. Watzke: *Gebrauch und Mißbrauch der Einbildungskraft*, hier S. 96f.

sowie der Rat, sich vor solchem Versehen zu schützen, bleiben daher bei Sennert in medizinisch-praktischer Hinsicht uneingeschränkt bestehen.[23]

2 Sennerts naturphilosophische Seelenlehre

Zur weitergehenden Analyse der weiblichen *imaginatio* und ihrer Wirkung auf den Fötus ist Sennerts naturphilosophische Seelenlehre zentral. Diese Seelenlehre bildet wie der folgende, zweite Teil des Beitrags zeigt, die philosophische Basis von Sennerts Konzeption des Fötus.

Der Fötus erlange seine Seele, so Sennert, bei der Empfängnis aus der im elterlichen Samen vorhandenen Seelensubstanz: „Animam autem cum semine a Parentibus in sobolem propagari."[24] Die Seele entstehe somit, wie der Körper, jeweils allein durch innerweltliche Fortpflanzung.[25] Sennerts Seelenkonzept setzt hier zunächst die in der Frühen Neuzeit von neuem virulente antike Lehre vom ‚zweifachen Samen'[26] voraus. Nach dieser auf Hippokrates und Galen basierenden Lehre fungiert die Frau beim Zeugungsakt, anders als bei Aristoteles, nicht allein als passives Gefäß. Vielmehr hat sie mit eigenem Samen aktiven Anteil am Zeugungsgeschehen. Zudem sei beiderlei Samen belebt und enthalte – in kleinsten Teilen – Körper und Seele des künftigen Fötus.

In der bereits zitierten philosophischen Spätschrift *Hypomnemata physica* kennzeichnet Sennert die Idee der Belebtheit des Samens als eine seit alters her bis in die Gegenwart gültige Lehre.[27] Sie gründe sich auf die Antike sowie auf italienische und spanische Autoren seit der Renaissance. Sennert nennt hier Hippokrates, Platon und

[23] Vgl. Daniel Sennert: *Practicae Medicinae, Liber IV, De Mulierum & Infantium Morbis*, Wittenberg 1632, S. 299ff. An dieser Stelle seiner Argumentation rekurriert nun Sennert interessanterweise auf die in der Frühen Neuzeit – besonders in paracelsischer Prägung – verbreitete Lehre von der kosmischen Allsympathie, welche – auf der Basis feinstofflich-materieller, ‚magnetischer' Kräfte – im Fall des mütterlichen Versehens die durch die Imagination erzeugten Auswirkungen der mütterlichen Affekte auf die formbildend wirkenden Kräfte im Fötus übertrage. So bleibt auch für Sennert „der Zusammenhang zwischen Maulbeeren, die zufällig in den Schoß der Schwangeren fielen, und [einem, BD] Maulbeernaevus des Neugeborenen" ein unumstößliches Faktum, Müller u. Watzke: *Gebrauch und Mißbrauch der Einbildungskraft*, hier S. 98.

[24] Daniel Sennert: *Hypomnemata physica* […], Frankfurt 1636, S. 267.

[25] Die schon im Samen vorhandene rationale Seele forme den Fötus von Anfang an und bewirke sein Wachstum: „Certissimum esse puto animam mox a prima conceptione quamprimum semen patris et matris conjunctum est, et in utero matris retinetur et corpus formari incipit, adesse." (Ebd., S. 268.) „Ich halte es für höchst gewiss, dass die Seele sogleich zu Beginn der Empfängnis dabei ist, sobald nämlich die vermischten Samen von Vater und Mutter im Uterus verbleiben und den Körper zu formen beginnen." [Übers. BD]

[26] Zur Konzeption weiblichen Samens von der Antike zur Frühen Neuzeit vgl. Sabine zur Nieden: *Weibliche Ejakulation. Variationen zu einem uralten Streit der Geschlechter*, Stuttgart 1994 (= Beiträge zur Sexualforschung 70), S. 97ff.

[27] Vgl. dazu auch Anm. 35 u. 36 dieses Beitrags.

Aristoteles, Galen und Themistius, Cardano, Zabarella, Liceti und andere.[28] Überraschend verweist Sennert zudem auf Demokrit und Epikur und deren atomistische Zeugungslehre. Denn wie Zenon betrachte auch Epikur den Samen als ‚abstractum' aus Körper und Seele des Menschen: „[S]emen est hominis abstractum"[29]. Schon der Samen bestehe, so Sennert, aus Materie und Form: „Constat autem semen duabus substantiis, materia & forma."[30] Aus seiner Perspektive folgerichtig reflektiert Sennert deshalb die Relation von Seele und Materie in überwiegend aristotelisch-hylemorphistischer Terminologie.[31]

Für Sennert resultiert nun die Seele des Fötus, wie schon angedeutet, aus der Kombination und Mischung im elterlichen Samen befindlicher Seelenpartikel. Diese Auffassung begründet Sennert naturphilosophisch plausibel, indem er mit spürbar steigendem Interesse die antike Atomistik aufgreift und sie als ein für seine Lehre wichtiges physikalisches Theorie-Element adaptiert.[32] Der Atomismus Demokrits und Epikurs wird vor allem durch die Lukrez'sche Dichtung *De rerum natura* an die Renaissance vermittelt.[33] Als Zeugen für die Würde des oft verfemten Demokrit führt Sennert vor allem Hippokrates, Plinius und Diogenes Laertius an.[34] Demokrit habe, so Sennert, neben den Lehren des Anaxagoras auch chaldäische, indische, persische, äthiopische und ägyptische Weisheit in seine Philosophie integriert. Indem Sennert das Denken Demokrits in dieser Weise im Kontext alter Weisheitslehren profiliert, adaptiert er zugleich das im Neupla-

28 Vgl. Sennert: *Hypomnemata physica* […], S. 185f.

29 Ebd., S. 187.

30 Ebd., S. 189.

31 Vgl. Michael Stolberg: *Particles of the Soul. The Medical and Lutheran Context of Daniel Sennert's Atomism*, in: *Medicina nei Secoli. Arte e Scienza. Giornale di Storia della Medicina, Nuova Serie* 15 (2003), S. 177–203, hier S. 177.

32 Sennerts Atomismus findet sich in seiner detailliertesten Ausarbeitung zwar erst im Spätwerk *Hypomnemata physica*, jedoch wird der antike Atomismus schon in Sennerts früheren Schriften, teils mit kritischen Einwänden gegen Demokrit, dargestellt, vgl. auch ebd., S. 183. So widmet Sennert in *De chymicorum* der Atomistik Demokrits u. a. bereits ein eigenes, überwiegend zustimmend referierendes Kapitel.

33 In der Frühen Neuzeit gilt die Atomistik bis ins siebzehnte Jahrhundert als ebenso aktuell wie höchst umstritten. Zur Wiederentdeckung und Wirkung des Lukrez'schen Textes in der Renaissance vgl. Stephen Greenblatt: *The Swerve. How the World became Modern*, New York 2011. Sennerts Kenntnis der Lehre Epikurs basiert vor allem auf deren Darstellung durch Diogenes Laertios, vgl. Diogenes Laertios: *Leben und Meinungen berühmter Philosophen, Bd. 2*, Hamburg 2008, S. 209–275. Demnach definiert Epikur die Seele als „feinteilige(n) Körper", der sich auf die gesamte Körpermasse des Menschen verteile, vgl. ebd., S. 235. Für seinen Atomismus beruft sich Sennert u. a. auf den bereits erwähnten Avicenna, den auch der für Sennert wichtige Renaissance-Gelehrte Scaliger in atomistischem Kontext als Gewährsmann anführt. Zu Scaligers Nähe zur Atomistik vgl. Thomas Sören Hoffmann: *Philosophie in Italien. Eine Einführung in 20 Porträts*, Wiesbaden 2007, S. 184 sowie Ernst Cassirer: *Das Erkenntnisproblem in der Philosophie und Wissenschaft der neueren Zeit*, Nachdruck Darmstadt 1991, S. 257.

34 So verweist Sennert etwa auf Briefe des Hippokrates, in denen dieser Demokrit als ‚vir sapientissimum' bezeichne. Vgl. ders.: *Hypomnemata physica* […], S. 87f.

tonismus der Renaissance entfaltete Konzept der *prisca sapientia*,[35] der zufolge das ‚Ur-Wissen' der Menschheit aus ältesten Quellen diverser Weltkulturen rekonstruierbar sei. Zu diesem ‚Ur-Wissen' gehört nach Sennerts Auffassung auch Demokrits Lehre von den atomaren Weltstrukturen. Die verbreitete Polemik gegen Demokrit und dessen atomistische Philosophie wird damit durch Sennert wirkungsvoll konterkariert.

Sennerts Verortung des ‚weisen Demokrit' beruht freilich auf einem lange fälschlich propagierten Demokrit-Bild, das die Rezeption des antiken Autors bis ins siebzehnte Jahrhundert prägt. Denn die damals gängige Auffassung Demokrits und seiner Lehre ergänzt den Atomismus des Autors durch ihm zugeschriebene magisch-alchimistische Texte des ‚Pseudo-Demokrit'. Zu diesen Texten gehört eine Schrift zur Sympathielehre.[36] Daher erscheint es plausibel, dass Sennert im Zuge seines Atomismus-Konzepts zugleich auch die antike ‚pseudo-demokritische' Lehre sympathetischer und antipathetischer Kräfte aufnimmt und fortschreibt. Denn sowohl in der Antike als auch in der Frühen Neuzeit wird die Sympathielehre auch von solchen Naturforschern akzeptiert, die magisches Denken ausdrücklich ablehnen.[37] Durch die *magia naturalis* der Renaissance neu belebt, liegt die Sympathielehre nicht nur der Alchimie, sondern auch der von Sennert favorisierten Chemiatrie zugrunde.

In Renaissance und Früher Neuzeit umfasst die Atomistik ein breites Spektrum diverser oder gar konträrer Ausprägungen. Im Gegensatz zur materialistischen Atomistik Pierre Gassendis[38] sucht Sennert seine Lehre von den Atomen in besonders radikaler

[35] Zur Tradition der *prisca theologia* bzw. der *prisca sapientia* vgl. Eckhard Kessler: *Die Philosophie der Renaissance. Das 15. Jahrhundert*, München 2008, S. 131ff.

[36] Zur Überlieferung angeblicher Einflüsse ägyptisch-hermetischen Wissens auf Demokrit, der in diesem Kontext irrtümlich auch als Verfasser alchimistischer Schriften galt, vgl. Florian Ebeling: *Das Geheimnis des Hermes Trismegistos. Geschichte des Hermetismus*, 2. Aufl., München 2009, S. 22f., S. 51 und S. 105. Vgl. auch Heike Hild: *Art. ‚Demokrit, pseudo-Demokrit'*, in: *Alchemie. Lexikon einer hermetischen Wissenschaft,* hg. v. Claus Priesner u. Karin Figala, München 1998, S. 108–110 sowie Hershbell P. Jackson: *Democritus and the Beginnings of Greek Alchemy*, in: *Ambix* 34 (1987), S. 5–20. Unmittelbar anregend für Sennerts atomistische Interessen wirkt zudem, neben seinem Mentor Johann Jessenius, eine als ‚Pseudo-Geber' bekannte Sammlung alchimistischer Schriften, die auf der korpuskularen Konzeption feiner und grober Materieteilchen basiert. Zur Rezeption Gebers durch Sennert und Boyle vgl. William R. Newman: *Art. ‚Geber'*, in: *Alchemie. Lexikon einer hermetischen Wissenschaft*, hg. v. Claus Priesner u. Karin Figala, München 1998, S. 145–147. Als weiterer Anreger Sennerts gilt der gleichermaßen an der Atomistik wie an der neuplatonistisch-hermetisch konnotierten Sympathielehre interessierte italienische Renaissance-Philosoph Giordano Bruno, vgl. Hoffmann: *Philosophie in Italien*, S. 317f. Zur Lukrez-Rezeption Brunos als zentraler Quelle seines epikureischen Atomismus vgl. Richard Blum: *Giordano Bruno*, München 1999, S. 98 sowie Carlo Monti: *Lukrezianismus und Neuplatonismus. Versuch einer Synthese in den lateinischen Gedichten Giordano Brunos*, in: *Die Frankfurter Schriften Giordano Brunos und ihre Voraussetzungen*, hg. v. Klaus Heipcke, Wolfgang Neuser u. Erhard Wicke, Weinheim 1991, S. 163–179.

[37] Vgl. hierzu Vivian Nutton: *Ancient Medicine*, 2. Aufl., London 2013, S. 152f. u. S. 371f.

[38] In der atomistischen Konzeption Gassendis fungiert die Seele als radikal materiell gedachtes Organisationsprinzip des Körpers, vgl. Georg Toepfer: *Historisches Wörterbuch der Biologie.*

Weise auf beseelte Lebewesen anzuwenden.[39] So lehrt Sennert auch in Affinität zu paracelsischem Denken das Konzept der *vis seminalis* als einer in allen natürlichen Körpern wirkenden Samen- und Lebenskraft. Den Atomen spricht Sennert deshalb weitreichende vitale Eigenschaften und Kräfte zu.[40] Während die Atome Demokrits und Epikurs zufällig aufeinander stoßen und dadurch Atom-Aggregate entstehen, fungieren die Atome Sennerts als Träger spezifischer Formen, aus denen die den Atomen zugeschriebenen Qualitäten und Kräfte entstehen. Atome formieren sich nach Sennert in Konglomeraten zu größeren Körpern. Dies geschehe durch wechselseitige Sympathien und Antipathien oder aber durch die beherrschende Kraft der jeweils dominanten Form, die über Anziehung oder Abstoßung bestimme. Je feiner die Materieteilchen, etwa bei chemischen Reaktionen, desto eher gelingen materielle Transformationen. Die besonders feinen ‚Seelenpartikel' des Fötus erscheinen daher für ‚Eindrücke' der mütterlichen *imaginatio* vorzüglich disponiert. Nach Sennert modifizieren seit der Schöpfung die als Atome in der Natur existenten Formen ‚ihre' Materie im Sinne eines dynamisch-aktiven, plastisch-flexiblen Bauprinzips, indem sie jeweils ihr materielles Substrat verändern und anpassen. In biologisch-funktionalem Sinn bezeichnet Sennert daher die Seele oder ‚Form' als ‚Architektin ihres eigenen Domizils': „Anima est sui domicilii architecta."[41] Diese Dynamisierung der Materie und die Biologisierung der Architektur-Metaphorik deuten auf Sennerts Kenntnis des Renaissance-Gelehrten Giordano Bruno, der für den anatomischen Bau des Körpers vergleichbare sprachliche Bilder wie ‚archittetura' und ‚edificio' verwendet.[42]

Nach Sennert fungiert mithin die aus den elterlichen Seelenatomen generierte Fötus-Seele als plastisch organisierendes Kraftprinzip, das die ‚formatio' des Fötus steuert.[43]

Geschichte und Theorie der biologischen Grundbegriffe, 3 Bde, Stuttgart 2011, hier *Bd. II*, S. 784.

39 Vgl. dazu Stolberg: *Particles of the Soul*, S. 178.

40 Vgl. dazu auch Hiro Hirai: *Living Atoms and Spontaneous Generation in Daniel Sennert*, in: *Matter and Form in Early Modern Science and Philosophy*, hg. v. Gideon Manning, Leiden 2012, S. 77–98.

41 Daniel Sennert: *Quaestionum Medicarum controversarum liber*, Wittenberg 1609, S. 14. Vgl. hierzu Stolberg: *Particles of the Soul*, hier S. 179. Zur Architekturmetaphorik vgl. auch grundlegende Hinweise in Lutz Danneberg: *Die Anatomie des Text-Körpers und Natur-Körpers. Das Lesen im liber naturalis und supernaturalis*, Berlin u. New York 2003 (= Säkularisierung in den Wissenschaften seit der Frühen Neuzeit 3), S. 177 u. ö.

42 Vgl. Toepfer: *Historisches Wörterbuch der Biologie. Geschichte und Theorie der biologischen Grundbegriffe*, hier *Bd. II*, S. 781 sowie Giordano Bruno: *Spacchio de la bestia trionfante, Epistola esplicatoria*, in: *Oeuvres complètes, Bd. V/I*, hg. v. G. Aquilecchia, Paris 1999, S. 23. Zur ‚dynamischen' Materie, die auch Giordano Bruno von Demokrit und den Epikureern herleitet, vgl. zudem Hartmut Böhme: *Giordano Bruno (1548–1600)*, in: *Klassiker der Naturphilosophie*, hg. v. dems., München 1989, S. 117–136.

43 Im Samen unterscheidet Sennert zwei grundlegende operationale Funktionen. Diese seien, erstens, das lebenspendende Potential des Samens sowie, zweitens, die aus der Samenkraft resultierende Formung des Fötus-Körpers im Uterus, vgl. Sennert: *Hypomnemata physica* […], S. 195f. Zur Funktion der Seele als ‚plastic principle' bei Sennert vgl. Antonia Lolordo: *Pierre Gassendi and the Birth of Early Modern Philosophy*, Cambridge 2009, S. 192. Die

Die den Körper des Fötus bildenden Seelenpartikel und Seelenkräfte bieten so vor allem während ihrer Tätigkeit[44] sowie aufgrund der feinen Partikelstruktur der Fötus-Seele potentiellen Einlass für atomistisch grundierte sympathetische Wirkungen der mütterlichen *imaginatio*.

3 Sennerts theologischer Traduzianismus

Seine atomistische Theorie entfaltet Sennert nicht allein als Mediziner und gelehrter Naturphilosoph, sondern überraschenderweise auch als gläubiger Lutheraner.[45] Der folgende dritte Beitragsteil widmet sich deshalb der theologischen Perspektive in Sennerts Schriften. Zu fragen ist, in welcher Weise Sennerts konfessionelle Orientierung seine Seelen- und *imaginatio*-Lehre mitprofiliert. Denn wie im Folgenden zu zeigen ist, dienen Sennerts Texte zugleich der gelehrten Modellierung einer damals im Luthertum dominanten Lehre von der Beseelung des Menschen und seiner pränatalen Seelenentwicklung.

Sennerts Konzeption der Simultanbeseelung im Zeugungsakt und der Genese der rationalen Seele aus dem elterlichen Samen steht im Feld des Konfessionalismus in markantem Gegensatz zur katholischen und calvinistischen Position. Denn nach katholischer wie calvinistischer Lehre gelangt die rationale Seele, jeweils binnentheoretisch differenziert, erst vierzig, achtzig oder neunzig Tage nach der Empfängnis in den Fötus. Katholisch wie calvinistisch gedacht, verfügt der Fötus beim Empfang der göttlichen Seelengabe bereits über Organe. Die aus dieser Sicht für jeden Menschen individuell von Gott geschaffene Seele gelangt mithin als himmlischer *influx* in den Körper des Fötus. Wegen dieser sogenannten kreatianischen Beseelungslehre werden Katholiken und Calvinisten von den Lutheranern damals polemisch als *infusiani* bezeichnet.[46]

Im Gegensatz zum Kreatianismus stützt Sennerts medizinische Theorie auf naturphilosophischer Basis das im Luthertum dominante Beseelungsmodell des sogenannten

Seele des Fötus existiere, so Sennert, im Körper der Schwangeren zugleich in engster sympathetischer Verbundenheit mit den mütterlichen Seelenatomen. Zur generellen Vorstellung Sennerts über die auf sympathetischer Basis gesteuerte Bildung atomarer Strukturen vgl. Stolberg: *Particles of the Soul*, hier S. 180.

44 Daraus resultierende Veränderungen bzw. Mutationen des Fötus vollziehen sich nach Sennert nur selten schon bei der Empfängnis, vielmehr treten sie hauptsächlich während der Schwangerschaft auf, also während die formbildende Kraft arbeitet, vgl. dazu Thorndike: *A History of Magic and Experimental Science*, S. 214f.

45 „It has aptly been remarked that most protagonists of early 17th century atomism were physicians or Protestants and often both, but the medical and religious ramifications of early modern atomism have only just begun to be explored." (Stolberg: *Particles of the Soul*, hier S. 179.) Zur religiösen Position Sennerts vgl. ebd., S. 189ff.

46 Vgl. Markus Friedrich: *Das Verhältnis von Leib und Seele als theologisch-philosophisches Grenzproblem vor Descartes. Lutherische Einwände gegen eine dualistische Anthropologie*, in: *Spätrenaissance-Philosophie in Deutschland 1570–1650. Entwürfe zwischen Humanismus und Konfessionalismus, okkulten Traditionen und Schulmetaphysik*, hg. v. Martin Mulsow, Tübingen 2009, S. 211–249, hier S. 216.

Traduzianismus. Ein wichtiges Argument für den Traduzianismus im Luthertum bildet das altprotestantische Dogma vom *totus homo*, vom ,ganzen Menschen', für den die Einheit von Leib und Seele konstitutiv sei. Diese Lehre von der Ganzheit des Menschen hätte keinen Bestand, wenn die Seele als jeweils neue, individuelle *creatio* von außen in den Menschen einträte.[47] Als aufschlussreiche antike Autoritäten des Traduzianismus gelten für Sennert wie im Luthertum Tertullian (ca. 150–230) und Augustinus (354–430). In Rekursen auf die Atomistik des Lukrez und der Stoa verteidigt Tertullian antike Lehren von der Körperlichkeit der Seele.[48] Die Seele sei, so Tertullian, das dem Körper immanente materielle Lebensprinzip.[49] In diesem Kontext lehrt Tertullian die ,Fortpflanzung der Seelen' (*propagatio animarum*), denn eine jede materiell gedachte Seele gehe, so Tertullian, auf einen ,Ableger' (*tradux*) im elterlichen Samen zurück.[50] Für die Lutheraner ist zudem die Verbindung des Traduzianismus mit der augustinischen Erbsündelehre entscheidend. Denn wie kann die Seele des Einzelmenschen im Sinn des Augustinismus der Verdammnis Adams verfallen, wenn die Einzelseele nicht von Adams Seele abstammt, sondern kreatianistisch gedacht jeweils neu von Gott geschaffen wird?[51] Dagegen stifte die traduzianische Lehre, dass die Seele von den Eltern auf das Kind übergehe, eine genealogisch direkte Verbindung zwischen jeder Einzelseele und der Seele Adams. Aus traduzianischer Sicht erscheint den Lutheranern daher die augustinische Erbsündelehre besonders plausibel. Augustinus selbst schwankt freilich zwischen kreatianischen und traduzianischen Positionen. Problematisch ist für Augustinus aufgrund seiner platonistischen Prägung vor allem die Verbindung des Traduzianismus mit der materialistischen Theologie Tertullians. Gerade hier liegt jedoch andererseits ein entscheidender Grund zur Favorisierung des Traduzianismus durch Sennert. Denn das am Körperlich-Stofflichen orientierte Seelenkonzept Tertullians ermöglicht es Sennert, die Atomistik in seine Seelenlehre zu integrieren und diese im Sinne eines atomistischen Traduzianismus zu entfalten.

Zentraler gemeinsamer Ausgangspunkt für Sennert und die traduzianisch orientierten Lutheraner sind zunächst die Seelenlehren Martin Luthers und Philipp Melanchthons. Bei beiden Autoritäten finden sich zu Fragen von Kreatianismus und Traduzianismus widersprüchliche Aussagen und Argumente, die gleichwohl die lutheri-

47 Vgl. Carl-Heinz Ratschow: *Lutherische Dogmatik zwischen Reformation und Aufklärung, Bd. 2*, Gütersloh 1966, S. 202.

48 Vgl. Kurt Flasch: *Augustin. Einführung in sein Denken*, 3. Aufl., Stuttgart 2003, S. 205. Tertullian rekurriert auf das dritte Buch des in der Renaissance zentralen Lehrgedichts ,De natura rerum' von Lukrez. Die spezifische Stofflichkeit der Seele ist nach Tertullian so zu verstehen, dass die Seele zwar materiell, aber unsichtbar ist. Vgl. Stefanie Arend: *„Vor allem werde ich nicht zugeben, daß die Seele imstande sei zu vergessen…". Tertullians Kritik an Platon in ,De anima'*, in: *Kulturelles Vergessen: Medien – Rituale – Orte*, hg. v. Günter Butzer u. Manuela Günter, Göttingen 2004, S. 115–128, hier S. 121f.

49 Vgl. Jan Rohls: *Philosophie und Theologie in Geschichte und Gegenwart*, Tübingen 2002, S. 137. Zu Konzepten der Simultanbeseelung in der Tradition der Patristik vgl. Paul Richter: *Der Beginn des Menschenlebens bei Thomas von Aquin*, Wien u. Berlin 2008, S. 43–47.

50 Vgl. ebd., S. 43f.

51 Vgl. Flasch: *Augustin*, S. 194f.

schen Traduzianisten in ihrem Sinne adaptieren und im Luthertum des frühen 17. Jahrhunderts erfolgreich durchsetzen. So bestreitet etwa Melanchthon in seiner Schrift *De anima* den göttlichen Ursprung der menschlichen Einzelseelen. Denn wie nach Melanchthon alles aus dem Samen zeugender Lebewesen entsteht, so stamme auch der ‚Samen der Seele' keineswegs aus himmlischer Materie, sondern ‚aus den vier Elementen'.[52]

Im Sinne dieser traduzianischen Denkfigur wendet sich Sennert im Gelehrtendisput gegen den Pariser Mediziner Jean Fernel (1497–1558), nach dessen Lehre die Seele als ‚fünftes Element' vom Himmel in die Materie eingeführt werde.[53] Auch die verwandte Ansicht Avicennas, der einen *dator formarum* oder ‚Geber der Formen' aus himmlischer Intelligenz postuliert, lehnt Sennert aus traduzianischer Sicht ausdrücklich ab.[54] Sennert argumentiert dagegen im Sinn der Schöpfungslehre Luthers, indem er in Gott die „causa efficiens der Schöpfung und der Erhaltung der Welt erkennt."[55] Im Anklang an den vom Paduaner Aristotelismus geprägten Denker Scaliger definiert auch Sennert die Natur als Macht Gottes, die sich, den von Gott gegebenen Regeln entsprechend, in den Sekundärgründen manifestiere. Scaliger entfalte diese Denkfigur, wie Sennert betont, zu einer geistvoll gewandt formulierten, ausgewogenen Theorie,[56] aus der sich in Sennerts Sicht entscheidende theologisch-philosophische wie medizinisch-praktische Konsequenzen zur Einordnung und Bewertung des Entstehens von Missbildungen ergeben. In diesem Kontext stellt Sennert grundlegend fest: „Deus [...] dicitur omnium rerum caussa efficiens, cum quia primo eas creavit, tum quia caussis secundis vim ac potestarem dedit proxime effectus suos producendi."[57] Demnach ist Gott für Sennert zwar der erste und allgemeinste Grund, die *causa efficiens* der *formatio* des Fötus, nicht jedoch deren in jedem Einzelfall unmittelbar wirksame, physische Ursache: „Deus non est propria causa."[58] In Sennerts theologischer Sicht hat Gott bereits am Beginn der Zeit im Akt der Urschöpfung alle künftigen Seelen mit ihren gegebenen Qualitäten und

52 Zur Position Melanchthons in *Liber de anima* vgl. Friedrich: *Das Verhältnis von Leib und Seele als theologisch-philosophisches Grenzproblem vor Descartes*, hier S. 218.

53 Vgl. Hiro Hirai: *Medical Humanism and Natural Philosophy. Renaissance Debates on Matter, Life and the Soul*, Leiden u. Boston 2011, S. 154.

54 Vgl. dazu Stolberg: *Particles of the Soul*, hier S. 184.

55 Vgl. zur Schöpfungslehre Luthers Stefan Borchers: *Die Erzeugung des ‚ganzen Menschen'. Zur Entstehung von Anthropologie und Ästhetik an der Universität Halle im 18. Jahrhundert*, Berlin u. New York 2011, S. 36f.

56 Im Sinn einer Poetologie des Wissens lobt und adaptiert Sennert hier die Auffassung Scaligers: „(E)leganter Scaliger [...] scribit, quod Natura sit Dei potestas in caussis secundiis, quibus ipse certas constituit praescriptiones." (Sennert: *Hypomnemata physica* [...], S. 152.) „Dem Stilideal der ‚elegantia' entsprechend schreibt Scaliger, dass die Natur die Macht Gottes in den Sekundärgründen sei, denen er [Gott, BD] bestimmte Regeln vorgeschrieben habe." [Übers. BD]

57 Ebd., S. 151.

58 Ebd., S. 128. Vgl. auch Walter Pagel: *New Light on William Harvey*, Basel u. New York 1976, S. 91f.

Kräften geschaffen.[59] Da Gott nun aber nicht unmittelbar die Entfaltung eines jeden Fötus verursache, sei er daher auch für mögliche Fehlentwicklungen nicht ursächlich verantwortlich.[60] Nähme man dagegen Gott als ‚unmittelbare Ursache' der *formatio* des Fötus an, so wären, nach Sennert folgerichtig, Missbildungen aus natürlichen bzw. pathologischen Gründen auszuschließen.[61] Dies gelte etwa für die überschüssige Materie in überdimensionierten Gliedmaßen missgebildeter Föten sowie für anatomische Fehllokalisierungen und eben auch, so Sennert, für Fehlbildungen durch Wirkungen der mütterlichen *imaginatio*:

> [E]tsi negari non possit, Deum, ut causam primam & universalem, in hoc opere concurrere: de quo, ut caussae primae cum caussis secundis concursu [...] dictum est, tamen causam non esse, vel ex eo patet, quod errores quandoque in conformatione corporum viventium accidunt; quod non fieret, si Deus esset caussa proxima conformationis. Is enim nunquam in agendo errat. Neque caussae Physicae illorum errorum reddi possent; quod tamen Medici faciunt, dum vel a materiae vitio, vel loci incommoditate, vel matris imaginatione, tales in conformatione errores provenire recte demonstrant. Dei vero actiones nec a materiae vitio, nec a loci incommoditate, nec matris imaginatione corrumpi & vitiari possunt.[62]

Sennerts Eliminierung Gottes als übernatürliche, unmittelbare Ursache von Missbildungen führt zu folgenden Konsequenzen in der Theoriebildung: Als unmittelbare, natürliche Ursachen für Missbildungen des Fötus gelten in Sennerts Sicht Fehler in der seminalen Materie sowie die Wirkung der weiblichen Einbildungskraft. Diese ‚sekundären Gründe' siedelt Sennert kategorial auf ‚gleicher' Ebene an, da sie gleichermaßen Potenzial und Funktion der Seelenatome zur *formatio* des Fötus betreffen.

59 „Nature would run its own course and the forms – including the human soul – could propagate and multiply without any need for further divine support or interference." (Stolberg: *Particles of the Soul*, hier S. 189.)

60 Vgl. dazu auch die Position des von Sennert angeführten Fortunatus Licetus: *De ortu animae humanae libri tres*, Genua 1602, Buch II, Kap. 6.

61 Vgl. Pagel: *New Light on William Harvey*, S. 91.

62 Sennert: *Hypomnemata physica* [...], S. 311f. „Wenn auch nicht negiert werden kann, dass als erste und universale Ursache an diesem Werk [der Formation des Fötus, BD] Gott mitwirkt, von dem gesagt wird, dass die primären und sekundären Gründe gemeinsam von ihm ausgehen, so sei [Gott, BD] dennoch nicht die Ursache (von Fehlbildungen des Fötus, BD), was daraus offenbar wird, dass zuweilen Fehler in der Körpergestalt der Lebewesen auftreten; was nicht der Fall wäre, wenn Gott die unmittelbare Ursache der Formation und Bildung des Körpers wäre. Denn [Gott, BD] irrt niemals in seinem Handeln. Es könnten dann [wenn nämlich Gott die *causa proxima* wäre, BD] auch keine natürlich-physischen Gründe für solche Fehler angeführt werden; gerade dies tun aber doch die Ärzte, indem sie entweder Fehler in der Materie oder falsche Lokalisierungen [der Körperglieder, BD] oder die mütterliche *imaginatio* mit Recht als Ursachen für das Auftreten körperlicher Missbildungen darstellen. Gottes eigene Handlungen könnten [jedoch, BD] weder durch Fehler in der Materie noch durch [anatomische, BD] Fehllokalisierungen noch durch die mütterliche *imaginatio* korrumpiert und verdorben werden." [Übers. BD]

Erhellend im Blick auf die Wirkung der Einbildungskraft ist hier Sennerts Konzeption okkulter Qualitäten, die er im Kontext seines atomistischen Spätwerks entfaltet.[63] Den Begriff des Okkulten verwendet Sennert keineswegs im magischen Sinn. Für Sennert weisen die *qualitates occultae* über die aristotelischen Elemente und deren primäre, manifeste Qualitäten hinaus, indem sie all jene natürlichen Qualitäten bezeichnen, die sinnlich nicht wahrnehmbar sind.[64]

Als ein für die Wirkung der *imaginatio* wichtiges medizinisches Beispiel okkulter Qualitäten wählt Sennert die spezifische Unverträglichkeit einzelner Menschen gegenüber nur einer bestimmten Fleischsorte. Diese verborgene Disposition werde als okkulte Eigenschaft zuweilen durch bereits erkrankte Eltern mit der Zeugung weitergegeben. In anderen Fällen entstehe jedoch die gleiche Disposition durch die hier physikalisch aufgefasste Wirkung der weiblichen *imaginatio*. Sennert demonstriert dies an Schwangeren, die eine bestimmte, für sie unerreichbare Fleischsorte begehren. Der ‚Eindruck' dieses Begehrens manifestiere sich im Fötus sowohl in körperlich-stofflicher als auch in psychischer Hinsicht. Denn dem Wunsch der Schwangeren sympathetisch korrespondierend, isst das Kind später, quasi kompensatorisch, so reichlich von diesem Fleisch, dass daraus Unverträglichkeit resultiert.

Sennerts traduzianisch grundierter Ansatz zur natürlichen Erklärung der Wirkungen weiblicher *imaginatio* zielt hier auf physikalisch-materielle Mechanismen, die allerdings im Unsichtbaren verlaufen und sich damit wiederum der Verifizierbarkeit entziehen. Dem Fötus werde nämlich, so Sennert, die Disposition durch nicht beobachtbare atomistisch-korpuskulare Veränderungen mittels der mütterlichen *imaginatio* als okkulte Qualität ‚eingedrückt': „a matribus tamen per imaginationem foetui imprimuntur"[65].

4 Ausblick

Die im Beitrag rekonstruierte Seelen- und Fortpflanzungslehre Sennerts trifft im Katholizismus wie auch im Protestantismus auf scharfe Kritik. So wird Sennert von der Minderheit nicht-traduzianisch denkender Lutheraner als Führer einer sogenannten Sennerto-Paracelsischen Sekte diffamiert.[66] Im Katholizismus gelangt das atomistische

[63] Vgl. ebd., S. 55–75.

[64] Zu den okkulten Qualitäten im Kontext von Sennerts kritischer Diskussion der *vis imaginativa* vgl. bes. Eckart: *Antiparacelsismus*, hier S. 145–152.

[65] Sennert: *Hypomnemata physica* […], S. 69. Zu den im Kontext ‚okkulter Qualitäten' verborgen wirksamen Mechanismen auf atomistisch-korpuskularer Basis vgl. im Hinblick auf Sennert Ilse Jahn: *Geschichte der Biologie. Theorien, Methoden, Institutionen, Kurzbiografien*, 3. Aufl., Hamburg 2004, S. 218, vgl. dazu ausführlicher sowie über Sennert hinausführend Michael Heidelberger: *Atombegriff und Erfahrung. Zur Auseinandersetzung zwischen Instrumentalismus und Realismus*, in: *Die Entwicklung unserer Atom- und Molekül-Vorstellungen*, hg. v. Peter C. Hägele u. Axel Schunk, Ulm 1994, S. 9–24, hier S. 15f.

[66] Insbesondere wird Sennert aufgrund seiner Seelenlehre der Häresie verdächtigt, da nach seiner Auffassung die Seelen der Tiere angeblich ebenso wie die der Menschen unsterblich seien. Denn Sennert lehre ja, dass die rationale menschliche Seele nicht für jeden Menschen

Spätwerk des Autors im Jahre 1641 auf den *Index librorum prohibitorum*. Die Verurteilung dieser Schrift beruht auf der darin enthaltenen Seelenlehre. Dies zeigt der handschriftliche Eintrag des Zensors im Manuskript der *Biblioteca Apostolica Vaticana*. Diese Seelenlehre, so heißt es hier, habe der ‚verrückte Lutheraner' gemeinsam mit dem ‚Heiden' Hippokrates erträumt.[67] Im medizinischen Feld erlangt dagegen Sennerts Seelenlehre im späten 17. Jahrhundert breite Anerkennung.[68] Denn die im Jahre 1677 erstmals mikroskopisch ermittelten Samenfäden scheinen Sennerts Lehre von der bereits belebten und beseelten seminalen Materie und ihren formenden Kräften zu bestätigen.[69] Mittels medizintechnisch ermöglichter Beobachtung durch die optischen Geräte der Niederländer Jan Ham (1650–1723) und Antoni van Leeuwenhoek (1632–1723) sowie entsprechende Berichte in den *Philosophical Transactions* der ‚Royal Society of London' erlangt die Konzeption der im Samen präformierten Lebewesen damals wissenschaftlich hohe Plausibilität und Evidenz.[70] Mit Sennerts traduzianischer Präformationstheorie korrespondierend, werden den Samenfäden bzw. den ‚Samentierchen' oder Spermatozoen formierende Kräfte zuerkannt.[71] Die Konvergenzen von Sennerts Theorien und Leeuwenhoeks Experimenten sind schließlich in philosophischer Hinsicht auch für Gottfried Wilhelm Leibniz (1646–1716) von Interesse.[72] Im expliziten Bezug auf Sennert und Leeuwenhoek diskutiert daher Leibniz sein metaphysisches Konzept der Lebewesen in den *Principes de la Nature et de la Grâce* sowie in der *Theodicée* im

neu und unmittelbar von Gott geschaffen sei, sondern wie die sensitive Seele der Tiere durch die Eltern im Akt der Zeugung weitergegeben werde. Da gleichwohl nach Sennert die menschliche Seele im Tod nicht vergehe, müsse Sennert zufolge die Unsterblichkeit der Menschenseele auch für die Seele der Tiere gelten. Als exemplarischer Beleg sei hier die folgende polemische Schrift von Sennerts lutherischem Hauptgegner Freitag angeführt: Johannes Freitag: *Detectio et solida refutatio novae sectae Sennerto-Paracelsicae recens in philosophiam et medicinam introductae* […], Amsterdam 1637.

67 Vgl. zu diesem Manuskriptbefund Stolberg 2003, 191f. Zur Auffassung des hier vom Zensor genannten Hippokrates vgl. in diesem Kontext auch Günter Jerouschek: *Lebensschutz und Lebensbeginn. Die Geschichte des Abtreibungsverbots*, 2. Aufl., Tübingen 2002, S. 123. Sieben Jahre später erscheint in Rom eine im katholischen Sinn ‚gereinigte' Fassung der Sennertschen Schrift in der Bearbeitung von Claude Bonnet. Sennerts Seelenlehre der ‚propagatio per traducem' ist in diesem Text getilgt und durch die traditionelle thomistisch-kreatianische Doktrin ersetzt. Vgl. Stolberg: *Particles of the Soul*, hier S. 193.

68 Vgl. Beatrix Spitzer: *Einleitung*, in: *Paolo Zacchia. Die Beseelung des menschlichen Fötus, Buch IX, Kapitel 1 der ‚Quaestiones medico-legales'*, ed., übers. u. kommentiert v. ders., Köln, Weimar u. Wien 2002, S. 1–37, hier S. 19f.

69 Vgl. ebd.

70 Vgl. Jahn: *Geschichte der Biologie*, S. 210–213. Vgl. zur Anerkennung von Sennerts traduzianischer Präformationstheorie in der Folge der mikroskopischen Beobachtungen Hams und Leeuwenhoeks auch Jerouschek: *Lebensschutz und Lebensbeginn*, S. 123f.

71 Vgl. Spitzer: *Einleitung*.

72 Vgl. Gottfried Wilhelm Leibniz: *Versuche in der Theodicée über die Güte Gottes, die Freiheit des Menschen und den Ursprung des Übels*, übers. u. mit Anmerkungen versehen v. Artur Buchenau, Hamburg 1996, S. 145–149. Vgl. zu Sennert und Leeuwenhoeck vor allem ebd., S. 146 u. 148.

Rekurs auf die Idee der ‚semences préformées', aus denen sich *per traducem* die Lebewesen entwickeln.[73]

5 Literatur und Quellen

Angelis, Simone de: *Die Liebeskrankheit und der Eros-Mythos: Zur Beziehung von medizinischen und poetischen Texten in der Renaissance*, in: *Medizinische Schreibweisen. Ausdifferenzierung und Transfer zwischen Medizin und Literatur (1600–1900)*, hg. v. Nicolas Pethes u. Sandra Richter, Tübingen 2008, S. 73–98.

Arend, Stefanie: *„Vor allem werde ich nicht zugeben, daß die Seele imstande sei zu vergessen...". Tertullians Kritik an Platon in ‚De anima'*, in: *Kulturelles Vergessen: Medien – Rituale – Orte*, hg. v. Günter Butzer u. Manuela Günter, Göttingen 2004, S. 115–128.

Bachour, Natalia: *Oswaldus Crollius und Daniel Sennert im frühneuzeitlichen Istanbul. Studien zur Rezeption des Paracelsismus im Werk des osmanischen Arztes Salih b. Nasrullah Ibn Sallum al-Halabi*, Freiburg 2012.

Blum, Richard: *Giordano Bruno*, München 1999.

Böhme, Hartmut: *Giordano Bruno (1548–1600)*, in: *Klassiker der Naturphilosophie*, hg. v. dems., München 1989, S. 117–136.

Borchers, Stefan: *Die Erzeugung des ‚ganzen Menschen'. Zur Entstehung von Anthropologie und Ästhetik an der Universität Halle im 18. Jahrhundert*, Berlin u. New York 2011.

Bruno, Giordano: *Spacchio de la bestia trionfante, Epistola esplicatoria*, in: *Oeuvres complètes, Bd. V/I*, hg. v. G. Aquilecchia, Paris 1999.

Cassirer, Ernst: *Das Erkenntnisproblem in der Philosophie und Wissenschaft der neueren Zeit*, Nachdruck Darmstadt 1991.

Danneberg, Lutz: *Die Anatomie des Text-Körpers und Natur-Körpers. Das Lesen im liber naturalis und supernaturalis*, Berlin u. New York 2003 (= Säkularisierung in den Wissenschaften seit der Frühen Neuzeit 3).

Ebeling, Florian: *Das Geheimnis des Hermes Trismegistos. Geschichte des Hermetismus*, 2. Aufl., München 2009.

Eckart, Wolfgang U.: *Antiparacelsismus, okkulte Qualitäten und medizinisch-wissenschaftliches Erkennen im Werk Daniel Sennerts (1572–1637)*, in: *Die okkulten Wissenschaften in der Renaissance*, hg. v. August Buck, Wiesbaden 1992, S. 139–157.

Eckart, Wolfgang U.: *Art. ‚Sennert, Daniel'*, in: *Killy Literaturlexikon, Bd. 10*, hg. v. Wilhelm Kühlmann, Berlin 2011, S. 763f.

Eckart, Wolfgang: *Geschichte der Medizin*, Berlin, Heidelberg u. New York 1990.

Flasch, Kurt: *Augustin. Einführung in sein Denken*, 3. Aufl., Stuttgart 2003.

Freitag, Johannes: *Detectio et solida refutatio novae sectae Sennerto-Paracelsicae recens in philosophiam et medicinam introductae [...]*, Amsterdam 1637.

Friedrich, Christoph u. Wolf-Dieter Müller-Jahncke: *Geschichte der Pharmazie, Bd. 2: Von der Frühen Neuzeit bis zur Gegenwart*, Eschborn 2005.

Friedrich, Markus: *Das Verhältnis von Leib und Seele als theologisch-philosophisches Grenzproblem vor Descartes. Lutherische Einwände gegen eine dualistische Anthropologie*, in: *Spätrenaissance-Philosophie in Deutschland 1570–1650. Entwürfe zwischen Humanismus*

[73] Vgl. ebd., S. 144–150. Zu Leibniz vgl. hier weiterführend die innovative Studie von Justin E. H. Smith: *Divine Machines. Leibniz and the Sciences of Life*, Princeton 2011.

und Konfessionalismus, okkulten Traditionen und Schulmetaphysik, hg. v. Martin Mulsow, Tübingen 2009, S. 211–249.

Greenblatt, Stephen: *The Swerve. How the World became Modern*, New York 2011.

Heidelberger, Michael: *Atombegriff und Erfahrung. Zur Auseinandersetzung zwischen Instrumentalismus und Realismus*, in: *Die Entwicklung unserer Atom- und Molekül-Vorstellungen*, hg. v. Peter C. Hägele u. Axel Schunk, Ulm 1994, S. 9–24.

Hild, Heike: *Art. ‚Demokrit, pseudo-Demokrit'*, in: *Alchemie. Lexikon einer hermetischen Wissenschaft*, hg. v. Claus Priesner u. Karin Figala, München 1998, S. 108–110.

Hirai, Hiro: *Living Atoms and Spontaneous Generation in Daniel Sennert*, in: *Matter and Form in Early Modern Science and Philosophy*, hg. v. Gideon Manning, Leiden 2012.

Hirai, Hiro: *Medical Humanism and Natural Philosophy. Renaissance Debates on Matter, Life and the Soul*, Leiden u. Boston 2011.

Hoffmann, Thomas Sören: *Philosophie in Italien. Eine Einführung in 20 Porträts*, Wiesbaden 2007.

Jackson, Hershbell P.: *Democritus and the Beginnings of Greek Alchemy*, in: *Ambix* 34 (1987), S. 5–20.

Jahn, Ilse: *Geschichte der Biologie. Theorien, Methoden, Institutionen, Kurzbiografien*, 3. Aufl., Hamburg 2004.

Jaumann, Herbert: *Handbuch Gelehrtenkultur der Frühen Neuzeit, Bd. 1: Bio-bibliographisches Repertitorium*, Berlin u. New York 2004.

Jerouschek, Günter: *Lebensschutz und Lebensbeginn. Die Geschichte des Abtreibungsverbots*, 2. Aufl., Tübingen 2002.

Joy, Lynn Sumida: *Gassendi the Atomist. Advocate of History in an Age of Science*, Cambridge 2002.

Kessler, Eckhard: *Die Philosophie der Renaissance. Das 15. Jahrhundert*, München 2008.

Laertios, Diogenes: *Leben und Meinungen berühmter Philosophen, Bd. 2*, Hamburg 2008.

Leibniz, Gottfried Wilhelm: *Versuche in der Theodicée über die Güte Gottes, die Freiheit des Menschen und den Ursprung des Übels*, übers. u. mit Anmerkungen versehen v. Artur Buchenau, Hamburg 1996.

Licetus, Fortunatus: *De ortu animae humanae libri tres*, Genua 1602.

Lolordo, Antonia: *Pierre Gassendi and the Birth of Early Modern Philosophy*, Cambridge 2009.

Monti, Carlo: *Lukrezianismus und Neuplatonismus. Versuch einer Synthese in den lateinischen Gedichten Giordano Brunos*, in: *Die Frankfurter Schriften Giordano Brunos und ihre Voraussetzungen*, hg. v. Klaus Heipcke, Wolfgang Neuser u. Erhard Wicke, Weinheim 1991, S. 163–179.

Müller, Irmgard u. Daniela Watzke: *Gebrauch und Mißbrauch der Einbildungskraft, in: Ordnungen des Imaginären. Theorien der Imagination in funktionsgeschichtlicher Sicht*, hg. v. Rudolf Behrens, Hamburg 2002, S. 89–115.

Newman, William R.: *Art. ‚Geber'*, in: *Alchmie. Lexikon einer hermetischen Wissenschaft*, hg. v. Claus Priesner u. Karin Figala, München 1998, S. 145–147.

Nieden, Sabine zur: *Weibliche Ejakulation. Variationen zu einem uralten Streit der Geschlechter*, Stuttgart 1994 (= Beiträge zur Sexualforschung 70).

Nutton, Vivian: *Ancient Medicine*, 2. Aufl., London 2013.

Pagel, Walter: *New Light on William Harvey*, Basel u. New York 1976.

Pender, Stephen u. Nancy S. Struever (Hgg.): *Rhetoric and Medicine in Early Modern Europe*, Farnham u. Burlington 2012.

Ratschow, Carl-Heinz: *Lutherische Dogmatik zwischen Reformation und Aufklärung*, Bd 2, Gütersloh 1966.

Richter, Paul: *Der Beginn des Menschenlebens bei Thomas von Aquin*, Wien u. Berlin 2008.

Rohls, Jan: *Philosophie und Theologie in Geschichte und Gegenwart*, Tübingen 2002.

Schott, Heinz: *Magie der Natur. Historische Variationen über ein Motiv der Heilkunst*, 2 Bde, Aachen 2014.

Sennert, Daniel: *De bene vivendi beateque moriendi Ratione Meditationes*, Wittenberg 1636.

Sennert, Daniel: *De chymicorum cum Aristotelicis et Galenicis consensu ac dissensu*, Wittenberg 1619 [2. überarb. Aufl. 1629].

Sennert, Daniel: De *Consensu et Dissensu Galenicorum et Peripateticorum cum Chymicis*, in: *Opera Omnia, Bd. III*, Lyon 1650.

Sennert, Daniel: *Hypomnemata physica* […], Frankfurt 1636.

Sennert, Daniel: *Practica Medicina*, in: *Opera Omnia, Bd. II*, Lyon 1656.

Sennert, Daniel: *Practicae Medicinae, Liber IV, De Mulierum & Infantium Morbis*, Wittenberg 1632.

Sennert, Daniel: *Quaestionum Medicarum controversarum liber*, Wittenberg 1609.

Sennertus, Daniel, Nicholas Culpeper u. Abdiah Cole: *Chymistry Made Easie and Useful. Or, The Agreement and Disagreement Of the Chymists and Galenists*, London 1662.

Sennertus, Daniel: *His Meditation. Setting forth a plain Method of Living Holily and Dying Happily*, London 1694.

Smith, Justin E. H.: *Divine Machines. Leibniz and the Sciences of Life*, Princeton 2011.

Spitzer, Beatrix: *Einleitung*, in: *Paolo Zacchia. Die Beseelung des menschlichen Fötus, Buch IX, Kapitel 1 der ‚Quaestiones medico-legales'*, ed., übers. u. kommentiert v. ders., Köln, Weimar u. Wien 2002, S. 1–37.

Stolberg, Michael: *Particles of the Soul. The Medical and Lutheran Context of Daniel Sennert's Atomism*, in: *Medicina nei Secoli. Arte e Scienza. Giornale di Storia della Medicina, Nuova Serie* 15 (2003), S. 177–203.

Thorndike, Lynn: *A History of Magic and Experimental Science. The Seventeenth Century*, New York 1958.

Todd, Dennis: *Imagining Monsters. Miscreations of the Self in Eighteenth-Century England*, Chicago u. London 1995.

Toepfer, Georg: *Historisches Wörterbuch der Biologie. Geschichte und Theorie der biologischen Grundbegriffe*, 3 Bde, Stuttgart 2011.

Marie-Hélène Huet

Medusa's Progeny

In the fourth book of *The Generation of Animals*, Aristotle gave a definition of monstrosity that was to have long repercussions in the history of embryology and the understanding of resemblances between parents and their offspring. "Anyone who does not take after his parents," he wrote, "is really in a way a monstrosity since in these cases Nature has in a way strayed from the generic type."[1] Although, for Aristotle and his followers, the male is the active principle in procreation, it was long thought that women shaped their progeny through the power of their imagination. But the normal process was disrupted when the maternal imaginative power was distracted by the sights of violent events, powerful images, cravings, or illegitimate desires. Such a belief was fueled by the Reformation's iconoclasm: the tale of the child born covered with hair because her mother had contemplated an image of John the Baptist wearing animal furs during conception, appeared everywhere as a warning against the disruptive power of images.

Without entering into the well-known quarrels among ovists, pre-formationists and epigenetists, or the various schools that, in the 17th and 18th centuries, fiercely debated whether the father or the mother could claim to be the active principle in generation, I would like to comment briefly a passage from Nicolas Venette's 1687 popular work entitled: *La génération de l'âme ou le Tableau de l'amour conjugal considéré dans l'état de mariage.* In this text, Venette argues that

> [m]ost juriconsults, along with a few knowledgeable doctors, claim that a woman who thinks about her husband in the midst of illicit pleasures can produce, through the force of her imagination, a child that *perfectly* resembles him who is not the father. [... A] woman's imagination is so quick and her mind is so sharp that no one should wonder that she imprints upon what she conceives from her womb a resemblance to what she passionately desires. [...] Thus Resemblance is no proof of filiation. [...T]he child's mother, in her illegitimate embraces, could well have produced him to resemble her husband by the force of her imagination, for, by constantly thinking about her husband while she was in her lover's arms, she imprinted on the soft body of the child the features of the body and all the mental characteristics of the man to whom her imagination had attached itself.[2]

1 Aristotle: *Generation of animals*, trans. by A. L. Peck, Cambridge, Mass. 1963, IV, iii, pp. 401–403.

2 Nicolas Venette: *La génération de l'homme ou tableau de l'amour conjugal considéré dans l'état de marriage*, London 1751, pp. 274–277. The first edition was published in Amsterdam in 1687 under the pseudonym M. Salocini. Unless otherwise indicated, all translations are mine.

When I first wrote about this episode of the long history associated with the power of imagination in pregnant women,[3] I focused on the fact that it signaled the moment when external resemblances ceased to testify to the truth of nature. The reliance on resemblances that had organized taxonomy in the Classical Age, was in fact soon to give way to an organic analysis of functions that would lead to the modern field of biology. The analysis of living forms would now focus on what Michel Foucault describes as "an organization that maintains continuous exchange with external elements that are used (through breathing and feeding) to maintain its own existence."[4]

The story recounted by Venette actually illustrates a double and contradictory assumption: in an age when paternal filiation could never be proven by any other method, the dismissal of resemblances presented a radical disruption in the genealogical order best summarized by the idea that like reproduces like. But at the same time, the story of the illegitimate child so perfectly resembling his father that he could usurp the place of legitimate heir, gives the mother an unprecedented power that is also usurpation. She takes over the active role in procreation by successfully dissimulating the natural mechanisms at work in conception. She exceeds the role assigned to her, upsetting all natural, legal, and social rules. Moreover, she erases at once two paternal images: she dissimulates that of the lover who will find no resemblance in his progeny and she counterfeits that of the husband who will be led to assume he is the father of the child he has not conceived. Metaphorically speaking, the child testifies to a double castration, an obliteration of the effective and legitimate paternal role and force in procreation. Imagination is re-cast not as what reproduces an image, but as the dangerous faculty of veiling the truth, of disrupting the ordered mechanisms that regulated both artistic creation and physical progeny.

1 Medusa's spell

I would like to argue here that the obscure mechanisms of desire at work in the imaginative and castrating process that creates monsters had already found its place in Mythology through the story of Medusa. Most accounts and many interpretations have focused on the terrifying power of her gaze and Perseus' treacherous victory over the monster. But Medusa is also, perhaps primarily, a representation of monstrous maternity. Her head crowned with serpents – symbols of fertility – gives birth when Perseus decapitates her: two marvelous creatures, Perseus and Chrysaor emerge from her blooded neck. Perseus' victory over the Gorgon is also a tale of monstrous birth.

It is no coincidence that both the story of Medusa and the theory that the maternal imagination could produce monstrous progeny were debated with equal passion by 18th-century philosophers. I propose to reconsider the troubling history of Medusa's delivery and progeny through the multiple readings of the legend, focusing on authors who were the most anxious to celebrate reason and dispose of myths.

3 See Marie-Hélène Huet: *Monstrous Imagination*, Cambridge, Mass. 1993, pp. 79–82.

4 Michel Foucault: *Les Mots et les choses*, Paris 1966, p. 286.

In the *Encyclopédie* article on *Imagination,* Diderot forcefully argues that there is no truth to the various stories that give the mother the power to shape her progeny or to create strangely formed birthmarks: "Whether one seeks to attribute the event to physical influences or whether one invokes mechanical means, it is impossible to provide a satisfactory rational explanation. Because the spirits in the mother's brain have no immediate communication with the child's brain."[5]

However, Diderot is quick to add: "Prejudices, particularly those inspired by prodigies will always triumph over the light of reason. One would not be much of a philosopher if one were surprised by this. […] One cannot hope ever to convince women that birthmarks on their children have no relationships with the ideas and the freakish notions that struck them, or the desires they could not satisfy."[6] This article, so prompt to deplore the failure of reason to reshape an argument long ruled by passions, echoes a short sub-section of the article *Teste,* published in Antoine Furetière's *Dictionnaire universel* (1702):

> HEAD, [is] also used to speak of monsters with several heads, monsters that are mostly the products of fables. One speaks of the amphisbene snake as having two heads. Poets endow Hecate, Geryon, and Cerberus with three heads; they give Janus two heads; a hundred to Typhon. The Hydra had 100 heads. One describes ordinarily as a hundred-headed hydra that which resuscitates each and every time you believe to have destroyed it, such as popular unrest, chicanery etc…[one speaks of] Medusa's head, that Poets claimed could kill with her gaze. There is also a constellation in the sky by the name of *Ras Algol*, which is the most dangerous of all.[7]

The head, the physical seat of the power to reason and to imagine, thus leads the author of the article to a rich corpus of monsters, concluding with the most frightening of all, Medusa. Medusa is not just a monster but also the most dangerous of all possible images; and if the Gorgon is a creature of the past, she still shines dangerously on the northern horizon. *Algol, Ras Algol*, also called *Caput Medusa*, the second brightest star in the Perseus constellation, has been known since antiquity. The name *Algol* is derived from the Arab *ras al Ghul*, meaning the "head of the Daemon." The star is also known in Chinese astrology as *Tseih Sha*, "piles of corpses".

As these names suggest, this particular star has long been associated with an evil influence, perhaps the result of its variation in intensity. Every 2 days 20 hours and 49 minutes, the star almost disappears to the naked eye, only to shine again, as bright as ever, like a malicious wink of the eye. Algol was recorded in Ptolemy's *Almagest* as the Gorgon in the Perseus constellation, but in the first published translation of Ptolemy

5 Denis Diderot: *Imagination*, in: *Encyclopédie, Ou Dictionnaire Raisonné Des Sciences, Des Arts Et Des Métiers / Par Une Société De Gens De Lettres. Tome 8*, Neufchâtel [Paris] 1766, pp. 560–564, here p. 563.

6 Ibid., here p. 564.

7 Antoine Furetière: *Dictionnaire universel contenant tous les mots françois tant vieux que modernes, et les termes des sciences et des arts,* La Haye and Rotterdam 1702, t. 2, p. 962.

(1575), the Arab name prevailed, and thereafter the star appeared regularly as *Algol, caput Medusa* in all modern treatises of astrology.

Algol's variations were first calculated by an Italian astronomer called Geminiano Montanari in 1667, and the cause of the star's variable light was properly identified by John Goodricke in 1783: Algol is, in fact, a binary star with a smaller orbiting star that eclipses its light at regular intervals.[8] Perhaps because Algol is the only variable star visible to the naked eye, it always fascinated astronomers. The great Jérôme de Lalande, Member of the Academy of Science, and arguably the best astronomer in 18th-century France, became so obsessed with the pulsating star that, toward the end of his life, he put an advertisement in newspapers stating that he would stand every evening on the Pont-Neuf to observe and to show the variations of the Algol star to all interested parties.[9]

Algol's evil influence is well-documented in almanacs and works related to astrology. Its power was said to affect everything from natural catastrophes to individual destinies. Thus an almanac for the year 1587 predicts for April 22, "a heavy, troubled, obscure weather, accompanied by cold, unfortunate rains and a bad, strange atmospheric constitution, as Mercury […] suddenly finds itself in the middle of the sky with the Demon's Head, that Arabs call *Algol.*"[10]

More tragically, we are told, the famous Maréchal de Biron, one of King Henri IV's loyal companions who was beheaded for treason (even though he claimed his innocence until the end), had received a warning of his fate years previously, when he consulted a great mathematician called de la Brosse:

> Upon looking at the birth chart Biron had presented as belonging to one of his friends, de la Brosse said with great reluctance: "Well, my son, I will tell you that he who is born with this chart will receive great honors due to his merits and military courage, and he could also become a King; but there is a *caput Algol* that prevents him." "And what is that?", asked the Baron of Biron. – "What is it?" replied de la Brosse. "My child, do not ask me." – "No", said the Baron, "I must know". After many exchanges that took a long time, de La Brosse finally said: "My child, this Man will be beheaded."[11]

De la Brosse was no doubt a member of the family made famous by Guy de la Brosse, known for his numerous writings on medical plants, mathematics and astrology, founder of the Jardin du Roy, which later became the Jardin des Plantes. The same Guy de la Brosse noted in his *Treatise on the plague* of 1623: "Astrologers threaten Paris with

8 Recent research by scholars from Helsinki suggests that the Egyptians themselves had properly measured the cycles of Algol's variations.

9 "Il eut la constance de se tenir toute une soiree sur le Pont-Neuf pour faire voir aux curieux les variations de l'etoile Algol, et de publier dans les journaux qu' un astronome serait la tous les soirs pour montrer le phénomène.“ (Jérôme de Lalande: *L'Histoire des Penchants et des sentiments de l'Homme, d'après la doctrine de Gall*, Paris 1929, p. 33.)

10 Humbert de Billy: *Almanach pour l'an 1587*, Lyon 1587, pp. 214f.

11 *Archives Curieuses de l'Histoire de France, depuis Louis XI jusqu'à Louis XVIII*, ed. by M. L. Cimber and F. Danjou, 1ère série, tome XIV., Paris 1837, pp. 156f.

numerous diseases such as the plague, pleurisy and dysentery, which is confirmed by the presence of Medusa's head very near the Zenith."[12]

These two emblematic figures of castration, Medusa and the monstrous mother, share the fateful power of the gaze. Medusa petrifies those who look at her, and the monstrous mother, her gaze resting on illegitimate images, obliterates the true father of her progeny. (The lethal power of the gaze was recorded in another circumstance that also contaminated and killed its victims: early modern treatises on the plague argued that the disease could be transmitted through the eye.) In the network of interpretations that hoped to account for natural disorders, epidemics, tragic deaths, or monstrous births, the double image of Medusa and the monstrous mother occupy a similar place as the agents of erasure and oblivion. Interestingly, in a text entitled *The Labors of Hercules*, Coluccio Salutati, one of Italy's celebrated humanists of his time, writes that "Medusa signifies oblivion, which is clearly the art of oratory, an art which, by changing men's desires, *erases* their former thoughts."[13] Although he relies on a false etymology, Salutati correctly identifies the terrible power of the Gorgon as well as that of the monstrous mother. They both erase the thoughts or the images of legitimate human desires; they mislead nature with useless ornamentation that operates not just as palimpsest but as displacement.

In the myth of Medusa, Perseus gives the monster's head to Athena who will later have it engraved on her shield. Medusa's image, Jean-Pierre Vernant points out, fully partakes of the Gorgon's power to kill by a simple gaze, to petrify the enemy: "The image of this face that may now be seen is a *teras*, a prodigy [a monster] that can equally be described as 'terrible to look upon' and 'marvelous to behold'."[14] These lines help throw light on the connection between Medusa and the birth of monstrosities. Medusa's face functions as the image women must not look at during conception for fear of engendering a monster; she demonstrates the hidden power of images to disrupt the natural course of things. And Medusa partakes of the female power to seduce, to erase, to challenge, and to mislead.

2 Visual arts, a Genealogy

In the age of reason, as we have noted earlier, resemblances slowly ceased to testify to the truth of things, and imagination remained strangely suspect. In another *Encyclopédie* article on *Imagination*, Voltaire focuses on the distinction between active and passive imagination, explaining at some length the dangerous powers of the latter:

> This passive faculty, independent of reflection, is the origin of our passions and errors. Far from being subjected to will, it determines its action, and, according to the way [pas-

12 Guy de la Brosse: *Traicte de la peste*, Paris 1623, pp. 45f.

13 Coluccio Salutati: *Medusa as Artful Eloquence (ca. 1381–1391)*, in: *The Medusa Reader*, ed. by Marjorie Garner, and Nancy J. Vickers, New York 2003, pp. 54–56, here p. 55.

14 Jean-Pierre Vernant: *Frontality and Monstrosity (1985)*, in: *The Medusa Reader*, pp. 210–231, here p. 227.

> sive imagination] represents the objects, it pushes us towards them or away from them. The image of danger inspires fear; that of prosperity unleashes violent desires. Passive imagination alone produces desire for glory, partisanship, fanaticism, and it alone spreads so many mental illnesses by impressing on feeble minds that their bodies were transformed into different bodies. […] This passive imagination in minds that are easily impressed has sometimes marked children with the impressions their mother has received [while pregnant]. They are countless examples of theses phenomena, and the author of this article has seen so many striking cases, that he would deny his own eyes if he indeed doubted them. This effect of imagination can hardly be explained, […]. There is an infinite distance between ourselves and the first movements of our being.[15]

This article entirely contradicts the section written by Diderot – and quoted earlier – on the relationship between the maternal imagination and the birth of monsters. For Voltaire, children bear the mark of their mother's violent desires, and the proof lies in what he himself has seen: He, who writes this article, has witnessed so many examples that he would belie his own eyes, if he doubted these marks. The eyes have seen. They have seen what perhaps constitutes the scandal of generation: the imaginative power of the mother to shape or misshape her progeny.

3 Petrification

If we return to Medusa's terrifying gaze and its effect upon those who dare look into her face, we know that her victims die, turned into stone. But little is said about the sculpture gallery instantly created by the Gorgon. We may well imagine that the petrified men who challenged her expressed in their last moment of revelation the undisguised horror of truth, or, put another way, they realized that the truth of Medusa, the truth of castration as Freud would say, was horrible. Medusa acts in this case as an unwilling artist, an indiscriminate agent of fate, whose works presumably dotted the landscape with petrified forms that did not resemble her, but perfectly reflected her own horror.

In the numerous treatises on generation that described, not without great precautions, the parts of generation in men and women, we find that the testicles and the ovaries are regularly named *stones*, a rather unusual word to describe any organ associated with the power of life. In *Aristotle's Complete Masterpiece*, for example, the author gives a comparative description of the stones in men and women: "The Stones of Women [are placed] in the hollow of the abdomen. […] and the reason they are so placed is that, by contracting the heat, they may be the more fruitful, their office being to contain the Ovum, or Egg, which, being impregnated by the seed of the man, is THAT from which the embryo is formed."[16]

15 Voltaire: *Imagination*, in: *Dictionnaire philosophique* [1764]. *Œuvres Complètes. Tome 13*, Paris 1860, pp. 610–618, here pp. 612f.

16 *Aristotle's Complete Masterpiece, Displaying the Secrets of Nature in the Generation of Man*, London 1773, p. 21.

Although we commonly associate the stone with that which is inert and deprived of life (except for Diderot's statue in *D'Alembert's Dream*), we also know that primitive cultures all developed an intricate cult of stones to protect women from the curse of sterility. Pierre Saintyves, an early 20th-century anthropologist, finds examples of what he calls "fecundating stones" in countries ranging from China to Central America and Ancient Greece. "Women from the Banks Islands carry certain stones to their beds in the hope of being fecundated,"[17] he writes. He also notes: "We know of an old tradition in Greece. [...] There was a rock near Callirhoe where women who wanted children went to sit."[18] It may be worth noting that in Greek mythology, Callirhoe was one of the Oceanides who married Chrysaor, Medusa's child, born along with Pegasus, when Perseus beheaded the Gorgon.

The petrified statues of those who dared look at Medusa represent also Medusa's dead progeny, art carefully molded on nature, or nature immobilized: the closest form of imitative art any sculptor could wish for. Pegasus and Chrysaor, by contrast, are Medusa's live and glorious progeny. They sprang, fully-grown, from her bloodied neck at the time of her death, or, according to other legends, they arose from the ocean when drops of Medusa's blood fell into it. (Their father was Poseidon, the God of the seas.) Pegasus, the winged-horse, joined the immortals on Mount Olympus and Chrysaor, the boy with the golden sword, had a monstrous and marvelous son by Callirhoe: the three-headed Geryon mentioned earlier in the *Encyclopedia.* The story of Medusa, her marvelous beauty, her rape, her transformation into a monster crowned with snakes, the death that delivered her children, illustrates, among other things, the undisclosed marvels and obscure fears of the maternal body.

4 Medusa in the Age of Reason

The legend of Medusa and the tradition that granted the mother the power to shape her progeny were subjected at the same time to the skeptical gaze of Enlightenment philosophy. Max Horkheimer and Theodor Adorno famously declared at the beginning of their work, *Dialectics of Enlightenment* that "[t]he Program of the Enlightenment was the disenchantment of the world; the dissolution of myths and the substitution of knowledge for fancy. [...] Even the Patriarchal Gods of Olympus were absorbed in the philosophical logos."[19] Indeed, the myth of Medusa was submitted to a rigorous analysis; but the ways in which its enigmas were "solved" tell us much about the Enlightenment's own imaginative and obscure fears. I will look in more detail at three of these interpretations:

In his 1739 *Histoire du Ciel,* Noël-Antoine Pluche offered a striking explanation of the origin of the Medusa myth: he notes that Athenians and the people of the island of

[17] Pierre Saintyves: *Les Vierges mères et les naissances miraculeuses*, Paris 1908, p. 30.

[18] Ibid., p. 26.

[19] Max Horkheimer and Theodor Adorno: *Dialectics of Enlightenment*, trans. by John Cumming, New York 2012, pp. 3 and 6.

Sais cultivated mostly olive trees. In Phoenician, the name *Sais*, means Olive tree. They celebrated their festival in the evening, during the full moon, after the olives had been pressed.

> They expressed the fact that this festival was in honor of Isis (the goddess of Nature) by placing on her head or on her chest the image of the full moon. In order to make it clear that their intention was to thank the god for their subsistence through the excellent oil they obtained, they surrounded the moon face with several snakes, common symbols of life. There was so little mystery that, in order to make it more explicit still, they gave this image the name of Medusa, which simply means the pressing of olives. They also gave this figure the name of the two wheels that served to press the olives. They were called Golgal or Gorgo, hence the name of Gorgon. […] How did an image meant to signify such simple things became transformed into a monster capable of petrifying with fear those who looked upon her?[20]

For Pluche, the Greek sculptors did not understand the meaning of the snakes that decorated Medusa's head, and they thought they would give her an ugly physiognomy. "The ugliness of the face, with the look of the snakes unleashed the poet's imagination. It was said that the pressing of olives made them into stones (the only part left after the pressing) […] Hence the tales of Medusa and the Gorgons, whose hideous face paralyzed with fear and petrified those who looked at them."[21]

In the article *Gorgones* of the *Encyclopedie,* the Chevalier de Jaucourt in turn takes great pains to describe what he calls "nothing but the extravagant product of imagination, or else a monstrous construction built on foundations whose origin has eluded critics' sagacity." Jaucourt, bent on demystifying the story, alludes to the various explanations recently put forward, endorsing that of Etienne Fourmont, a specialist in oriental languages. The text is remarkable enough to be quoted at length:

> Phorcys was the name of a Prince engaged in the trade of gold, ivory tusks and eyes (or precious stones) with Africa. Phorcys' five daughters were the boats of his small fleet, as proven by their Phoenician names. In all oriental languages the ships' names are feminine, and a Prince's ships are called his daughters. […] Medusa implies Sephina, the admiral ship or navis imperatoria. Three of these ships came from the island of Choros, later named Gorgo. […] In *Odysseus* Minerva shows […]. the harbor belonging to the old sailor Phorcys: this is how the father of the gorgons is found. Phorcys, king of Ithaca and two neighboring islands, owns and arms ships for trade, three from Choros, i. e. the three gorgons, and two stolen from the Greeks.
>
> In mythology, the Gorgons are sometimes described as having tusks, large teeth and sharing a single eye. Jaucourt goes on to note that Phorcys' trade was with Africa and that Perseus pursued and took over the command of the three ships that contained, in turn, elephant teeth, tusks or animal horns, and animal's eyes, more specifically hyena eyes. These were precious stones believed by Pliny to be hidden in the eyes of hyenas. When placed under the tongue, they enabled men to foretell the future.

[20] Noël Antoine Pluche: *Histoire du ciel*, Paris 1748, pp. 209f.

[21] Ibid.

> The Phoenician word *rosch* means at the same time head, leader, and venom. Once Medusa's head was cut, i. e., when her command was destroyed (another equivocal meaning which authorizes one to state that this head is venom), Chrysaor, a metal worker, emerges from this head, as well as Pegasus, meaning the Pagasse, which is a species of buffaloes from Africa with long ears that look like wings.[22]
> Finally, one hears of strange petrifications, and they are easy to explain; Perseus won over Phorcys flotilla around the Syrtes. The area is known for its strange petrifications, so much so that Arab authors claimed that entire cities and populations were petrified, and were still in the position they had been when the petrification took place. [...] Here is, with a number of embellishments, the true history behind the fable of the Gorgons, which had to be translated into Phoenician, says M. Fourmont. And, indeed, I am not far from believing that to him goes the glory of having found the most probable solution to the enigma.[23]

Fourmont and Jaucourt's rational explanation of the Medusa story did not put the myth to rest. A few years later, Court de Gebelin offered yet another translation of the story. He first reminds his readers that of the three Gorgons, Medusa alone was mortal, that the three sisters shared a single eye, and were said to live beyond the ocean, at the extremity of the world, near the kingdom of the night. Having recounted in detail the story of Medusa and her death at the hand of Perseus, Court de Gebelin concludes:

> Trying to find historical facts in this fairy tale is useless: and all efforts in this direction have been in vain. There is only one explanation for this unusual Tale, and we can find it in the allegorical style of Antiquity.
> Three sisters who live in the West, who share a single eye, two of whom are immortal while the youngest is mortal, can only describe the successive states of a single object that goes through infinitely repeated cycles; the object appears in the West, and with each cycle, goes through different shapes, looking during the third phase as if it were dying.
> This object is round and luminous, since the three alleged characters have one eye for the three of them, and this object is a nocturnal one, since it kills men with a single glance. That is, since it looks like men appear to be dead, being deeply asleep. Only one element can kill these three characters: it must be light, and this is the sun which makes them disappear with its own brilliance.
> Who can now doubt that this eye, always in the West, and whose gaze plunges men into a profound sleep, is the moon? her revolutions always start in the West, her three phases are [...] called Gorgons, the first two belong to the rank of the immortals, because then the moon always shines. Only the third Gorgon is mortal because she represents the moon that has ceased to be visible. And if Perseus kills her, this is because he is the Sun whose arrival makes the moon disappear.
> This allegory becomes even more certain when one observes that the Ancients called the Moon *Gorgonion*, according to Clement of Alexandria etc.

22 In the article *Pegase* of the *Encyclopédie*, the animal is described as an elephant.

23 Chevalier de Jaucourt: *Gorgones*, in: *Encyclopédie, Ou Dictionnaire Raisonné Des Sciences, Des Arts Et Des Métiers / Par Une Société De Gens De Lettres. Tome 7*, Neufchâtel [Paris] 1757, pp. 744–746, here p. 746.

Court de Gebelin's interpretation of the myth did not stop there, however. He also sought to explain Medusa's marvelous progeny:

> Chrysaor, the Hero, and Pegasus, the winged horse, were born from Medusa's blood. *Chrysa-or* is composed of *Or* or *Orus*, which is Apollo's name; and of *Chrisos* [meaning] the Blond one. This word was used to describe Apollo as in this line attributed to Homer: "Apollo Chrysaos was not breast fed by his mother."[24]

5 Myth and Meaning

The Enlightenment demystification of the Medusa story is strikingly reminiscent of its efforts to put the theory of the maternal imagination to rest. Or rather, it throws some specific light on the power of words and images respectively to produce the sort of prodigies one can only associate with a wild imagination.

In Noël-Antoine Pluche and Court de Gebelin's analyses, the origin of the myth is entirely contained in an image that, when misunderstood, produces a monstrous tale of horror and beheading. For Pluche, the simple festival of harvesting and pressing olives, the naive picture of the moon embellished with snakes – originally an homage to the generosity of nature – are misinterpreted by the Greeks and give birth to a monstrous legend. For Court de Gebelin, the simple observation of moon phases is translated into an allegory, an epic story of seduction, murder and miraculous progeny. By contrast, in the *Encyclopédie*, Jaucourt does not derive the story from an image but from a series of misread signs. The etymology of the ships' names and the words designating their goods reveals the initial meaning of the extravagant tale of Medusa.

In the first two examples, the process of demystification gives pride of place to the power of an image to engender a story, to give shape to a remarkable tale. The form of disenchantment Horkheimer and Adorno associate with the Enlightenment still valorizes here the formidable power of images to reflect and to unleash the wild powers of imagination: moreover, both Pluche and Court de Gebelin acknowledge that a simple, innocent representation can generate unpredictable monsters that will still bear a resemblance to the initial image from which they are derived, but only through the most prodigious unfolding.

By contrast, the semantic analysis favored by Jaucourt restores their original meanings to misunderstood words. The origin of the myth is not an image but a series of linguistic signs. He uncovers the generative process which does not start with the representation of a female deity, Isis, Nature or the Moon, but with the root of a word, the seed, the active force in creation. Language, this formidable tool of communication, invented by men, is not as easily mastered and understood as images, and thus it can also generate misunderstanding; but language alone solves the secret enigmas and terror of mythical tales. In the beginning was the Word, and from the Word was created the world, including the monstrous mistakes made by ignorant peoples.

24 [Antoine] Court de Gebelin: *Monde primitif, analyse comparée avec le monde moderne, considéré dans l' histoire du calendrier*, Paris 1773–1782, tome III, pp. 488–490.

Pluche and Court de Gebelin's demystification proceeds through a metonymic displacement, an analogical model that privileges images slowly deformed by those unable to understand their origin. Likewise, the mother who gives birth to a hairy child because she had watched the image of John the Baptist covered with furs during conception. This form of passive imagination does not properly create but simply erases misshapes the natural resemblances that alone testify to a legitimate progeny. Inasmuch as the power of images and imagination was considered to be more violent – and thus more dangerous – in women, Pluche and Court de Gebelin's demystification follows a maternal itinerary. Jaucourt, after Fourmont, on the other hand, uncovers the original linguistic process through which a meaning is substituted for another, the process of metaphorical thinking: that is also a process of repression and substitution, to borrow Saussure's linguistic definition. The analysis does not bring the reader back to the image that perpetrated the myth but to the linguistic sign, both arbitrary (i. e. with no resemblance to the object it designates) and necessary, the sign that was the active (and male) principle in all generations but was erased by multiple misinterpretations.

Paul Diel (1893–1972) a psychotherapist and philosopher born in Vienna, who wrote on the symbolic interpretations of Greek mythology, saw in the Medusa legend the "perversion of a repressed spirituality", an image of vanity crowned with serpents representing a form of repressed guilt. Perseus, by contrast, represents the search for interior truth, the repudiation of the misshapen image of the self symbolized by Medusa. Once Medusa dies, and the hero can face his own truth, he also liberates Chrysaor and Pegasus, the symbols of creative imagination: Chrysaor the image of spirituality and Pegasus that of sublimation.

Paul Diel's interpretation emphasizes the fact that, through her death, Medusa gives birth; just as some versions of the ancient Greek tale stated that Perseus did not so much kill Medusa as put an end to her pains, i. e. her childbirth pains. The rich intellectual legacy of the Medusa story has thus been fed by the very anxieties that kept the myth of the *vis imaginativa* in pregnant women so powerful for such a long time. If images do not kill, like the apotropaic image of Medusa on Athena's shield, they surely leave their hideous mark on the mother's progeny. But beyond the long iconoclastic tradition that warned us about the dangers of idolatry, these analyses leave open the question of what would constitute a legitimate model. Where to look for the author of all things if not in the things themselves? Where to look for his marks, his traces, his power to give life and shape to any object?

6 Enlightenment and the Fear of Images

Reflecting on the Enlightenment's efforts to discredit at the same time the myth of Medusa and the belief that credited the maternal imagination with the birth of monsters, we would suggest that for the Age of Reason, the greatest fear may have been that nature would present itself to us as nothing but a series of images, similar in their roles to the indispensable plates that complemented the works of the Encyclopedists, supplemented them in the strongest sense of the word. In the article *Encyclopédie,* Diderot notes:

> The art of communicating through the painting of objects must have naturally been the first one to appear; that of communicating them by setting sounds down in letters is too delicate; it must have frightened the genius who conceived it. Only after long trials did he [...] venture to think he could represent [different sounds] with a small number of signs. [...] Yet the first means was not without advantages, just as the second did not remain without flaw. Painting does not capture the operations of the mind [...] what links the clause to another to turn it into reasoning, and this reasoning to another to make of it a discourse; in short, there are countless things of this nature that painting cannot depict; but it at least displays all those which it does depict. The key to pictures is in nature, and is available to anybody; that of alphabetical letters and their combination is a pact of which the secret has to be revealed; and it can never be entirely revealed...while painting is permanent, it is only of an instantaneous state. If it undertakes to express the simplest movement, it becomes obscure. If we see Fame on a trophy with her wings extended, holding a trumpet in one hand and in the other a crown held over a hero's head, we cannot tell whether she is bestowing the crown or taking it away: we must look to the story to resolve the ambiguity.[25]

This article makes clear the double approach that hoped to elucidate the birth of monsters and the myth of Medusa. Images and words express a reality but each category is incomplete and thus misleading. Like the representation of Fame bestowing a crown for a unique achievement or perhaps removing it after a shameful event, words, too, express and betray, like a ship carrying precious stones and taken over by an enemy captain named Perseus. "We are thus blocked in our project of transmitting knowledge, by the impossibility of making the entire language intelligible," concludes Diderot.

Here is perhaps why there are no plates to complete and illustrate the article IMAGE in the *Encyclopédie*.

7 Bibliography

Archives Curieuses de l'Histoire de France, depuis Louis XI jusqu'à Louis XVIII, ed. by M. L. Cimber and F. Danjou, 1ère série, tome XIV., Paris 1837.

Aristotle: *Generation of animals*, trans. by A. L. Peck, Cambridge, Mass. 1963.

Aristotle's Complete Masterpiece, Displaying the Secrets of Nature in the Generation of Man, London 1773.

Billy, Humbert de: *Almanach pour l'an 1587*, Lyon 1587.

Brosse, Guy de la: *Traicte de la peste*, Paris 1623.

Diderot, Denis: *Encyclopédie*, in: *Encyclopédie, Ou Dictionnaire Raisonné Des Sciences, Des Arts Et Des Métiers / Par Une Société De Gens De Lettres. Tome 5*, Neufchâtel [Paris] 1751, pp. 635–648A.

Diderot, Denis: *Imagination*, in: *Encyclopédie, Ou Dictionnaire Raisonné Des Sciences, Des Arts Et Des Métiers / Par Une Société De Gens De Lettres. Tome 8*, Neufchâtel [Paris] 1766, pp. 560–564.

25 Denis Diderot: *Encyclopédie*, in: *Encyclopédie, Ou Dictionnaire Raisonné Des Sciences, Des Arts Et Des Métiers / Par Une Société De Gens De Lettres. Tome 5*, Neufchâtel [Paris] 1751, pp. 635–648A, here p. 638.

Foucault, Michel: *Les Mots et les choses*, Paris 1966.

Furetière, Antoine: *Dictionnaire universel contenant tous les mots françois tant vieux que modernes, et les termes des sciences et des arts,* La Haye and Rotterdam 1702.

Gebelin, [Antoine] Court de: *Monde primitif, analyse comparée avec le monde moderne, considéré dans l'histoire du calendrier*, Paris 1773–1782.

Horkheimer, Max and Theodor Adorno: *Dialectics of Enlightenment*, trans. by John Cumming, New York 2012.

Huet, Marie-Hélène: *Monstrous Imagination*, Cambridge, Mass. 1993.

Jaucourt, Chevalier de: *Gorgones*, in: *Encyclopédie, Ou Dictionnaire Raisonné Des Sciences, Des Arts Et Des Métiers / Par Une Société De Gens De Lettres. Tome 7*, Neufchâtel [Paris] 1757, pp. 744–746.

Lalande, Jérôme de: *L'Histoire des Penchants et des sentiments de l'Homme, d'après la doctrine de Gall*, Paris 1929.

Pluche, Noël Antoine: *Histoire du ciel*, Paris 1748.

Saintyves, Pierre: *Les Vierges mères et les naissances miraculeuses*, Paris 1908.

Salutati, Coluccio: *Medusa as Artful Eloquence (ca. 1381–1391)*, in: *The Medusa Reader*, ed. by Marjorie Garner and Nancy J. Vickers, New York 2003, pp. 54–56.

Venette, Nicolas: *La génération de l'homme ou tableau de l'amour conjugal considéré dans l'état de marriage*, London 1751.

Vernant, Jean-Pierre: *Frontality and Monstrosity (1985)*, in: *The Medusa Reader*, ed. by Marjorie Garner and Nancy J. Vickers, New York 2003, pp. 210–231.

Voltaire: *Imagination*, in: *Dictionnaire philosophique* [1764]. *Œuvres Complètes. Tome 13*, Paris 1860, pp. 610–618.

ULRIKE ENKE

„…diese Abweichungen von der Richtschnur der Natur". Mütterliches Versehen und die Erklärungen anatomischer Differenz im medizinischen Diskurs des späten achtzehnten Jahrhunderts

Der vorliegende Beitrag nähert sich dem Ungeborenen über einen Umweg. Anhand ausgewählter ärztlicher Fallberichte über sogenannte Missgeburten, die im 18. Jahrhundert in kaum zu übersehender Zahl in neu gegründeten Fachjournalen publiziert wurden, sollen konkurrierende Theorien über die Genese sogenannter ‚Monstren' dargestellt werden. Es wird zudem gezeigt, auf welche Weise Betroffene die Geburt eines fehlgebildeten Kindes bewältigten. Die in der körperlichen Fehlbildung sichtbar werdenden „Abweichungen von der Richtschnur der Natur"[1] erzeugten in der Retrospektive Phantasien und Reflexionen über die Entwicklung des Ungeborenen im Mutterleib. Die Vorstellung des ‚mütterlichen Versehens' stellt in diesem Zusammenhang einen unter Medizinern zunehmend umstrittenen Erklärungsansatz dar, der im Zuge der Herausbildung der Teratologie und der Durchsetzung der Epigenese an Plausibilität verlor, gleichwohl aber auch als Bewältigungsstrategie betroffener Eltern fungierte.

1 „…ganz nach seinem untern Theil der ausgeschlachten Gans ähnlich!" – Über den Fall eines fehlgebildeten Kindes mit Omphalozele

Einer der exponiertesten Vertreter der sich im 18. Jahrhundert neu etablierenden Wissenschaft der Embryologie und Teratologie[2] war der Anatom Samuel Thomas Soemmerring (1755–1830). Sezierend und präparierend schuf er sich ein eindrucksvolles eigenes anatomisch-pathologisches Museum[3] und bestückte auch die naturkundliche

[1] Johann Friedrich Blumenbach: *Über den Bildungstrieb und das Zeugungsgeschäfte*, Göttingen 1781, mit einem Vorwort u. Anmerkungen v. Lázkó v. Károlyi, Stuttgart 1971, S. 57.

[2] Das Stammwort des von den französischen Zoologen Etienne Geoffroy Saint Hilaire (1772–1844) und dessen Sohn Isidore Geoffroy Saint Hilaire (1805–1861) als Bezeichnung für die Lehre von den embryonalen Missbildungen etablierten Begriffs Teratologie leitet sich vom griechischen τεραξ (teraz), „göttliches Wunderzeichen", ab und ist erstmals im Corpus Hippocraticum (Ende des fünften Jahrhunderts v. Chr.) nachzuweisen, wo die im Traum erscheinenden τερατα zu den Vorzeichen (σημεια) von Krankheit und Wahnsinn gezählt werden. Der Begriff bewegt sich damit in großer Nähe zum Orakelwesen.

[3] Vgl. Detmar Wilhelm Soemmerring: *Catalogus musei anatomici quod collegit Samuel Thomas de Soemmerring*, Frankfurt a. M. 1830.

Sammlung des Kasseler *Collegium Carolinum*[4] mit bemerkenswerten Exponaten. Von der Kenntnis der historischen medizinischen Literatur zeugen seine eigenen Publikationen mit ausführlichen Literaturlisten, und auch die akribischen Notizen in den Handexemplaren seiner Schriften und Hinweise auf neu erschienene Literatur mit „Fällen“[5] dokumentieren seine Belesenheit.[6] Soemmerrings Arbeitspraxis des Sichtens und Sammeln ist es zu verdanken, dass viele ungewöhnliche Beobachtungen, darunter auch der 1787 publizierte Fall eines mit schweren körperlichen Behinderungen geborenen Mädchens, über die Jahrhunderte nicht in Vergessenheit geraten sind.

Der Anatom hatte 1791 *Abbildungen und Beschreibungen einiger Misgeburten* publiziert, in der er die an seiner damaligen Wirkungsstätte Kassel befindlichen Fehlbildungspräparate ausführlich beschrieb und durch ihm bekannte ähnliche Fälle aus der Literatur ergänzte.[7] So wird der Fall eines frühgeborenen Mädchens mit starken Deformationen im Bereich des Kopfes, der Eingeweide und der Gliedmaßen abgebildet und erläutert.[8] Bei dem Krankheitsbild handelt es sich um eine Omphalozele, einem Nabelschnurbruch während der Embryogenese. Dieser Bruch kann dazu führen, dass einige Bauchorgane nach außen verlagert sind.[9]

Die Fallbeschreibung wird durch weitere Beispiele aus der Literatur bestätigt, so durch den in Johann Christian Starks (1753–1811) *Archiv für Geburtshülfe, Frauenzimmer und Neugeborener Kinder Krankheiten* publizierten Aufsatz *Widernatürliche Geburt eines monströsen Kindes* von Christoph Heroldt (1787). Er ist nicht nur wegen der vorliegenden Omphalozele, sondern auch wegen der die ungewöhnliche Geburt kommentierenden Stellungnahmen des betroffenen Vaters und des Herausgebers Stark bemerkenswert.

Zum Fall: Der Weimarer Hofchirurg Heroldt wurde am 31. Januar 1786 zu einer ins Stocken geratenen Geburt einer 21-jährigen Bipara gerufen. Wie bei schweren Geburten gesetzlich vorgeschrieben, hatte die Hebamme einen Arzt herangezogen, nachdem sie

4 Nach der Schließung des Collegium Carolinum wurde die anatomische Sammlung 1787 im Rahmen der Translokation des Anatomischen Theaters nach Marburg verbracht (vgl. Jutta Schuchard: *Kassel und sein Theatrum Anatomicum*, in: *Samuel Thomas Soemmerring. Naturforscher der Goethezeit in Kassel*, hg. v. Manfred Wenzel, Kassel 1988 (= Kassel trifft sich – Kassel erinnert sich), S. 36–51), wo sich einige Teile noch heute befinden (vgl. Ulrike Enke: *Embryologie und Fehlbildungslehre im 18. und frühen 19. Jahrhundert – Präparate aus der Sammlung des Museum Anatomicum*, in: *Das Marburger Medizinhistorische Museum Museum Anatomicum*, hg. v. Kornelia Grundmann u. Gerhard Aumüller, Marburg 2012 (= Marburger Stadtschriften zur Geschichte und Kultur 98), S. 97–118).

5 Christiane Frey: *Fallgeschichte*, in: *Literatur und Wissen: Ein interdisziplinäres Handbuch*, hg. v. Roland Borgards u. a., Stuttgart 2013, S. 282–287.

6 Vgl. Samuel Thomas Soemmerring: *Schriften zur Embryologie und Teratologie. Werke, Bd. 11*, hg. v. Ulrike Enke, Basel 2000, S. 212, dort Abb.

7 Vgl. Soemmerring: *Abbildungen und Beschreibungen einiger Misgeburten die sich ehemals auf dem anatomischen Theater zu Cassel befanden*, Mainz 1791, in: ders., *Schriften zur Embryologie und Teratologie*.

8 Vgl. Soemmerring: *Abbildungen und Beschreibungen einiger Misgeburten*, Tab. XIII.

9 Vgl. ebd.

einen „confusen Klumpen“[10] im Uterus ertastet hatte. Durch beherztes Eingreifen des Geburtshelfers wurde das Kind dann endlich geboren. Es wies schwere Fehlbildungen im unteren Bereich des Körpers auf, auch die oberen Gliedmaßen waren zum Teil fehlgestaltet (siehe Abb. 1).

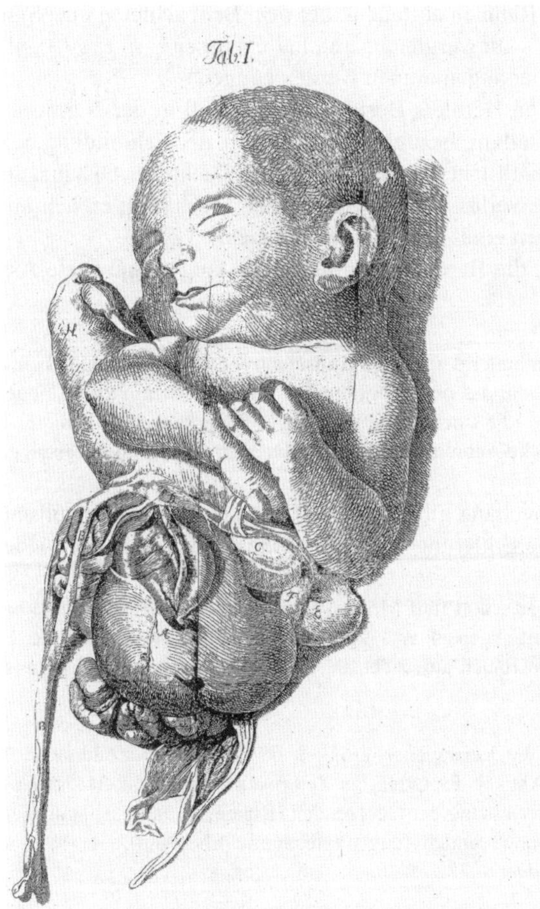

Abb. 1: Tafel I aus Christoph Heroldts *Widernatürliche Geburt eines monströsen Kindes* (1787)

Mit der detaillierten Information des Geburtsverlaufs und der Darstellung des Neugeborenen versetzt der Autor seine Leser, in der Regel medizinische Kollegen, in die Lage,

[10] Christoph Heroldt: *Widernatürliche Geburt eines monströsen Kindes*, in: *Johann Christ. Starke's Archiv für die Geburtshülfe, Frauenzimmer- und neugebohrner Kinder-Krankheiten.* 1. Stück mit Kupfern, Jena 1787, S. 37–47, hier S. 38.

seinen Fall mit ähnlichen Beobachtungen aus der internationalen Literatur zu vergleichen; durch die detaillierten Basisinformationen erhält der Bericht seine Glaubwürdigkeit.[11] Aufgrund des Textaufbaus, der verwendeten Topoi und des „Datenmaterials“[12] kann er der Gattung medizinischer Observationen oder „*casūs*“[13], wie sie seit dem späten 17. Jahrhundert in ganz Europa publiziert wurden, zugeordnet werden. Zum *Fall* oder *casus* wurde ein Unglück, Unfall oder Ereignis dann, „wenn er in Serie oder in einem bestimmten Rahmen auftaucht, der dem Beobachteten eine Signifikanz auf ähnliche Vorfälle gibt“[14]. Die vergleichbaren Fälle müssen – so Frey – „nicht aktuell verfügbar sein, müssen aber angenommen werden können“[15].

Ungewöhnlich an Heroldts Bericht, der den Fall in der Narration (re-)konstruiert,[16] aber selbst keine Stellung bezüglich der Ursache der Fehlbildung bezieht, ist ein in die anatomisch-geburtshilfliche Beschreibung eingeflochtener Diskurs, der die medizinisch-akademische Ebene verlässt. Recht ausführlich beschäftigt er sich mit der Reaktion des Vaters auf die Geburt eines ‚monströsen‘ Kindes.

Hier nun die in die Beschreibung der Abbildung eingebettete Assoziation des Ehemannes:

> Nur sahe man hinter der rechten Achsel ein Stück *H.* einem Dickbein oder Schenckel ähnlich hervorragen; das oben abgestumpft war, und sich in zwey Finger, oder Zähen ähnliche Fortsäzze, die noch mit etwas Nagel bedeckt waren, endigte. Diese schienen dem Mann die größte Aehnlichkeit von abgehackten GänseFlügeln abzugeben.[17]

In diesem Zusammenhang gibt Heroldt – „um die Geschichte vollständig zu machen“[18] – auch die elterliche Erklärung für die Ursache der Missbildung wieder:

> [D]ie Frau war schon fünf Monat schwanger[,] als ihr Mann eine nackende und abgefederte Gans mit abgehackten Flügeln auf den [!] Tisch liegen hatte. Er schneidet, wie gewöhnlich, den Bauch auf, zieht die Gedärme heraus und will sie ausschlachten; weil die

[11] Testimonien für die Vertrauenswürdigkeit des Autors sind zahlreiche überprüfbare Fakten, d. h. die genaue Angabe des Ortes, der Zeit (nach Mitternacht, 31. Januar 1786), das Alter und die psychische Verfassung der Gebärenden (Bipara, 21 Jahre, sanguinisch und munter) sowie die Nennung der anwesenden Zeugen (Hebamme, Ehemann).

[12] Frey: *Fallgeschichte*, S. 282.

[13] Ebd.

[14] Ebd., S. 283.

[15] Vgl. ebd. Man findet solche nach dem Muster der *Observationes* verfassten Fälle, *mémoires* oder *accounts* auch in den *Transactions der Royal Society* aus London, den *Medical Commentaries* aus Edinburgh, dem *Journal des Sçavans* und den *Mémoires* der Akademie der Wissenschaften aus Paris, den deutschen *Miscellanea curiosa medico-physica*, den *Acta literaria Suecia* aus Uppsala und Stockholm und anderen medizinischen Publikationsorganen: gelehrte Zeitschriften, die es sich zur Aufgabe gemacht hatten, ein Forum der Wissenschaft zu sein, das außergewöhnliche medizinische Fälle sammelt und präsentiert.

[16] Vgl. ebd., S. 282.

[17] Heroldt: *Widernatürliche Geburt eines monströsen Kindes*, S. 45.

[18] Ebd., S. 40.

> Frau niemals ein Thier hat ab- und ausschlachten können wegen einer beständigen Antipathie, die sie von Kind an gehabt hat. Die Frau sieht sehr bedenklich und aufmerksam zu und – – was dencken Sie? – gebührt [gebärt] ein Kind mit mangelnden Füßen, und heraushängenden Gedärmen und Eingeweiden, ganz nach seinem untern Theil der ausgeschlachten Gans ähnlich! – [...] Wer sollte den[n] nicht erstaunen? nicht wahr? – Hier sehen Sie die sehr gut getroffene Zeichnung an! – Ich bin gut dafür Sie werden alles finden und auch – *gläubig* werden.[19]

Durch Ironie distanziert sich Heroldt von der hier vorgetragenen Erklärung der Fehlbildung mit einem mütterlichen Versehen, aber er erkennt in der Deutung der Eltern eine Entlastungsstrategie, die auch möglichen Schuldzuweisungen entgegenwirkt. Seine Besorgnis über die zu erwartende Reaktion der Eltern auf die Geburt eines „fehlerhaffte[n] Kind[es]" schildert er, nachdem er als Geburtshelfer die merkwürdige Gestalt des Fötus im Mutterleib ertastet hatte:

> Gern hätte ich es den Eltern verborgen gehalten, weil ich schon der Art Leute Furcht, sich einbildende Schande und unzehlig vorgefaßte Meynungen kenne, allein es wollte sich unter verschiedenen obwaltenden und hier zu verschweigenden Umständen nicht verhalten lassen, weil eine Wechselbalg-Täuscherey auch nicht wohl möglich war. Ich gab ihnen also während der Arbeit durch Diskure [!] zu verstehen, daß, weil es schwer bey der Geburt hielt; es manchmal gar wohl möglich wäre, daß Kinder einige Fehler an sich haben könnten, woran Eltern gar keinen Antheil hätten, und deshalb gar nicht erschrecken, sondern sich gefallen lassen müßten, wenn es die Natur so, und nicht anders gebildet hätte.[20]

Caroline Arni hat in ihrem Aufsatz über das *Unglück des mütterlichen Versehens* von der „Responsibilisierung" der Frau in der Schwangerschaft gesprochen.[21] Die werdende Mutter ist, spätestens wenn sie die ersten Kindsbewegungen wahrnimmt, gleichermaßen für das eigene wie auch das Wohl des in ihrem Leib heranwachsenden Kindes verantwortlich. Ihr Körper als vorübergehender Wohnort des Ungeborenen muss geschont, die Lebensführung dem besonderen Zustand gemäß eingerichtet werden; bestimmte Nahrungsmittel und körperliche Tätigkeiten sind ebenso zu meiden wie gefährliche Orte und Gedanken, die negative Auswirkungen auf das beginnende Leben haben könnten. Ratschläge für Frauen im Zustand der guten Hoffnung finden sich nicht nur in zeitgenössischen Ratgebern, sondern werden auch mündlich von Frau zu Frau weitergegeben.[22]

19 Ebd., S. 43f.

20 Ebd., S. 40.

21 Vgl. Caroline Arni: *Vom Unglück des mütterlichen ‚Versehens' zur Biopolitik des ‚Pränatalen'. Aspekte einer Wissensgeschichte der maternal-fötalen Beziehung*, in: *Biopolitik und Geschlecht. Zur Regulierung des Lebendigen*, hg. v. Eva Sänger u. Malaika Rödel, Münster 2012, S. 44–65, hier S. 60.

22 Vgl. HdA: [Art.] *Schwangerschaft*, in: *Handwörterbuch des deutschen Aberglaubens*, hg. v. Hanns Bächthold-Stäubli u. Eduard Hoffmann-Krayer, *Bd. 7*, Berlin u. Leipzig 1936, S. 1406–1427.

Die mit einem fehlgebildeten Kind niedergekommene Frau musste sich also wegen angenommenen Fehlverhaltens während der Schwangerschaft rechtfertigen. Als entlastend erwies sich die Annahme, nicht ein Verschulden, beispielsweise eine mit Lust verzehrte (verbotene) Speise, sondern der von außen kommende Eindruck wie das zufällige Erblicken eines geschlachteten Tieres habe zu diesem Schicksalsschlag geführt. Damit ist die generelle Fortpflanzungsfähigkeit der Frau und die Qualität ihrer Reproduktionskraft nicht grundsätzlich in Frage gestellt, ein wichtiger Aspekt gerade im Hinblick auf die den Ehemännern eingeräumte Möglichkeit, die Ehefrau wegen Unfruchtbarkeit zu verstoßen. Mit dem Hinweis auf das traumatische Erlebnis wurde das Unglück des fehlgestaltet geborenen Kindes zum passiv erlittenen, und die Vorstellung, dass ein von außen kommender, nicht zu steuernder plötzlicher Einfluss materiell wirksam wurde, erhielt eine therapeutische Funktion.

2 Das Versehen

In einer knapp kommentierenden Fußnote kommt der Journal-Herausgeber Stark – eine medizinische Autorität als Hochschullehrer an der Universität Jena und als Leibarzt Anna Amalias (1739–1804) und Carl Augusts von Sachsen-Weimar-Eisenach (1757–1828) – zu Wort: „Die Freunde des *Versehens* werden in diesem Beyspiel nicht viel Trost finden“[23].

Der von Stark verwendete Begriff des Versehens hatte in Zedlers *Universal-Lexikon* von 1746 einen eigenen Eintrag:

> *Versehen*, (sich an etwas) heisset bey den schwangern Weibern, wenn sie sich bey Anschauung eines und des andern Dinges einen solchen starcken Begriff und Einbildung machen, daß hernach solche Phantasie durch ihre Krafft und Eindrückung bey Bildung und Formirung der Geburt, von solchem vor Augen habenden Gegenstande, der sich bildenden Frucht etwas anklebet und zueignet, z. B. Haasenscharten, Feuermähler u. d. g. wovon schon hin und wieder gehandelt, und die Mittel dargegen angezeigt werden.[24]

Die Vorstellung, dass sich während der Schwangerschaft von außen auf die Mutter einwirkende visuelle Eindrücke oder Phantasien als innere Bilder im Körper des Kindes materialisieren können, war bis ins späte 18. Jahrhundert weit verbreitet.

Die allen physikalischen Gesetzen widersprechenden Vorgänge wie Ankleben und Verschwinden von Materie in der fortgeschrittenen Schwangerschaft veranlasste die akademisch gebildete Medizinerschaft des 18. Jahrhunderts, den Einfluss des Versehens mit der Kraft der Logik zu widerlegen. So argumentiert Stark im Falle des an einer Omphalozele leidenden Mädchens, dass im fünften Monat der Unterleib des Fötus schon ausgebildet und fest sei. Statt eines Versehens solle doch vielmehr von einem

[23] Heroldt: *Widernatürliche Geburt eines monströsen Kindes*, S. 44, Hervorhebung U.E.

[24] Johann Georg Zedler: [Art.] *Versehen*, in: *Grosses vollständiges Universal-Lexicon Aller Wissenschafften und Künste, Welche bißhero durch menschlichen Verstand und Witz erfunden und verbessert worden. Bd. 47 (Ver–Vers.)*, Leipzig u. Halle 1746, S. 906 (Sp. 1785).

unnatürlichen Druck des Uterus oder eine Fehlversorgung ausgegangen werden, vielleicht auch von einer Keimschädigung:

> Die Freunde des Versehens werden in diesem Beispiel nicht viel Trost finden, denn schon in der Zeit, wo die Theile der Frucht völlig ausgebildet und fest sind, nämlich im fünften Monat müßte sich die Frau versehen haben. Wo waren diese in der zweyten Hälfte der Schwangerschaft hingekommen? [...] Warum trift nur der Eindruck die untere Hälfte des Kindes? warum nicht auch die obere Hälfte, die bey der Gans einen [!] Menschen eben so unähnlich ist, als der untere Theil. – Menschen! – sucht die Ursache in Neben-Umständen, in einem wiedernatürlichen Druck, Lage und Mangel des Zuflusses der Säfte, und wenn ihr wollt, lieber in de[m] ersten Keim, der Hindernisse genug hat, sich gehörig zu entwickeln, ehe er zu seiner Reife kam, und nicht in der Einbildung![25]

Trotz der von Stark aufgeführten häufig in die Diskussion gebrachten Argumente war der Glaube ans Versehen auch unter ärztlichen Autoren noch nicht gänzlich ausgerottet. So finden sich in den publizierten ärztlichen Fallvignetten noch häufig Ursachenerklärungen, die ein Versehen an Tieren, Bildern oder kranken Mitmenschen in Erwägung ziehen.[26]

Als drastisches Beispiel für die in diese Richtung gehende Argumentation sei der ärztliche Erklärungsversuch bei dem Fallbericht eines neugeborenen Kindes mit Anenzephalie vorgestellt. Die auf besonders schwere Störungen während der Embryogenese zurückgehende Erkrankung führt zu starken Modifikationen im Bereich des Schädels. Die Schädeldecke ist nicht geschlossen, es fehlen Teile des knöchernen Schädeldaches, der Kopfhaut und des Gehirns. Die Veränderung der Hirnschale und des Gesichts, die abgeflachte Stirn und die zumeist vorstehenden Augen führten wegen der vorgeblichen Ähnlichkeit mit Tieren noch im 18. Jahrhundert zu Bezeichnungen wie Katzenkopf oder Froschgesicht (siehe Abb. 2).

1801 erschien in deutscher Übersetzung die *Abhandlung über eine Misgeburt*, verfasst von dem dänischen Landarzt Jens Bang (1737–1808).[27] Beschrieben wird die Geschichte einer Mutter, die ein Kind mit stark verkürzter Stirn und dem typischen Erscheinungsbild der Anenzephalie geboren hatte. Als Erklärung für die schwere Fehlbildung ihres Kindes gibt die Mutter an, sich an ihrem an Epilepsie leidenden Dienstmädchen versehen zu haben. Dieses stürzte während eines Krampfanfalls und lag „mit stieren, hervorstehenden Augen, offnem Munde und hervorspringender Zunge“[28] auf dem

[25] Heroldt: *Widernatürliche Geburt eines monströsen Kindes*, S. 44f., Fußnote des Herausgebers.

[26] Beispiele bei Soemmerring: *Schriften zur Embryologie und Teratologie*, S. 33–40, 144f. u. 235f.

[27] Soemmerring hatte den Fall, im Original eine in Latein verfasste Publikation *De monstro Hafniae 1767 nato*, in seiner *Misgeburten*-Schrift als Beleg für das häufige Auftreten von Anenzephalien erwähnt (Samuel Thomas Soemmerring: *Abbildungen und Beschreibungen einiger Misgeburten die sich ehemals auf dem anatomischen Theater zu Cassel befanden*, Mainz 1791, S. 8).

[28] Jens Bang: *Abhandlung über eine Misgeburt deren Gehirn in einem Beutel vom Nacken hinunter auf den Rücken hing; nebst Vermuthungen über die Ursachen der Misgeburten, Mut-*

Boden. Das Bild der Anfallkranken habe sich über den Blick der Mutter der Frucht eingeprägt. Bang geht wie die Mutter davon aus, „dass die Einbildungskraft als Ursache der Misgeburt gewirkt habe.“[29] Vielleicht habe sich durch den Anblick der an Epilepsie Leidenden „der Nahrungssaft, welcher zu den Kopfknochen gehen sollte, durch diese Störung und Erschütterung verlohren“. Eine Störung des „Grundkeims“ dagegen hält Bang für ausgeschlossen, da die Mutter bereits ein gesundes Kind habe.[30]

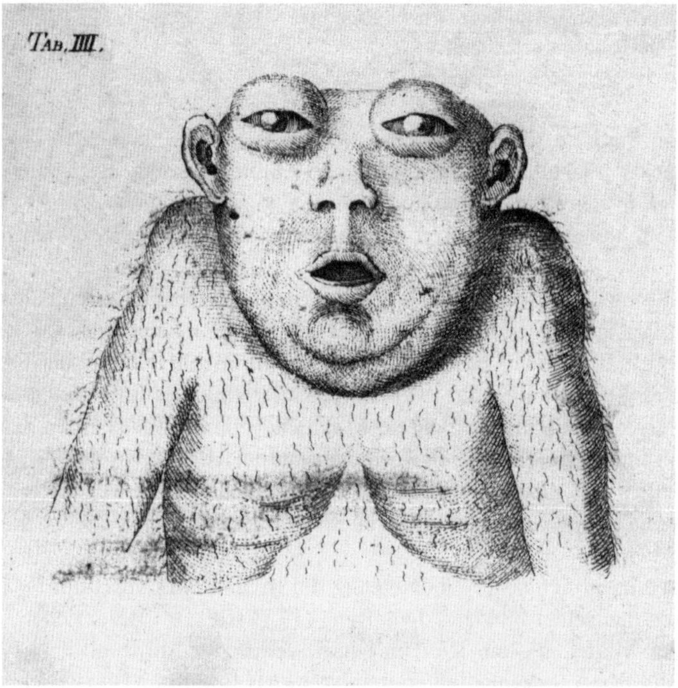

Abb. 2: Abbildung aus Jens Bangs *De monstro Hafniae 1767 nato* (1774)

Zurückgreifend auf weitere Beispiele kindlicher Fehlbildungen – die Kerbe am Ohr eines Kindes durch das Versehen an einer Kriegsverletzung, ein mausförmiges Muttermal durch das Erschrecken an einer über den Arm laufenden Maus –, verwirft Bang deshalb die Theorie vom Fehler im „Grundkeim“, weil nach seiner Meinung erstens „der Schöpfer also in dem ersten Grundkeime dieses Kindes das linke Ohr unvollkom-

termäler und dergl., aus d. Dänischen übers. v. Moritz Heinrich Mendel, mit vier Kupfern, Kopenhagen u. Leipzig 1801, S. 14.

29 Ebd., S. 12.

30 Vgl. ebd., S. 14.

men gebildet haben sollte“ und zweitens alle Kinder, die dem gleichen „Grundkeim“ entstammen, die gleiche Fehlbildung tragen müssten.[31]

Hinter der Idee vom Grundkeim und dem Mangel an Nahrungssaft steht die an der Präformationstheorie angelehnte Vorstellung, Gott habe beim biblischen Schöpfungsakt alle Menschen, auch die in die ferne Zukunft reichenden Generationen, geschaffen und diese der Urmutter Eva bzw. dem Samen Adams eingepflanzt, sodass die in grauer Vorzeit gebildeten und eingeschachtelten Kinderkeime über die Jahrhunderte weitergegeben würden. Änderungen, die insbesondere das nach Gottes Ebenbild geschaffene menschliche Antlitz betreffen und in der Abweichung zu einer Tierähnlichkeit tendieren, erforderten Erklärungen, welche die Theorie der Präformation ergänzten. Diese konnten entweder die Annahme eines Versehens der Mutter oder aber Begründungen sein, die aus dem Gedankengebäude der sich im Verlauf des 18. Jahrhunderts entwickelnden Physiologie speisen: Durch die seelische Erschütterung würde auch der Fluss des Nahrungssaftes gestört oder ganz unterbunden.

Tatsächlich wird die Ursachendiskussion, die Seelenkräfte und Physiologie im Sinne einer Materialisierung psychischer Vorgänge verknüpft, in vielen medizinischen Schriften geführt, wobei entweder die Nerven oder die Blutgefäße für die Weiterleitung zuständig waren.[32] Eine physiologische Begründung für die Wirkung der Einbildungskraft neben dem von Bang vermuteten „Mangel an Nahrungssaft“ lieferte der Physikprofessor Christian Ernst Wünsch (1744–1828) in seinen *Kosmologischen Unterhaltungen für die Jugend* (1780). Nach der Vorbemerkung, dass „Einbildungskraft und Leidenschaften der Schwangern [...], zumal in den erstern Monaten, ungemein heftig auf die Leibesfrucht“ einwirkten, versucht er eine Erklärung von der Wirkung der Einbildungskraft auf den Blutkreislauf zu geben. Sie materialisiere sich über die „Affekte“, speziell über „Angst, Schrecken, Furcht, Aergerniß“. Diese heftigen Gefühle seien,

> wie bekannt, allen Menschen schädlich, weil sie den Lauf des Blutes entweder hemmen, oder übermäßig beschleunigen, und folglich in unseren feinen Adern und Nerven allemal beträchtliche Zerrüttungen anrichten, wenn wir auch gleich schon erwachsen, gesund, und stark, sind. Mithin müssen heftige Affekten die zarten Nerven und Aederchen der Leibesfrucht ohnfehlbar noch weit leichter erschüttern, reitzen, und zerrütten, oder tödten, können, indem sie mit den Nerven und Adern der Mutter ganz sicher genau zusammen hangen, und jeden gewaltigen Reitz oder jede heftige, durch Leidenschaften erregte, Spannung derselben empfinden.
> Wenn sich nun Mütter in den ersten Wochen ihrer Schwangerschaft vor dergleichen gewaltigen Affekten nicht hüten: so können die zarten Nerven und Adern ihrer Kinder an verschiedenen Stellen gar leichte zerrissen, unterbrochen, oder auch in widernatürliche Grenzen ausgedehnet, werden: woraus klar ist, daß die eigentliche schöne menschliche Gestallt [!] bey ihrer ersten Bildung hin und wieder zuweilen allerdings verlöschen kann, zumal wenn die Mütter zu gefühlvoll, zu empfindsam, und von einer zu reitzbare Leibesbeschaffenheit, sind.[33]

[31] Vgl. ebd., S. 14f.

[32] Vgl. Soemmerring: *Schriften zur Embryologie und Teratologie*, S. 35–37.

[33] Christian Ernst Wünsch: *Kosmologische Unterhaltungen für die Jugend. 3. Bd. Von dem Menschen. Mit vielen gemalten Kupfertafeln*, Leipzig 1780, S. 516f.

Als stoffliche Zielpunkte der Krafteinwirkung werden die „Aederchen“ und „Nerven“ der Frucht[34] genannt. Nach dieser Vorstellung würde die psychische Erregung der Mutter sich entweder über die Nervenbahnen als elektrischer Reiz im Sinne des von Francis Glisson (1597–1677) geprägten und Albrecht von Haller präzisierten Begriffs von der Irritabilität[35] fortpflanzen, um am Ende als mechanische Kraft wirksam zu werden, oder sich auf dem Weg der Gefäßverbindung über das Blut dem Kind mitteilen.

Unübersehbar ist bei allen Auseinandersetzungen mit den Phänomenen der Fehlbildung die Suche nach einer Kausalität, die sich von metaphysischen Erklärungsmodellen wie Fingerzeigen Gottes[36] oder dem Beischlaf mit dem Teufel als Geistwesen löst und nach empirisch fassbaren Begründungen sucht. Gegen die Vorstellungen eines Versehens wurde auch die Statistik herangezogen: Dass psychische Affekte wie Ekel, Zorn und Schrecken der Schwangeren das Kind im Mutterleib gefährden können, räumte auch der englische Arzt Jacob (James) Blondel (1666–1734) ein, der mit seinem in vielen Auflagen und Übersetzungen erschienenen Werk *The strength of imagination in pregnant women examin'd*[37] eine Vorreiterrolle im Kampf gegen die Versehenslehre und ihre Vertreter, die „Einbildungskrämer“[38], übernahm. Durch heftige Emotionen könne die Gebärmutter in Konvulsionen versetzt werden, die „das zarte Kind drücket oder zerstoßet, und ihm dadurch Verrenkungen, Beinbrüche, Verstümmelungen, Darmbrüche, mit Blut unterlaufene Mahle u. d. gl. verursachet“,[39] doch sei die Wirkung der Affekte immer nur eine *mittelbare*, indem die Leidenschaften „die Geschwindigkeit und den Umlauf des Bluts, und der Lebensgeister in demselben entweder vermehren oder verringeren.“[40] Nie aber könne sie „in ihren Wirkungen die Gränzen der Seele und des Körpers [...] überschreiten.“[41]

Die Behauptung einer direkten Verknüpfung zwischen dem Versehen als Ursache und der Fehlbildung als deren Ergebnis könne auch deshalb nicht aufrecht erhalten werden, weil die vielen Frauen, die der Macht der Einbildungskraft ausgesetzt seien,

34 Vgl. ebd., S. 518.

35 Der Begriff bezieht sich auf die Fähigkeit der Muskelfasern sich zu verkürzen bzw. von außen kommende Reize zu beantworten. Irritabilität und Sensibilität (ein Phänomen der Empfindung) sind Kennzeichen des Lebendigen.

36 Vgl. Irene Ewinkel: *De monstris. Deutung und Funktion von Wundergeburten auf Flugblättern im Deutschland des 16. Jahrhunderts*, Tübingen 1995 (= Frühe Neuzeit. Studien und Dokumente zur deutschen Literatur und Kultur im europäischen Kontext 23).

37 James Augustus Blondel: *The strength of imagination in pregnant women examin'd, and the opinion, that marks and deformities in children arise from thence, demonstrated to be a vulgar error*, London 1727; dt.: Jakob Blondel [= Blondel, James Augustus]: *Erste Abhandlung über die Einbildungskraft der schwangern Weiber in ihre Leibesfrucht aus dem Englischen des Herrn Jakob Blondel, M. D. übersetzt*, in: *Drey merkwürdige Physikalische Abhandlungen Von der Einbildungskraft Der schwangern Weiber, und derselben Wirkung auf ihre Leibesfrucht. Davon Die zwey ersten aus dem Englischen, die dritte aber aus dem Französischen übersetzt worden*, Straßburg 1756, S. 1–216.

38 Ebd., S. 11.

39 Ebd., S. 17.

40 Ebd., S. 11.

41 Ebd.

dennoch keine Kinder mit Muttermälern oder körperlichen Missbildungen gebären würden.[42] Seine Argumentation unterfütterte Blondel mit den Zahlen der Londoner Geburts- und Sterbeverzeichnisse, aus deren Evidenz er den Schluss zog, dass Anlässe sich zu versehen häufig seien, Missbildungen dagegen selten:

> Ich glaube, daß unter hundert tausend schwangern Frauen zum wenigsten fünf und zwanzig tausend sind, die der Gefahr und der Verwirrung der Einbildung ausgesetzet gewesen, und dannoch kan man aufs höchste nicht mehr als drey hundert ungestaltete oder mit Mählern bezeichnete Kinder finden.[43]

Während sich also die Ärzte durch medizinische Diagnose und Statistik von erschreckenden Ereignissen distanzierten, benötigten die Eltern zur Bewältigung des grausigen Erschreckens bei der Geburt eines oft auch physiognomisch entstellten Kindes eine Erklärung dafür, dass die Gestalt oder das Antlitz ihres Kindes von der elterlichen Vorlage und im schlimmsten Fall von der menschlichen Gestalt abwich. Diese Erklärung musste ihre Schuldgefühle besänftigen, wobei die Annahme eines Versehens insbesondere die für die Unversehrtheit des Ungeborenen verantwortliche Mutter entschuldete. Sowohl der analytischen Haltung der Ärzte als auch der Versehenserklärung der Eltern kam damit eine vergleichbare entlastende Funktion zu.

3 Erzeugungstheorien auf der Grundlage der empirischen Methode

Die medizinische Autorität schlechthin in Deutschland in der Mitte des 18. Jahrhunderts war der aus der Schweiz stammende Anatom, Physiologe und Dichter Albrecht von Haller (1708–1777), der von 1736 bis 1753 an der führenden Aufklärungsuniversität Deutschlands, der Georgia Augusta in Göttingen, lehrte und auch durch seine Sektionen und Vivisektionen bekannt wurde. Gerade die seit der Renaissance praktizierte empirische Methode, verbesserte Präparations- und Untersuchungstechniken sowie die repetitiven Untersuchungen am Objekt, die einen durch Fakten belegbaren gesicherten Wissensbestand errichten sollten, verschafften Haller auch die Deutungshoheit über die Theorien zur Entstehung neuen Lebens.

Hallers Religiosität, die im Sinne eines physikotheologischen Gottesbeweises in der Schöpfung die Weisheit Gottes sah, stärkte die von ihm vertretene Präformationstheorie und machte sie zur zunächst dominierenden Generationstheorie. Zwar hatte der Berliner Caspar Friedrich Wolff (1734–1794) mit den in seiner Dissertation *Theoria generatio-*

42 Blondel errechnete das Verhältnis zwischen den gesunden und kranken Geburten mit dem Ergebnis, dass Missgeburten sehr selten seien. „Ungestalte“ wie Kinder mit Hasenscharte, Mangel oder Unvollkommenheit eines Gliedes seien nicht so selten; „dem aber ohngeachtet sind sie nicht allzugemein: dann unter zweytausend Kindern trift man mit Mühe eines an, so damit behaftet ist.“ (Ebd., S. 41)

43 Ebd., S. 42.

nis von 1759[44] publizierten Beobachtungen schlagkräftige Gegenargumente im Sinne der Epigenesistheorie geliefert, doch wurden seine Schlussfolgerungen von dem einflussreichen Haller an der Verbreitung gehindert.[45] In Kürze dargestellt unterschieden sich die beiden sehr komplexen Theorien dahingehend, dass die Anhänger der Präformation davon ausgingen, dass sämtliche Organismen in ihrer endgültigen Form während des Schöpfungsaktes von Gott geschaffen seien. Entweder in den Spermatozoen, das nahmen die Animalkulisten an, oder im „Ei“, so die Ovisten, sei ein nahezu unendlich kleiner fertiger Organismus eingeschachtelt: „weich, klein und farbelos“[46] und deshalb nahezu unsichtbar. Der Organismus komme durch einen Außenreiz oder durch Einbringung in die nährende Gebärmutter zur Entfaltung. Die empirische Beobachtung und die gleichzeitige Bezugnahme auf die Bibel waren für die Präformisten kein Widerspruch: Sie postulierten, dass Gott bereits bei der Schöpfung im Sinne einer Urfo den ersten Lebewesen, Adam oder Eva, sämtliche nachfolgende Generationen eingepflanzt habe.

Im Gegensatz dazu gingen die Epigenetiker davon aus, dass es sich bei der Embryogenese um eine Neuschöpfung und sukzessive Neuformung aus ungeformter Materie handele („die Erzeugung neuer Theile [...] und eine beliebige Organisation derselben“, schreibt Wolff im dritten Teil seiner *Theoria generationis*[47]).

Nach der Annahme der Präformisten sollten also alle Keime schon von Anbeginn der Welt von Gott geschaffen worden sein. Zahlreiche alltägliche Beobachtungen waren jedoch mit dieser Theorie nicht in Einklang zu bringen, so die Tatsache, dass gewisse, in einer Familie auftretende Ähnlichkeiten, die von beiden Elternteilen herrühren konnten, von Generation zu Generation weitergegeben wurden – oder aber auch verschwinden konnten. Auch die Vielfingrigkeit, die Polydaktylie, war sicherlich nicht auf die Urschöpfung zurückzuführen, sondern wurde, wie man im 18. Jahrhundert bereits wusste, entweder vom Vater oder von der Mutter vererbt.

4 Das Problem der Missgeburten

In der Vorstellung der Präformisten war Fortpflanzung sowohl Art- als auch Formerhaltung. Der den Eltern gleichende oder zumindest ähnelnde Nachwuchs entsprach den

[44] Vgl. Caspar Friedrich Wolff: *Theorie von der Generation in zwo Abhandlungen erklärt und bewiesen*, Berlin 1764, Nachdruck, hg. v. Robert Herrlinger, Hildesheim 1966.

[45] Vgl. Robert Herrlinger: *Einleitung*, in: *Wolff: Theorie von der Generation*, S. 9–18, u. Änne Bäumer-Schleinkofer: *Die Geschichte der beobachtenden Embryologie. Die Hühnchenentwicklung als Studienobjekt über zwei Jahrtausende*, Frankfurt a. M. 1993.

[46] [Albrecht von Haller]: *Alberts von Haller Grundriß der Physiologie für Vorlesungen. Nach der vierten lateinischen mit den Verbesserungen und Zusätzen des Herrn Prof. Wrisberg in Göttingen, vermehrten Ausgabe aufs neue übersetzt, und mit Anmerkungen versehen durch Herrn Hofrath Sömmerring in Mainz, mit einigen Anmerkungen begleitet und besorgt von Philipp Friedrich Meckel, Professor in Halle*, Berlin 1788, S. 654f.

[47] Vgl. Wolff: *Theoria generationis*, § 241, S. 153.

Erwartungen im Sinne einer generativen Kontinuität der Gattung.[48] Die Geburt eines fehlgebildeten, von der menschlichen Form abweichenden Kindes durchbrach diese Regel. Deshalb galten diese Missgeburten als „Wundergeburten“, „Prodigien“ oder „Präsagien“, als von Gott gemachte und den Menschen geschickte Warn- oder Erinnerungszeichen, die gedeutet werden mussten, in der Regel Bezug auf die Erbsünde nahmen und zur Umkehr aufriefen.[49] Die der Empirie verpflichteten Wissenschaftler des 18. Jahrhunderts, die zugleich Anhänger der Präformation waren, mussten schlüssige Erklärungen finden, die sowohl mit dem Glauben an die Urzeugung als auch der sichtbaren Abweichung von der normalen menschlichen Gestalt in Einklang zu bringen waren. Als Ursachen für die Abweichung vom Grundmuster wurden Raumenge im Uterus, Abschnürungen, Zusammenkleben und Verwachsen zweier Keime, Samenüberschuss oder -mangel oder Mangel- oder Überversorgung angegeben, mechanische oder stoffliche Einwirkungen also, die auf den ehemals vollkommenen Keim einwirkten.

Einfacher hatten es die Anhänger der Epigenese. Für sie war das embryonale Material anfangs ungeformt, und das entscheidende Agens der Gestaltgebung war die Kraft, die Wolff als „wesentliche Kraft“ (*vis essentialis*) und der Göttinger Physiologe Johann Friedrich Blumenbach als Bildungstrieb (*nisus formativus*) bezeichnete. Während die Präformisten in ihrer Generationstheorie die Materie in den Fokus der Betrachtungen rückten, war es bei den Epigenetikern die Kraft bzw. ein organischer Trieb, der in der Lage ist, Formveränderungen vorzunehmen.[50]

5 Blumenbachs Theorie vom Bildungstrieb

Im Laufe des 18. Jahrhunderts hatten die Beobachtung der bestimmten Regeln folgenden Weitergabe und Vermischung körperlicher Merkmale, die von beiden Eltern herrührten (Maultiere bei Tieren, sogenannte Mulatten bei Menschen), und zahlreiche Versuche, die von Naturforschern an Pflanzen und Tieren gemacht worden waren, die Annahme einer Präformation mehr und mehr in Frage gestellt.

In seiner Schrift *Über den Bildungstrieb und das Zeugungsgeschäfte* (1781) trug Blumenbach die Untersuchungen seiner naturforschenden Kollegen zusammen und ergänzte sie durch eigene Studien an regenerationsfähigen Süßwasserpolypen *(Hydra)* und der variabel nachwachsenden Brunnenkonferve, einer im Wasser lebenden Grünalge.

[48] Vgl. Ohad Parnes, Ulrike Vedder u. Stefan Willer: *Das Konzept der Generation. Eine Wissenschafts- und Kulturgeschichte*, Frankfurt a. M. 2008, S. 160f.

[49] Vgl. Ewinkel: *De monstris. Deutung und Funktion von Wundergeburten auf Flugblättern im Deutschland des 16. Jahrhunderts.*

[50] Vgl. Wolfgang Kullmann: *Wesen und Bedeutung der ‚Zweckursache‘ bei Aristoteles*, in: *Berichte zur Wissenschaftsgeschichte* 5 (1982), S. 25–39, Peter McLaughlin: *Blumenbach und der Bildungstrieb. Zum Verhältnis von epigenetischer Embryologie und typologischem Artbegriff*, in: *Medizinhistorisches Journal* 17 (1982), S. 357–372 u. Ulrike Enke: *Der ‚Trieb in uns, das Ungebildete zu bilden‘. Der Begriff ‚Bildungstrieb‘ bei Blumenbach und Hölderlin*, in: *Hölderlin-Jahrbuch* 30 (1996/97), S. 102–118.

Er entdeckte, dass es sowohl Pflanzen als auch Tieren bis hin zu Wirbeltieren möglich ist, verloren gegangene Körperteile mehr oder weniger perfekt zu ersetzen, eine Fähigkeit, die als „Regeneration“ bezeichnet wird und eindrucksvoll durch den nachwachsenden Schwanz kupierter Eidechsen demonstriert werden kann. Durch die Eingliederung der Fähigkeit zur Regeneration in ein Fortpflanzungssystem ging Blumenbach über seine der Epigenesistheorie anhängenden Vorgänger wie Caspar Friedrich Wolff hinaus. Die Fähigkeit der Regeneration, die sich auch beim Menschen zum Beispiel bei Verschließung von Wunden durch nachwachsende Haut findet, führte Blumenbach zu der Aussage, dass der Bildungstrieb *lebenslang tätig* sei. Der Organismus sei nicht nur fähig, sich selbst durch Wachstum und Ernährung aufrecht zu erhalten, sondern auch Teile seiner selbst neu zu bilden. Zwar hatte auch der Schweizer Naturforscher Charles Bonnet eine organische Materie vorausgesetzt, die – wie seine Tierversuche mit einer Salamanderart zeigten – beständig wirksam, beständig bereit sei sich zu reproduzieren, doch waren nach Bonnets Vorstellung sowohl die neuen Organismen als auch die regenerierten Gliedmaßen der von ihm untersuchten Amphibien präformiert. Bonnet unterlag also wie alle Präformisten der Vorstellung, dass die regenerationsfähigen Gliedmaßen als ‚Reservekeime‘ in gelatinösem Gewebe präexistierten. Blumenbach dagegen ging davon aus, dass Organismen und deren Teile aus unorganisierter Materie entstehen, die von einem formenden Prinzip, der bildenden Kraft, organisiert wird.

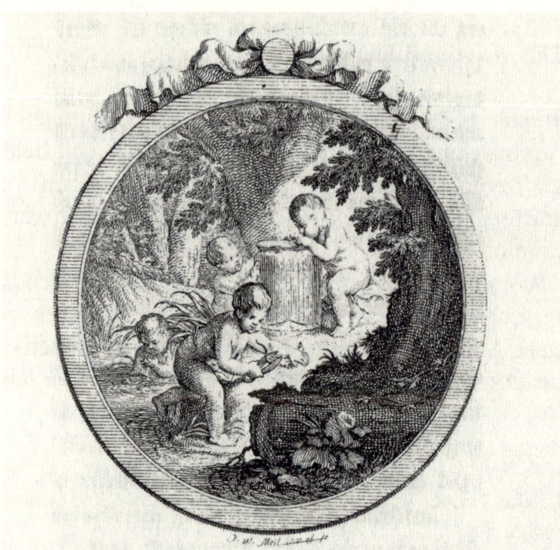

Abb. 3: Titelvignette aus J. Fr. Blumenbachs *Über den Bildungstrieb und das Zeugungsgeschäfte* (1781)

Die Vignette auf dem Titel von Blumenbachs Schrift führt die neue Erkenntnisse einleitenden Untersuchungen bildlich und programmatisch zusammen: Im Vordergrund der Salamander, dessen abgetrennter Schwanz nachwachsen kann, links der Süßwasserpolyp, dessen zerschnittene Teile jeweils ein vollständiges neues Tier bilden, sowie im rechten Hintergrund die Brunnenkonferve, bei der Blumenbach beobachtete, dass die Gestalt und der Prozess der Heranbildung unabänderlich, die Länge und Größe jedoch variabel ist.[51]

Es überrascht nicht, dass Blumenbach auch die Existenz von Missgeburten als Argument für die Bestätigung eines allen Organismen innewohnenden Bildungstriebes heranzog: „die überaus sonderbare, obgleich vielleicht noch wenig bemerkte Aehnlichkeit unter ihnen [den Missgeburten, U. E.], giebt sogar diesem Triebe ein neues und sehr beträchtliches Gewicht.“[52] Ja, Blumenbach spricht von einer „bewundernswürdigen Gleichförmigkeit“ unter ihnen:

> Da die Abweichungen von einer Richtschnur, von einer Wahrheit etc. ins Unendliche variiren können, so scheint es auf den ersten Blick, daß auch bey Bildung der Misgeburten (dieser Abweichungen von der Richtschnur der Natur in Hervorbringung organisirter Körper) eine gleiche endlose und ganz zufällige Mannigfaltigkeit statt haben müsse. Allein bey einer nähern Beleuchtung ergiebt sich vielmehr, daß eine bewundernswürdige Gleichförmigkeit unter den meisten Monstrositäten herscht, und daß folglich auch die Ursachen, die in diesen Fällen dem Bildungstrieb die falsche Richtung geben und dadurch Monstrositäten hervorbringen, dennoch *an sehr bestimmte Gesetze gebunden* [Hervorhebung U.E.] zu seyn scheinen. Wer nur irgend Gelegenheit gehabt hat, eine beträchtliche Anzal von Misgeburten unter einander zu vergleichen, oder wer auch nur die sonst freylich so schaalen sterilen compilirten Bücher davon mit einiger Aufmerksamkeit durchgeblättert hat, dem kan die frappante Gleichheit nicht entgangen seyn, mit welcher diese oder jene Art von Monstrosität sich immer selbst bis auf Kleinigkeiten ähnlich bleibt, so daß die Stücke von so einer Art alle wie aus einer Form gegossen scheinen.[53]

Blumenbachs Buch *Über den Bildungstrieb und das Zeugungsgeschäfte* – in Auszügen bereits 1780 in Georg Christoph Lichtenbergs (1742–1799) *Göttingischem Magazin* veröffentlicht – nimmt in der Diskussion um die Physiologie des Lebens, die Aufrechterhaltung und Veränderung der Art fraglos eine Schlüsselposition ein. Drei Jahre nach Hallers Tod konnte Blumenbach nicht nur aus dem Schatten des großen Vorgängers treten, sondern auch Wolffs Theoriengebäude weiterentwickeln. Für die Kontroverse Präformation contra Epigenese bedeutete das Erscheinen des *Bildungstriebs* einen Wendepunkt hin zur epigenetischen Theorie.[54]

Blumenbachs Betonung der Gleichförmigkeit der Missbildungen wird durch die zahlreichen Fallschilderungen bestätigt. Damit ist ein Paradigmenwechsel in der Betrachtung der Monstrositäten verbunden: An die Stelle der Einzigartigkeit der auf indi-

51 Vgl. Blumenbach: *Über den Bildungstrieb und das Zeugungsgeschäfte*, § 30, S. 55.

52 Ebd., S. 57.

53 Ebd., § 32, S. 57f.

54 Es ist in der Forschung (McLaughlin: *Blumenbach und der Bildungstrieb. Zum Verhältnis von epigenetischer Embryologie* u. Enke: *Der ‚Trieb in uns, das Ungebildete zu bilden‘*) mehrfach darauf hingewiesen worden, dass es keine Epigenese ohne Präformation geben kann. Das gattungsmäßig Mögliche ist in der Natur der Materie vorgegeben, präformiert.

viduellen Schwangerschaftserlebnissen basierenden Versehens-Wirkungen tritt die ‚gesetzmäßige‘, regelhafte Abweichung.

Den visuellen Beweis für Blumenbachs These lieferte zehn Jahre später sein Schüler und späterer Kollege Soemmerring. Soemmerring, der bereits 1788 als Übersetzer von Hallers *Grundriß der Physiologie* ausgerechnet bei Hallers Bekenntnis zur Präformation eine Fußnote zugunsten Blumenbachs „sinnreichen Bemerkungen über den bildenden Trieb der Natur“[55] eingefügt hatte,[56] stellte mit seinem Buch über die Missgeburten eine ins Bild gesetzte Reihe anenzephaler Fehlbildungen mit zunehmender Gesichts- und Kopfdoppelung vor. Zugleich setzte er mit dieser Schrift Blumenbachs Forderung nach Vergleich der Präparate und aufmerksamem Lektürestudium um.[57]

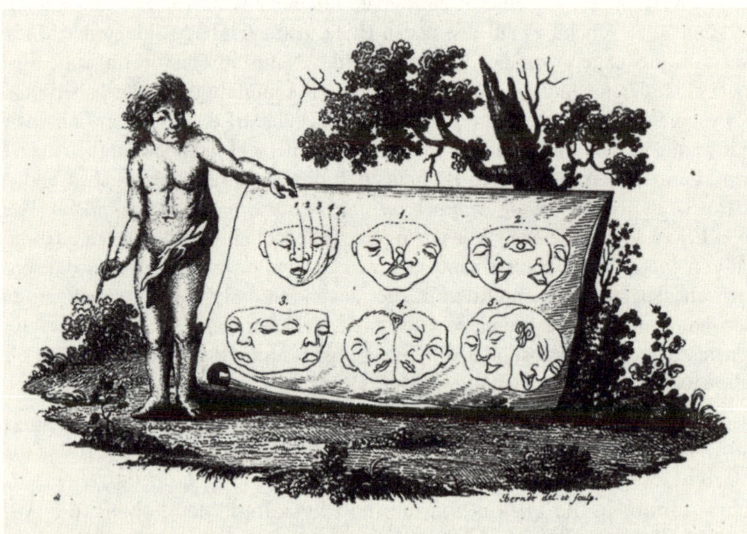

Abb. 4: Titelvignette aus S. Th. Soemmerrings *Abbildungen und Beschreibungen einiger Misgeburten* (1791)

Beim Sichten der Literatur, dem Auswerten der reichen Quellen und Fallberichte sowie durch die Auswertung der eigenen anatomischen Präparate kam Soemmerring ebenfalls zu dem Ergebnis, „daß auch selbst in den Misbildungen die Natur im Wesentlichen eine gewisse Ordnung, einen bestimmten Gang und Einförmigkeit beobachtet, und daß, so wie in Krankheiten, die Natur nicht bis ins Unendliche spielt.“[58] Zum Beweis dieser

55 [Albrecht von Haller]: *Alberts von Haller Grundriß der Physiologie für Vorlesungen*, S. 654.

56 Vgl. Ulrike Enke: *Einleitung*, in: Soemmerring: *Schriften zur Embryologie und Teratologie*, S. 1–110, hier S. 14.

57 Vgl. Blumenbach: *Über den Bildungstrieb und das Zeugungsgeschäfte*, S. 58.

58 Soemmerring: *Abbildungen und Beschreibungen einiger Misgeburten*, § 91, S. 38.

Einförmigkeit verwies er nicht nur auf die auffallende Ähnlichkeit zwischen anenzephalen Früchten, sondern visualisierte die von ihm postulierten Gesetzmäßigkeiten, indem er sie in einer Stufenfolge auf der Titelvignette seiner *Misgeburten*-Schrift darbot.[59]

Es sind nicht nur Soemmerrings eigene Fallbeispiele, die ihn zu der Feststellung veranlassten:

> Wider die Meynung von der Wirkung der Einbildungskraft, oder das sogenannte Versehen schwangerer Weiber, dienen diese Misgeburten als die stärksten, unwiderleglichsten Beweise, die ich nur kenne. [...] Mit vier an konkreten Fällen ausgerichteten Begründungen unterstützt er seine Thesen, wobei er auch mit der von ihm bevorzugten Methode des In-Augenschein-Nehmens und der genauen Beobachtung argumentiert:
> Habe ich Gelegenheit gehabt, die berühmtesten Misgeburten, die man der Welt als Wirkungen der Einbildungskraft zeigte, zu sehen, und fand beym Beschauen doch auch nicht die allermindeste Aehnlichkeit zwischen der Sache, an der sich die Mutter versehen haben sollte, und der Verunstaltung solcher Kinder; sondern sah, daß wenigstens so viele Einbildungskraft dazu gehörte, diese Aehnlichkeit zu finden, als wohl schwerlich die Verfechter und Verfechterinnen zur Hervorbringung selbst solcher Misgeburten erfordern.[60]

Für Soemmerring ist das Versehen ein auch von „seynwollende[n] Gelehrte[n]“ tradierter Aberglauben, er prognostiziert daher, dass „der Glaube ans Versehen [...] wie der Glaube an Hexengeschichtchen, mit der Aufklärung ab und zu[nimmt], welches freylich nach Ländern und Köpfen verschieden ist.“[61]

Die Gründe für die Überlieferungsdichte im Umfeld der Missgeburten-Forschung des ausgehenden 18. Jahrhunderts sind im Bestreben der naturwissenschaftlich ausgerichteten medizinischen Forschung zu sehen, über den Einzelfall hinaus möglichst viele Daten zu sammeln, um durch die Korrelation verschiedener Faktoren zu neuen Erkenntnissen zu erlangen. Die in der Folge einsetzende intensive empirische Untersuchung der ins Auge stechenden „Abweichungen von der Richtschnur der Natur“, wie sie eine nächste Generation von Embryologen wie Johann Friedrich Meckel der Jüngere (1781–1833) und Friedrich Tiedemann (1781–1861) betrieb, öffnete gleichzeitig auch die Tür zu einer durch den Einsatz immer leistungsstärkerer Mikroskope unterstützten systematische Embryologie. Diese wurde im 19. Jahrhundert weiterentwickelt durch Mediziner wie Christian Heinrich Pander (1794–1865) mit seiner Entdeckung der drei embryonalen Keimblätter, Karl Ernst von Baer (1782–1876) als Erstbeschreiber des Säugereies sowie dem vergleichenden Embryologen Theodor Ludwig Wilhelm Bischoff (1807–1882).

59 Vgl. Abb. 4.

60 Samuel Thomas Soemmerring: *Icones embryonum humanorum*, Frankfurt a. M. 1799, § 82, S. 32.

61 Ebd., § 83, S. 33.

6 Statt eines Fazits: Das neue Wissen in der ‚schönen Literatur'

Die Imaginationen und Phantasien, die im Umkreis der ungeborene Leibesfrucht sprossen, wurden zumindest in den sich auf empirische Methoden stützenden Verfahren mehr und mehr durch das mithilfe technischer Hilfsmittel erzeugte Bild,[62] das Experiment und verfeinerte Untersuchungsmethoden ersetzt. Dass die neuen, durch Blumenbachs theoretische Schriften und Soemmerrings Visualisierung in die Öffentlichkeit gebrachten Ideen von der Entstehung der Missgeburten auch in der literarischen Öffentlichkeit auf fruchtbaren Boden fielen und poetisch rezipiert wurden, zeigt die vom gebildeten Jean Paul (1763–1825) 1809 in die Welt gesetzte Romanfigur des Doktor Katzenberger, der, wie „[j]eder der Humoristen in Jean Pauls Romanen", ein medizinisches Studium absolviert hat.[63]

Katzenberger, auf der Jagd nach tierischen Monstrositäten und bewaffnet mit Soemmerrings *Misgeburten*-Schrift und seiner eigenen *De monstris epistola*, doziert:

> Alles Leben auch nur *einer* Minute, hat ewige Gesetze hinter sich; und ein Monstrum ist bloß ein Gesetzbuch mehrerer föderativen Staatkörperchen auf einmal; auch die unregelmäßigste Gestalt bildete sich nach den regelmäßigsten Gesetzen ([denn] unregelmäßige Regeln sind Unsinn).[64]

Damit folgt Jean Paul, mit dem medizinischen Wissen seiner Zeit poetisch experimentierend und die wissenschaftlichen Diskussionen popularisierend,[65] seinem Zeitgenossen Soemmerring, der sich in seiner Abhandlung von den *Misgeburten* vehement gegen das Versehen der Mütter, die Einbildungskraft oder sonstige mächtige Phantasiewirkungen einsetzte. Auch die Abweichungen unterliegen Gesetzen, das weiß Jean Paul und mit ihm sein Doktor, „eine bewundernswürdige Gleichförmigkeit [herrscht] unter den meisten Monstrositäten"[66]. Diese Erkenntnis dient der Entzauberung des Geschehens im Mutterleib und überführt zumindest im akademischen Umfeld die sich um die Embryogenese rankenden Geheimnisse in das kühle Reich der Fakten und der empirischen Naturwissenschaft. Den satirischen Schriftsteller Jean Paul hindert dies allerdings nicht daran, seinen fiktiven Missgeburtenforscher Dr. Katzenberger in der eigenen Familie mit der erhofften Wirkung des Versehens experimentieren zu lassen, wie die Ansprache an Tochter Theoda zeigt:

62 Vgl. ebd.

63 Vgl. Maximilian Bergengruen: *Vivisektionen des Humors in Jean Pauls Dr. Katzenbergers Badereise*, *Anatomie: Sektionen einer medizinischen Wissenschaft im 18. Jahrhundert*, hg. v. Jürgen Helm u. Karin Stukenbrock, Stuttgart 2003, S. 271–291, hier S. 271.

64 Jean Paul: *Dr. Katzenbergers Badereise nebst einer Auswahl verbesserter Werkchen* [1809], in: *Sämtliche Werke. Abt. I, Bd. 6,* hg. v. Norbert Miller, Darmstadt 2000, S. 77–363, hier S. 128.

65 Vgl. Friedrich Vollhardt: *Wissen in Literatur im 19. Jahrhundert. Zur Einführung in den Band*, in: *Wissen in Literatur im 19. Jahrhundert*, hg. v. Lutz Danneberg u. a., Tübingen 2002, S. 1–6.

66 Blumenbach: *Über den Bildungstrieb und das Zeugungsgeschäfte*, S. 57.

> [I]ch will dirs nicht verstecken, Theoda – da die Sache aus reiner Wissenschaftliebe geschah und ich gerade an der Epistel de monstris schrieb –, daß ich an deiner sel. Mutter während ihrer guten Hoffnung eben nicht sehr darauf dachte, aufrechte Tanzbären, Affen oder kleine Schrecken und meine Kabinetts-Pretiosen fern von ihr zu halten, weil sie doch im schlimmsten Falle bloß mit einem monstrosen Ehesegen mein Kabinett um ein Stück bereichert hätte; aber *leider*, hätt' ich beinah' gesagt, aber gottlob sie bescherte mir dich als eine Bestätigung der Lavaterschen Bemerkung, daß die Mütter, die sich in der Schwangerschaft vor Zerrgeburten am meisten gefürchtet, gewöhnlich die schönsten gebären.[67]

7 Literatur und Quellen

Arni, Caroline: *Vom Unglück des mütterlichen ‚Versehens' zur Biopolitik des ‚Pränatalen'. Aspekte einer Wissensgeschichte der maternal-fötalen Beziehung*, in: *Biopolitik und Geschlecht. Zur Regulierung des Lebendigen*, hg. v. Eva Sänger u. Malaika Rödel, Münster 2012, S. 44–65.

Bang, Jens: *Abhandlung über eine Misgeburt deren Gehirn in einem Beutel vom Nacken hinunter auf den Rücken hing; nebst Vermuthungen über die Ursachen der Misgeburten, Muttermäler und dergl.*, aus d. Dänischen übers. v. Moritz Heinrich Mendel, mit vier Kupfern, Kopenhagen u. Leipzig 1801.

Bang, Jens: *De monstro Hafniae 1767 nato. Auctore Iano Bang*, in: *Societatis medica Hafniensis Collectanea. Vol. I*, Kopenhagen 1777, S. 92–94.

Bäumer-Schleinkofer, Änne: *Die Geschichte der beobachtenden Embryologie. Die Hühnchenentwicklung als Studienobjekt über zwei Jahrtausende*, Frankfurt a. M. 1993.

Bergengruen, Maximilian: *Vivisektionen des Humors in Jean Pauls Dr. Katzenbergers Badereise*, in: *Anatomie: Sektionen einer medizinischen Wissenschaft im 18. Jahrhundert*, hg. v. Jürgen Helm u. Karin Stukenbrock, Stuttgart 2003, S. 271–291.

Blondel, Jakob [= Blondel, James Augustus]: *Erste Abhandlung über die Einbildungskraft der schwangern Weiber in ihre Leibesfrucht aus dem Englischen des Herrn Jakob Blondel, M. D. übersetzt*, in: *Drey merkwürdige Physikalische Abhandlungen Von der Einbildungskraft Der schwangern Weiber, und derselben Wirkung auf ihre Leibesfrucht. Davon Die zwey ersten aus dem Englischen, die dritte aber aus dem Französischen übersetzt worden*, Straßburg 1756, S. 1–216.

Blondel, James Augustus: *The strength of imagination in pregnant women examin'd, and the opinion, that marks and deformities in children arise from thence, demonstrated to be a vulgar error*, London, 1727.

Blumenbach, Johann Friedrich: *Über den Bildungstrieb und das Zeugungsgeschäfte*, Göttingen 1781, mit einem Vorwort u. Anmerkungen v. Lázkó v. Károlyi, Stuttgart 1971.

Enke, Ulrike: *Der ‚Trieb in uns, das Ungebildete zu bilden'. Der Begriff ‚Bildungstrieb' bei Blumenbach und Hölderlin*, in: *Hölderlin-Jahrbuch* 30 (1996/97), S. 102–118.

Enke, Ulrike: *Einleitung*, in: Samuel Thomas Soemmerring: *Schriften zur Embryologie und Teratologie. Werke, Bd. 11*, hg. v. Ulrike Enke, Basel 2000, S. 1–110.

67 Jean Paul: *Dr. Katzenbergers Badereise,* S. 129.

Enke, Ulrike: *Embryologie und Fehlbildungslehre im 18. und frühen 19. Jahrhundert – Präparate aus der Sammlung des Museum Anatomicum*, in: *Das Marburger Medizinhistorische Museum Museum Anatomicum*, hg. v. Kornelia Grundmann u. Gerhard Aumüller, Marburg 2012 (= Marburger Stadtschriften zur Geschichte und Kultur 98), S. 97–118.

Ewinkel, Irene: *De monstris. Deutung und Funktion von Wundergeburten auf Flugblättern im Deutschland des 16. Jahrhunderts*, Tübingen 1995 (= Frühe Neuzeit. Studien und Dokumente zur deutschen Literatur und Kultur im europäischen Kontext 23).

Frey, Christiane: *Fallgeschichte*, in: *Literatur und Wissen: Ein interdisziplinäres Handbuch*, hg. v. Roland Borgards u. a., Stuttgart 2013, S. 282–287.

[Haller, Albrecht von]: *Alberts von Haller Grundriß der Physiologie für Vorlesungen. Nach der vierten lateinischen mit den Verbesserungen und Zusätzen des Herrn Prof. Wrisberg in Göttingen, vermehrten Ausgabe aufs neue übersetzt, und mit Anmerkungen versehen durch Herrn Hofrath Sömmerring in Mainz, mit einigen Anmerkungen begleitet und besorgt von Philipp Friedrich Meckel, Professor in Halle*, Berlin 1788.

HdA: [Art.] *Schwangerschaft*, in: *Handwörterbuch des deutschen Aberglaubens*, hg. v. Hanns Bächthold-Stäubli u. Eduard Hoffmann-Krayer, *Bd. 7*, Berlin u. Leipzig 1936, S. 1406–1427.

Heroldt, Christoph: *Widernatürliche Geburt eines monströsen Kindes*, in: *Johann Christ. Starke's Archiv für die Geburtshülfe, Frauenzimmer- und neugebohrner Kinder-Krankheiten.* 1. Stück mit Kupfern. Jena 1787, S. 37–47.

Herrlinger, Robert: *Einleitung*, in: *Caspar Friedrich Wolff: Theorie von der Generation in zwo Abhandlungen erklärt und bewiesen, Berlin 1764*, hg. v. Robert Herrlinger, Hildesheim 1966.

Jean Paul: *Dr. Katzenbergers Badereise nebst einer Auswahl verbesserter Werkchen* [1809], in: *Sämtliche Werke. Abt. I, Bd. 6*, hg. v. Norbert Miller, Darmstadt 2000, S. 77–363.

Kullmann, Wolfgang: *Wesen und Bedeutung der ‚Zweckursache' bei Aristoteles*, in: *Berichte zur Wissenschaftsgeschichte* 5 (1982), S. 25–39.

McLaughlin, Peter: *Blumenbach und der Bildungstrieb. Zum Verhältnis von epigenetischer Embryologie und typologischem Artbegriff*, in: *Medizinhistorisches Journal* 17 (1982), S. 357–372.

Parnes, Ohad, Ulrike Vedder u. Stefan Willer: *Das Konzept der Generation. Eine Wissenschafts- und Kulturgeschichte*, Frankfurt a. M. 2008.

Schuchard, Jutta: *Kassel und sein Theatrum Anatomicum*, in: *Samuel Thomas Soemmerring. Naturforscher der Goethezeit in Kassel*, hg. v. Manfred Wenzel, Kassel 1988 (= Kassel trifft sich – Kassel erinnert sich), S. 36–51.

Soemmerring, Detmar Wilhelm: *Catalogus musei anatomici quod collegit Samuel Thomas de Soemmerring*, Frankfurt a. M. 1830.

Soemmerring, Samuel Thomas: *Abbildungen und Beschreibungen einiger Misgeburten die sich ehemals auf dem anatomischen Theater zu Cassel befanden*, Mainz 1791.

Soemmerring, Samuel Thomas: *Icones embryonum humanorum*, Frankfurt a. M. 1799.

Soemmerring, Samuel Thomas: *Schriften zur Embryologie und Teratologie. Werke, Bd. 11*, hg. v. Ulrike Enke, Basel 2000.

Vollhardt, Friedrich: *Wissen in Literatur im 19. Jahrhundert. Zur Einführung in den Band*, in: *Wissen in Literatur im 19. Jahrhundert*, hg. v. Lutz Danneberg u. a., Tübingen 2002, S. 1–6.

Wolff, Caspar Friedrich: *Theoria generationis*, Halle 1759, Nachdruck Hildesheim 1966.

Wolff, Caspar Friedrich: *Theorie von der Generation in zwo Abhandlungen erklärt und bewiesen*, Berlin 1764, Nachdruck Hildesheim 1966.

Wünsch, Christian Ernst: *Kosmologische Unterhaltungen für die Jugend. 3. Bd. Von dem Menschen. Mit vielen gemalten Kupfertafeln*, Leipzig 1780.

Zedler, Johann Georg: [Art.] *Versehen*, in: *Grosses vollständiges Universal-Lexicon Aller Wissenschafften und Künste, Welche bißhero durch menschlichen Verstand und Witz erfunden und verbessert worden, Bd. 47 (Ver–Vers.)*, Leipzig u. Halle 1746, S. 906 (Sp. 1785).

CHRISTINE MARKS

Male Imagination and Reproductive Power in the Late Eighteenth Century: Erasmus Darwin's *Zoonomia*

The potent wish in the productive hour
Calls to its aid Imagination's power,
O'er embryon throngs with mystic charm presides,
And sex from sex the nascent world divides, […].[1]

In his *Making Sex: Body and Gender from the Greeks to Freud* (1990), Thomas Laqueur notes a paradigmatic shift in the Western perception of human sexuality in the late 18th century, moving from a model of hierarchically ordered sameness to one of incommensurable difference. While the female sex used to be regarded as a less perfect, inverted homologue of the male sex, the new model of sexual difference cast women as biologically opposite to men, as Other. Contributing to this seismic shift, Laqueur argues, was the landmark discovery that women did not need an orgasm in order to conceive.[2] Women's inner states, which had long been thought pivotal in shaping the embryo through maternal impression, were thus deemed far less influential during the moment of conception, which now depended entirely on the male. This expendability of any kind of stimulation on the mother's side entailed a loss of female control over the reproductive process that coincided with a rising focus on male power of creation and imagination in the Romantic era.

Romanticism, as Marie Hélène Huet has suggested, "reassigned the *vis imaginativa* to the father alone. Romantic aesthetics reaffirmed the seductive power of the monstrous as aberration, and the creative role of the scientist, or the , as visible father"[3]. Denise Gigante observes a movement toward vitality and power in Romantic aesthetics that was mirrored in Romantic life science,[4] which she regards as constitutive for a dramatic reorientation in the era's understanding of monstrosity: "once life came to be seen as power, monstrosity came to represent life's relentless fecundity and 'the monstrous' a mode of uncontainable vitality"[5]. The shift toward male control of creation – both physical and imaginative – emerged in the midst of a clash between stagnation and movement that pervaded the worlds of science and art in 18th-century Europe. As Catherine Packham reflects in her study on *Eighteenth-Century Vitalism*, "'Life' itself began

1 Erasmus Darwin: *The Temple of Nature; or, the Origin of Society*, Baltimore 1804, p. 67.
2 See Thomas Laqueur: *Making Sex: Body and Gender from the Greeks to Freud*, Cambridge 1990, p. 4.
3 Marie Hélène Huet: *Monstrous Imagination*, Cambridge 1993, p. 8.
4 See Denise Gigante: *Life: Organic Form and Romanticism*, New Haven 2009, p. 3f.
5 Ibid., p. 6.

to look rather different: no longer a physical entity passively carrying out the orders of reason, but a fluid, constant, dynamic, changeable and ultimately elusive force, existing and communicating throughout a vitally animated body"[6]. If life, as both Romantics and progressive scientists held, was developing and protean rather than structured and permanent, then new possibilities for human agency emerged. In light of this newfound human impact on the progression of life, the reproductive process had to be revisited for its potential of human creativity and agency.

It seems little accident, then, that the English physician and poet Erasmus Darwin (1731–1802) emphasized the paternal imagination's influence on the creation of offspring in his major treatise on animals, humans, plants, and medicine, *Zoonomia*. This work, compiling descriptions of diseases such as small pox, scarlet fever, measles, mumps, as well as emotional states like melancholia, anger, boredom, and sentimental love, appeared first in 1794 and went through a series of revisions. Darwin's ambitious goal was to "bind together the scattered facts of medical knowledge, and converge into one point of view the laws of organic life"[7]. Darwin's conviction that "the world has long been mistaken in ascribing great power to the imagination of the female, whereas from this account of it, the real power of imagination, in the act of generation, belongs solely to the male"[8] was emblematic of the immense shifts brought about by both the rise of Romanticism and scientific discoveries in the late 18th century. Darwin's ideas regarding the role of the imagination in reproduction, shifting emphasis away from the mother's imagination towards the father's imaginative power, reflect changing conceptions of creativity, sex, and gender at the turn of the 18th century. Not only do his reflections echo his contemporary Jean-Baptiste Lamarck's ideas on transgenerational inheritance of acquired traits, but they also foreshadow his grandson Charles' major discoveries on evolution, and even today's findings in epigenetics, ultimately transcending boundaries between mind and body as well as nurture and nature.

In *Zoonomia,* Darwin distinguishes two kinds of monstrous births: one caused by excess or lack of nourishment in the mother's womb, which results in duplication or absence of limbs, and one caused by paternal imagination, which leads to a reorganization of body parts. His theory presents the paternal imagination as the sole determining factor in the creation of the embryo, diminishing the maternal imagination to a potential source of interfering with the embryo's generation or nourishment. As Daryl Ogden proclaims in his study *The Language of the Eyes: Science, Sexuality, and Female Vision in English Literature and Culture, 1690–1927*, Darwin "excluded the eyes of women from the scopic regime of sexuality"[9]. Ogden reads *Zoonomia* as "a culmination of 18th-century English ideas about vision, gender, and sexuality because it absolutely collapses the distance between male vision and sexual reproduction and completely disregards

6 Catherine Packham: *Eighteenth-Century Vitalism: Bodies, Culture, Politics*, Basingstoke 2012, p. 19.

7 Erasmus Darwin: *Zoonomia; or, the Laws of Organic Life*, London 1794, p. 2.

8 Ibid., p. 524.

9 Daryl Ogden: *The Language of the Eyes: Science, Sexuality, and Female Vision in English Literature and Culture, 1690–1927*, Albany 2005, p. 73.

female vision"[10]. Contrary to the contested model of maternal impression,[11] Darwin proposed a theory of reproduction that foregrounded the paternal imagination and eradicated the power of the female gaze.

1 Erasmus Darwin: Bridging Enlightenment and Romanticism

Darwin was in the truest sense of the word a polymath – a physician, scientist, inventor, and poet, as well as one of the founding members of the Lunar Society of Birmingham (a group of scientists and inventors, including, for example, James Watt). Michael Page argues that, because of his involvement in the Lunar Society, Darwin was at the heart of a group of people whose ideas would advance society toward the Industrial Revolution,[12] even calling him "the prophet for the scientific worldview that came to dominate the nineteenth and twentieth centuries"[13]. Darwin's inventions included a speaking machine and a horizontal windmill, telescopic candlesticks, and an artificial bird with wings that flapped. Darwin also had great interest in botany: He cultivated a botanical garden, was one of the founding members of the Botanical Society of Lichfield, translated the Swedish botanist Carl Linnaeus' works, and wrote a set of two poems entitled *The Botanic Garden.*[14]

While one can safely describe Darwin as an embodiment of the Enlightenment, he also had significant influence on Romantic poets like William Blake, Samuel Taylor Coleridge, and Percy Bysshe Shelley.[15] Indeed, Samuel L. Coleridge visited Erasmus

[10] Ibid.

[11] Exemplary of the controversy about the role of the maternal imagination in shaping the embryo is the conflict between the English surgeon Daniel Turner and the Paris born physician James Augustus Blondel, both members of the College of Physicians of London. Turner, in *De Morbis Cutaneis: A Treatise of Diseases Incident to the Skin* (3rd ed., London 1726) holds that the mother's imagination is responsible for the child's birthmarks. Awed by, as highlighted in the title of Chapter XII, "the strange and almost incredible Power of Imagination, more especially in pregnant Women" (ibid., p. 155), he contends that the embryo receives "*Stigmata* […] impress upon its Body at the Time of Conception, as well as afterwards, by the sole Virtue of the Mother's *Fancy*" (ibid., p. 162). Blondel vehemently opposed this position in *The strength of imagination in pregnant women examin'd, and the opinion, that marks and deformities in children arise from thence, demonstrated to be a vulgar error*, London 1727. See also Barbara Maria Stafford: *Body Criticism: Imaging the Unseen in Enlightenment Art and Medicine*, Cambridge 1991, p. 314f. and Huet: *Monstrous Imagination*, pp. 64–67.

[12] See Michael Page: *The Darwin before Darwin: Erasmus Darwin, Visionary Science, and Romantic Poetry*, in: *Papers on Language and Literature* 41.2 (2005), p. 146–169, here p. 146.

[13] Ibid., here p. 147.

[14] See Maureen McNeil: *Under the Banner of Science: Erasmus Darwin and His Age*, Manchester 1987, p. 2.

[15] See Patricia Fara: *Erasmus Darwin: Sex, Science, and Serendipity*, Oxford 2012, p. 25. See also Desmond King-Hele: *Introduction*, in: *Charles Darwin's The Life of Erasmus Darwin* [1879], ed. by Desmond King-Hele, Cambridge 2004, p. ix.

Darwin in 1796,[16] and William Wordsworth ordered a copy of *Zoonomia* before the publication of the *Lyrical Ballads*.[17] Communicating scientific insight through poetry in texts like "The Temple of Nature," Darwin's work presented a rare union of the "two cultures,"[18] conjoining "scientific reasoning and the poetic imagination"[19]. To literary scholars, Darwin may be known through Mary Shelley's preface to the 1831 edition of *Frankenstein* – another Romantic myth of male creation.[20]

Darwin's progressive ideas, delineating life as a flexible and constantly evolving force, placed him in a precarious position in late 18th-century England, drawing criticism from conservatives for his potential alignment with Jacobinism and atheism.[21] Allison Dushane observes that "In *Zoonomia*, Darwin posits human identity as a materially driven work in progress and makes the case for a self-generating universe, within which the human self is not a pre-existing, immutable free agent, but a subject that participates in its own process of development, a part subject to the forces of a larger whole"[22]. The tension between an ordered, stagnant structure and a new, more dynamic conception of life, closely tied to the tension between Enlightenment reason and Romantic emotion, was also represented through two opposed camps in the field of reproductive theory in the 17th and 18th centuries: preformationism and epigenesis. Preformationists argued that the individual developed from a preformed miniature version that simply needed to unfold and grow into an adult individual. While one branch of preformationism held that this miniature organism emerged from the male sperm, the other favored the female egg as the vessel of the miniature homunculus, or animalcule. Nicolaas von Hartsoeker believed to see these miniature creatures when looking at sperm

16 Charles Darwin: *Charles Darwin's The Life of Erasmus Darwin*, p. 18.

17 For an analysis of *Zoonomia*'s influence on *Lyrical Ballads* and Wordsworth's poetics, see Ogden: *The Language of the Eyes*, pp. 82–87 and Gavin Budge: *Romanticism, Medicine, and the Supernatural: Transcendent Vision and Bodily Spectres 1789–1852*, Basingstoke 2012, pp. 48–76.

18 Packham points out that Wordsworth's conception of the "Man of Poetry" and the "Man of Science" in his Preface to the *Lyrical Ballads* can be read as the beginning of the "two cultures" (Packham: *Eighteenth-Century Vitalism: Bodies, Culture, Politics*, p. 156). See also Sharon Ruston: *Creating Romanticism: Case Studies in Literature, Science and Medicine of the 1790s*, Basingstoke 2013, pp. 7–27.

19 Noel Jackson: *Rhyme And Reason: Erasmus Darwin's Romanticism*, in: *Modern Language Quarterly* 70.2 (2009), pp. 171–194, here p. 175.

20 Ruston draws a connection between Darwin's monsters, Mary Shelley's *Frankenstein* (as in the text of the novel), and Victor Frankenstein's monstrous creature. Michael Page (2005) reads Darwin as Victor Frankenstein's polar opposite. For an analysis of Darwin's influence on Shelley, see also C. U. M. Smith: *A Strand Of Vermicelli: Dr Darwin's Part In The Creation Of Frankenstein's Monster*, in: *Interdisciplinary Science Reviews* 32.1 (2007), pp. 45–53.

21 See Allison Dushane: *'Mere Matter': Causality, Subjectivity and Aesthetic Form in Erasmus Darwin*, in: *Romanticism and Victorianism on the Web* 59 (2009), http://www.erudit.org (last retrieved on 14 August 2014), n. pag.

22 Ibid.

through a microscope in 1694.[23] Supporters of epigenesis, on the other hand, emphasized the gradual production, differentiation, and generation of living organisms from an originally homogenous state. The English physician William Harvey (1578–1657), a follower of Aristotle's theory of generation, was the first modern proponent of this idea, arguing in his *Exercitationes de generatione animalium* (1651) that all organisms developed from an undifferentiated state into increasingly complex structures.[24]

Darwin clearly favored generation and differentiation over the predetermined stability of preformationism. In *Zoonomia*, he writes:

> Many ingenious philosophers have found so great difficulty in conceiving the manner of the reproduction of animals, that they have supposed all the numerous progeny to have existed in miniature in the animal originally created; and that these infinitely minute forms are only evolved or distended, as the embryon increases in the womb. This idea, besides its being unsupported by any analogy we are acquainted with, ascribes a greater tenuity to organized matter, than we can readily admit [...].[25]

This passage makes evident Darwin's progressive thought on human development, which favored evolutionary processes over stagnant expansion of preformed organisms. Darwin rejects the preformationist idea of embryos as miniature organisms that only "distend" rather than gaining in complexity as they develop in the womb. As evidence against this theory, Darwin cites various occurrences of regrowth of missing limbs, new growths in diseases like cancer, or the production of "mule-animals [...], which partake of the forms of both the parents"[26].

[23] See Jane Maienschein: *Epigenesis and Preformationism*, in: *The Stanford Encyclopedia of Philosophy* (Spring 2012 Edition), ed. by Edward N. Zalta, http://plato.stanford.edu (last retrieved on 14 August 2014).

[24] See Shirley A. Roe: *Matter, Life, and Generation: Eighteenth-Century Embryology and the Haller-Wolff Debate*, Cambridge 1981, pp. 1–3 and Renato G. Mazzolini: *Epigenesis and Preformation*, in: *The Oxford Companion to the History of Modern* Science, ed. by J. L. Heilbron, Oxford 2003, p. 271.

[25] Darwin: *Zoonomia; or, the Laws of Organic Life*, p. 489f.

[26] Ibid., p. 490.

2 Male and Female Influences on the Embryo in *Zoonomia*

To promote the idea of male creativity as well as a notion of epigenetic flexibility, Darwin differentiates between the male and female influence on the embryo, with significant developments unfolding in the mother's womb. As he expresses, "hence, though the original stamen or living ens was derived totally from the father, yet new irritabilities or sensibilities being excited, a change of form corresponding with them will be produced"[27]. Interestingly, Darwin, while assigning full credit for the original production of the embryo to the father, therefore still finds a way to explain many "monstrous births" as a lack connected to the mother. He regards many specific malformations, such as duplication of extremities, as a result of disturbed growth caused by deviations from healthy levels of nutrition in the mother's body.[28] According to Darwin, embryos resembling the mother can be produced due to an aberration in the womb, with different stimuli producing "new irritabilities or sensibilities" no longer originating with the male.[29]

Darwin conceives of the embryo as "a branch or elongation of the parent"[30] that "may retain some of the habits of the parent-system"[31]. He immediately highlights the paternal influence on the formation of the child, claiming that the embryo is "secreted or produced by the male, and not by conjunction of fluids from both male and female"[32]. He prepares his case for the reproductive significance of the male by pointing to various examples from flora and fauna, all of which he interprets as proof of the male's responsibility for producing the embryo, whereas the female is simply providing nourishment.[33] He contends that "the mother does not contribute to the formation of the living ens in animal generation, but is necessary only for supplying its nutriment and oxygena-

27 Ibid., p. 501.

28 See ibid., p. 505. Darwin, however, was not the only one to attribute the occurrence of monstrous structures to the quantity of nourishment in the mother's womb: Caspar Friedrich Wolff, Darwin's contemporary and one of the founders of embryology, also believed the amount of nutriment to be a determining factor in the occurrence of multiple body parts (see Roe: *Matter, Life, and Generation*, p. 133).

29 See Darwin: *Zoonomia; or, the Laws of Organic Life*, p. 497.

30 Ibid., p. 480.

31 Ibid.

32 Ibid., p. 485.

33 However, the idea of a formation of the fetus originating exclusively with the male was not new at the time. As Marie Hélène Huet suggests, it had already been explored by Joseph de Gli Aromatari in 1625 (see Huet: *Monstrous Imagination*, p. 39) and others thereafter. The microbiologist Antonie Philips van Leeuwenhoek (1632–1723) claimed that semen contained preformed embryos (see Frank N. Egerton: *Commentary: A History of the Ecological Sciences, Part 19: Leeuwenhoek's Microscopic Natural History*, in: *Bulletin of the Ecological Society of America* 2006, pp. 47–58, here p. 52). In 1672, Regnerus de Graf actually posited the opposite idea, considering the mother as sole creator of the child (see Huet: *Monstrous Imagination*, p. 40).

tion"[34]. Moreover, he justifies his prioritization of the male role in the creation of the embryo with the superior strength and size of the male in the animal world, who "is larger, stronger, and digests more food than the female, and therefore should contribute as much or more towards the reproduction of the species"[35].

3 Darwin and Lamarck

Darwin introduces his speculations on reproduction with a reference to the common religious belief in the immortality of the soul,[36] which

> acquires during this life certain habits of action or of sentiment, which become forever indissoluble, continuing after death in a future state of existence; and add, that if these habits are of the malevolent kind, they must render the possessor miserable even in heaven. I would apply this ingenious idea to the generation and production of the embryon, or new animal, which partakes so much of the form and propensities of the parent.[37]

Darwin here transfers the belief that "certain habits of action or of sentiment" will persist from a merely spiritual understanding of the immortal soul to a biological transmission of acquired habits. This idea creates a strong link between Darwin and his contemporary Lamarck. In a passage that fully agrees with Lamarck's theory of inheritance, Darwin emphasizes some hereditary features established through generation, habit, and tradition, listing domestic animals like dogs, camels, and sheep, cultivated for specific

[34] Darwin: *Zoonomia; or, the Laws of Organic Life*, p. 487. It is noteworthy, however, that Darwin slightly revised this stance in the third edition of Zoonomia, published in 1801. As both Anne K. Mellor and Sharon Ruston point out, Darwin reconsidered his theory of reproduction through some revisions to the section "On Generation," granting women a more important role in the creation of the embryo than in the 1794 version. In 1801, Darwin writes, "as these fibrils or molecules floated in the circulating blood of the parents, they were collected separately by appropriated glands of the male or female; and that finally on their mixture in the matrix the new embryon was generated, resembling in some parts the form of the father, and in other parts the form of the mother" (Erasmus Darwin: *Zoonomia; or, the Laws of Organic Life. In Four Volumes*, 3rd ed., corrected, London 1801, p. 295). See: Ann K. Mellor: *Frankenstein: A Feminist Critique of Science*, in: *One Culture: Essays in Science and Literature*, ed. George Levine and Alan Rauch, Madison 1987, pp. 287–312; Ruston: *Creating Romanticism.*

[35] Darwin: *Zoonomia; or, the Laws of Organic Life*, p. 484.

[36] Darwin gives credit to the "ingenious Dr. Hartley" (ibid., p. 480) and other philosophers for this idea. Dushane points to David Hartley's "doctrine of vibrations," highlighting the interplay of sense, impressions and nerve reactions, as a likely influence on Darwin's theory of the imagination (see Dushane: *'Mere Matter'*, n. pag.). Both Hartley and Darwin are anti-Cartesian in their emphasis on the inextricable connection between body and mind in perception.

[37] Darwin: *Zoonomia; or, the Laws of Organic Life*, p. 480.

purposes and often extremely altered from their original species.[38] Referring to French naturalist's George-Louis Leclerc, Comte de Buffon's studies, Darwin offers an example of a particular breed of dogs without tails in Rome and Naples, "which he supposes to have been produced by a custom long established of cutting their tails close off"[39]. Darwin then concludes that "many of these acquired forms or propensities are transmitted to their posterity"[40]. He regards "lust, hunger, and security"[41] as major motivators in evolutionary change, as many animals seek these "objects of desire, which have changed the forms of many animals by their exertions to gratify them"[42]. He gives a list of specific examples, such as the nose of swine that assumed the right shape for "turning up the soil in search of insects and of roots" or the trunks of elephants elongated "for the purpose of pulling down the branches of trees" and "taking up water without bending his knees"[43]. Darwin does not limit his reflections on the adaptability of organism to the animal world alone. Rather, he emphasizes the malleability of the human body and its adjustment to life experiences: "Those who labour at the anvil, the oar, or the loom, as well as those who carry sedan-chairs, or who have been educated to dance upon the rope, are distinguishable by the shape of their limbs"[44]. Darwin considers these body shapes, like the various transformations of animal bodies he observes, as hereditary features determining the development of the species.[45]

Like Lamarck, Darwin viewed generation as a process of increasing complexity and "perfection," not driven by chance. Lamarck wrote in *Zoological Philosophy* (*Philosophie Zoologique*), "Nature has produced all the species of animals in succession, beginning with the most imperfect or simplest, and ending her work with the most perfect, so as to create a gradually increasing complexity in their organization"[46]. This teleological development is also highlighted in Darwin's preference of generation over creation. He refers to David Hume's prioritization of the former over the latter, as he "places the powers of generation much above those of our boasted reason"[47]. Darwin's rejection of reason places him at the center of the paradigmatic shift from the Age of Enlightenment, known for its emphasis on rational thought, toward a new prioritization of emotional

38 See ibid., pp. 500f.

39 Ibid., p. 502.

40 Ibid., p. 503.

41 Ibid.

42 Ibid.

43 Ibid., p. 507.

44 Ibid., p. 501.

45 Both Lamarck's and Darwin's evolutionary theories have been revived through recent findings in epigenetics, which demonstrate that inheritance, rather than being fully determined by DNA, is likely influenced by the parents' life experiences as well. Most publications that seek historical precedents for epigenetic theory, however, focus exclusively on Lamarck. See, for example the anthology *Transformations of Lamarckism* (ed. by Snait B. Gissis and Eva Jablonka, Cambridge 2011).

46 Jean-Baptiste Lamarck: *Zoological Philosophy: An Exposition with Regard to the Natural History of Animals*, London 1914, p. 126.

47 Darwin: *Zoonomia; or, the Laws of Organic Life*, p. 509.

and evolutionary forces in Romanticism. As Christine Lehleiter asserts, both Darwin's and Lamarck's theories of hereditary transmission can be understood to pose a threat to the Enlightenment notion of the self as independent and singular.[48] Both, in that sense, were revolutionary in their foregrounding of generation and evolution, foreshadowing Erasmus' grandson Charles's major breakthrough in evolutionary thought. Darwin's fascination with evolutionary forces exemplifies his openness to the revolutionary power of life that aligned him with Romantic thought.

4 Darwin's Materialist Vision of Imagination

To support his theory of paternal imagination, Darwin draws a parallel between the various glands of the body that produce increased amounts of secretions as a result of pleasurable or "irritative associations"[49]; for example, dogs salivating when smelling or seeing meat, increase of gastric fluids excited by food, shedding of tears, etc. He observes, "Now it would appear, that no secretion of fluid is attended with so much agreeable sensation, as that of semen; and it would hence follow, that the glands, which perform this secretion, are more likely to be much affected by their catenations with pleasurable sensations"[50]. Darwin finally suggests "that the imagination of the male at the time of copulation, or at the time of the secretion of the semen, may so affect this secretion by irritative or sensitive association [...] as to cause the production of similarity of form and of features, with the distinction of sex; as the motions of the chissel of the turner imitate or correspond with those of the ideas of the artist"[51]. This passage elucidates the inextricable connection between biological reproduction and artistic creation promoted by the theory of parental impression. The fantasy of the male artist leaving the imprint of his genius on a malleable material reality, shaping it according to his will, is a direct expression of "the belief that progeny was art and art a monstrous progeny"[52].

Darwin's theory of paternal impression is supported by his material philosophy of the imagination, which foregrounds physiological processes. Rather than abstract productions of the mind, ideas to Darwin are in fact physical enactments of environmental forces. In essence, Darwin defines an idea as a sensual motion, quite simply a notion of external objects and phenomena conveyed to us by our organs of sense.[53] When Darwin writes about the imagination, he conceives of it as the product of external stimuli, which cause specific physical reactions in the body. Our ideas, according to Darwin, are

48 See Christine Lehleiter: *On Genealogy: Biology, Religion, and Aesthetics in E.T.A. Hoffmann's* Elixiere des Teufels *(1815–16) and Erasmus Darwin's* Zoonomia *(1794–96)*, in: *German Quarterly* 84.1 (2011), pp. 41–60, here p. 41.

49 Darwin: *Zoonomia; or, the Laws of Organic Life*, p. 522.

50 Ibid., p. 518.

51 Ibid., p. 519.

52 Huet: *Monstrous Imagination*, p. 10.

53 See Darwin: *Zoonomia; or, the Laws of Organic Life*, p. 11.

"movements of the nerves of sense, as of the optic nerve in recollecting visible ideas"[54], and "*perception* includes both the action of the organ of sense in consequence of the impact of external objects, and our attention to that action"[55]. He criticizes Locke's definition of an idea as "whatever is present to the mind" for being too wide and unlimited; to Darwin, an idea is limited to being a reaction to external objects, and "recollection or imagination of external objects consists of a partial repetition of the perceptions, which were excited by those external objects, at the time we became acquainted with them; and that our reflex ideas of the operations of our minds are partial repetitions of those operations"[56].

In Darwin's theory, the act of imagining an ivory triangle, for example, will have a physical effect on the retina, which then also affects the vessels of the testes, like a ripple effect, and this will determine the sex of the embryo.[57] While these reactions are not merely mechanical (regular light, for example, is not intense enough to have a mechanical effect on the retina)[58], they stand in direct relation with the outside world: "All our perceptions or ideas of external objects are universally allowed to have been originally excited by the stimulus of those external objects"[59]. Darwin includes a series of optical experiments in *Zoonomia*, to prove that the retina doesn't operate through mechanical impression. For example, on a blank page, he only displays a red ("scarlet") dot; when staring at this dot for a while, Darwin claims, it will fade, ultimately even vanish, rather than becoming more intense; this, to him, proves that the retina is not stimulated by mechanical impression. Darwin then analogously applies this to the other senses, like sound or odor or touch (he argues that the stimulus of touch, as when pressing a coin to the palm of one's hand, will fade equally).[60] In another example, Darwin displays a multi-colored circle; if you look at the illustration for a minute and close your eyes, you will see different colored circles. From these different experiments he draws the conclusion that "Hence it is not the presence of the light and sound, but the motions of the organ, that are immediately necessary to constitute the perception or idea of light and sound"[61]. This way he can explain hallucinations (in fever or delirium): what we mistake for external objects are simply the same motions of organs as those stimulated by external objects; we don't need the external stimulus to produce the motion. Darwin also explains that because of this, for example, we experience actual pain in our nerves when we observe somebody else biting into a cup or glass.[62]

54 Ibid., p. 519.
55 Ibid., p. 12.
56 Ibid., p. 17.
57 See ibid., p. 520.
58 See ibid., p. 18.
59 Ibid., p. 24.
60 See ibid., p. 19.
61 Ibid., p. 21.
62 See ibid., p. 22.

Darwin's rejection of ideas as mechanical impressions also helps further elucidate his theory of paternal impressions.[63] Darwin counters the theoretical objection to his theory that likely men's imagination will rather be occupied with the female "form and features" during the sexual encounter, which would result in mostly female births, with the phenomenological assertion that "the general idea of our own form occurs to everyone almost perpetually, and is termed consciousness of our existence"[64]. Darwin rightly envisions humans as proprioceptive beings, who have a constant unconscious awareness of their embodied existence, which, in his theory, gets translated to the body of the embryo. The male's imagination is not limited to the visual field immediately in front of him, but instead it is determined not only by present stimuli but also by nerve reactions repeating themselves.

Darwin has an explanation for all varieties of resemblances between father or mother and daughter or son. For example, he reasons that one can easily imagine men with feminine features or vice-versa – the imagination, capable of conceiving mythical creatures like sphinxes or mermaids, easily forms an idea of offspring with mixed gender features.[65] To illustrate the power of the male imagination, Darwin once again takes his reader into the animal world: If a "turkey-cock," for instance, observes a four-legged creature like a rabbit or a frog during procreation, his imagination may well cause the embryo to be shaped in a similar fashion as the animal perceived, therefore possibly leading to duplicate limbs.[66]

In an example that could have served as inspiration to Goethe's *Wahlverwandtschaften* (1809), Darwin describes a gentleman who was thinking of a woman he desired (who had rejected the bribes he offered her in exchange for sexual favors) while having sexual intercourse with his wife; the child is dark-eyed and dark-haired, like the woman of his fantasy.[67] In Goethe's novel, Eduard and Charlotte, a married couple, stage such desire in a mixture of maternal and paternal impression during the sexual encounter: both fantasize about another person – Ottilie and the Captain, respectively –, and the product of this union, their child Otto, resembles those objects of desire rather than his biological parents. According to Darwin, however, the male imagination is not always cooperative in creating the child desired by the male: He refers to two men whose greatest desire was to have a male heir, yet they kept on failing to produce the desired son, ending up with daughters instead. He explains this by positing the disagreeable effect of a too strong desire and suggesting that the men became preoccupied with the fearful idea of female offspring, so this idea became dominant in the creation of the embryo.[68]

63 The mother's imagination plays only a minor role in shaping the embryo. Darwin points to a decreased secretion of the liquor amnii as a result of anxiety and miscarriage as a result of sudden fear as possible impact of the mother's inner states on the embryo (see ibid., pp. 522f.).

64 Ibid., p. 524.

65 See ibid., pp. 520f.

66 See ibid., p. 522.

67 See ibid., pp. 523f.

68 See ibid., p. 524.

5 Conclusion

The imagination, as theories of maternal and paternal impressions have long accentuated, is a powerful tool that can produce monsters and beauty, causing extreme emotional states like terror and bliss. As the above examples illustrate, unchecked desires and fears were thought to have dangerous effects, frequently materializing in monstrous or unwished for offspring. The late 18th-century's relocation of creative potential and the origin of monstrosity, which I endeavored to trace through Erasmus Darwin's theory of paternal impression, may best be exemplified in Francisco de Goya's famous drawing, *The Sleep of Reason Produces Monsters* (1799), published only five years after *Zoonomia.*[69] Goya's sketch, which depicts himself sleeping over his drawing tools, surrounded by demonic creatures, can be read as a powerful illustration of the shift from the mother's fateful predisposition for monstrous creation towards the male artist as the possible "monstrous father" who possesses "the power once attributed to the mother to create singular progeny"[70] in the Romantic period. Even though Goya's main motivation behind the *Caprichos*, the series of sketches of which *The Sleep of Reason* is a part, was to critique the chaotic forces at work in his mother country Spain, his representation of the artist's dangerous unconscious powers are a potent enunciation of the era's creation of the Romantic poet, who unleashes the force of his imagination to create both beauty and terror. The image's evocative expression of the monstrous capacities of the unconscious is further enhanced by its epigraph, which reads: "La fantasia abandonada de la razon[1], produce monstruos imposibles: unida con ella, es madre de las artes y origen de sus marabillas"[71] ("Fantasy abandoned by reason produces impossible monsters: united with her, she is the mother of the arts and the origin of their marvels"). In this passage, the feminine "she" refers back to the Spanish "la fantasia," and the feminine "her" is determined by "la razon," thus the gendered pronouns are simply a result of translation; yet the term "mother" (madre) clearly implements a gender dynamic, rendering imagination as a female element – when fantasy takes over, we get impossible monsters. Goya's vision of monsters born through unrestrained imagination encapsulates exactly the kind of danger that had long been located in the female as originator of monstrous births – a danger now transferred to the male, both through the shifting conceptions of gender dynamics in reproduction and the rise of the male Romantic artist figure. Women's creative agency, perceived as a possible source of instability and deviation, was thus undermined by the idea of the male as the prominent agent in both sexual and creative outbursts of energy, implementing a reorientation of gender roles in the late 18th century.

Instead of the unfettered, dangerous imagination Goya portrayed in *The Sleep of Reason*, Darwin aimed to "inlist [!] the Imagination under the banner of Science" (*The*

[69] For an extensive analysis of *The Sleep of Reason*, see Jacobs' *Der Schlaf der Vernunft: Goyas "Capricho 43" in Bildkunst, Literatur und Musik*, Basel 2006. This comprehensive study also includes a chapter on maternal imagination (see ibid., pp. 223–227).

[70] Huet: *Monstrous Imagination*, p. 3.

[71] *Goya en el Prado*: Comentario, in: *Museo del Prado*, https://www.museodelprado.es (last retrieved on 29 July 2014).

Botanic Garden v) – a phrase which so aptly captures his position between the Enlightenment and Romanticism that it might be Darwin's most frequently quoted line. In fact, Darwin promoted ways of taming both male and female fantasies: In *Zoonomia*, he suggests that "the art of begetting beautiful children"[72] may indeed be taught to the male imagination – thus men simply needed to be educated in controlling their inner states to produce the desired offspring. Maybe unsurprisingly, Darwin's call for regulating imagination is not limited to men alone. In his *Plan for the Conduct of Female Education*, he proposes that women ought to be exposed to "mild and retiring virtues rather than the bold and dazzling ones," as their "temper and disposition should appear to be pliant rather than robust [...] to be ready to take impressions rather than to be decidedly marked [...] as great apparent strength of character, however excellent, is liable to alarm both her own and the other sex"[73]. Here, Darwin conjures the trope of woman as an impressionable and pliant creature in need of strict patriarchal governance – an image that would proliferate to the point of eclipsing alternative perceptions of women in the nineteenth century. Ultimately, then, Darwin, while a champion of generation and change, emphasized the need for regulatory intervention, in both reproductive and educational processes. Fantasy abandoned by reason, after all, produces impossible monsters.

6 Bibliography

Blondel, James Augustus: *The strength of imagination in pregnant women examin'd, and the opinion, that marks and deformities in children arise from thence, demonstrated to be a vulgar error*, London 1727.

Budge, Gavin: *Romanticism, Medicine, and the Supernatural: Transcendent Vision and Bodily Spectres 1789–1852*, Basingstoke 2012.

Darwin, Charles: *Charles Darwin's The Life of Erasmus Darwin* [1879], ed. by Desmond King-Hele, Cambridge 2004.

Darwin, Erasmus: *A Plan for the Conduct of Female Education, in Boarding Schools, Private Families, and Public Seminaries*, Philadelphia 1798.

Darwin, Erasmus: *The Botanic Garden, Part II.* Vol. 2. 4th ed., Dudlin 1796.

Darwin, Erasmus: *The Temple of Nature; or, the Origin of Society*, Baltimore 1804.

Darwin, Erasmus: *Zoonomia; or, the Laws of Organic Life, In Four Volumes.* 3rd ed., corrected, London 1801.

Darwin, Erasmus: *Zoonomia; or, the Laws of Organic Life*, London 1794.

Dushane, Allison: *'Mere Matter': Causality, Subjectivity and Aesthetic Form in Erasmus Darwin*, in: *Romanticism and Victorianism on the Web* 59 (2009), http://www.erudit.org (last retrieved on 14 August 2014), n. pag.

Egerton, Frank N.: *Commentary: A History of the Ecological Sciences, Part 19: Leeuwenhoek's Microscopic Natural History*, in: *Bulletin of the Ecological Society of America* 2006, pp. 47–58.

72 Darwin: *Zoonomia; or, the Laws of Organic Life*, p. 524.

73 Erasmus Darwin: *A Plan for the Conduct of Female Education, in Boarding Schools, Private Families, and Public Seminaries*, Philadelphia 1798, pp. 10f.

Fara, Patricia: *Erasmus Darwin: Sex, Science, and Serendipity*, Oxford 2012.

Gigante, Denise: *Life: Organic Form and Romanticism*, New Haven 2009.

Goya en el Prado: Comentario, in: *Museo del Prado*, https://www.museodelprado.es (last retrieved on 29 July 2014).

Huet, Marie Hélène: *Monstrous Imagination*, Cambridge 1993.

Jackson, Noel: *Rhyme And Reason: Erasmus Darwin's Romanticism*, in: *Modern Language Quarterly* 70.2 (2009), pp. 171–194.

Jacobs, Helmut C.: *Der Schlaf der Vernunft: Goyas "Capricho 43" in Bildkunst, Literatur und Musik*, Basel 2006.

King-Hele, Desmond: *Introduction*, in: *Charles Darwin's The Life of Erasmus Darwin* [1879], ed. by Desmond King-Hele, Cambridge 2004.

Lamarck, Jean-Baptiste: *Zoological Philosophy*: *An Exposition with Regard to the Natural History of Animals*, London 1914.

Laqueur, Thomas: *Making Sex: Body and Gender from the Greeks to Freud*, Cambridge 1990.

Lehleiter, Christine: *On Genealogy: Biology, Religion, and Aesthetics in E.T.A. Hoffmann's* Elixiere des Teufels *(1815–16) and Erasmus Darwin's* Zoonomia *(1794–96)*, in: *German Quarterly* 84.1 (2011), pp. 41–60.

Maienschein, Jane: *Epigenesis and Preformationism*, in: *The Stanford Encyclopedia of Philosophy* (Spring 2012 Edition), ed. by Edward N. Zalta, http://plato.stanford.edu (last retrieved on 14 August 2014).

Mazzolini, Renato G.: *Epigenesis and Preformation*, in: *The Oxford Companion to the History of Modern* Science, ed. by J. L. Heilbron, Oxford 2003, p. 271.

McNeil, Maureen: *Under the Banner of Science: Erasmus Darwin and His Age*, Manchester 1987.

Mellor, Ann K.: *Frankenstein: A Feminist Critique of Science*, in: *One Culture: Essays in Science and Literature*, ed. George Levine and Alan Rauch, Madison 1987, pp. 287-312, cited from: http://homepage.ntlworld.com/chris.thorns/resources/Frankenstein/A_Feminist_Critique_of_Science.pdf (last retrieved on 15 July 2014).

Ogden, Daryl: *The Language of the Eyes: Science, Sexuality, and Female Vision in English Literature and Culture, 1690–1927*, Albany 2005.

Packham, Catherine: *Eighteenth-Century Vitalism: Bodies, Culture, Politics*, Basingstoke 2012.

Page, Michael: *The Darwin before Darwin: Erasmus Darwin, Visionary Science, and Romantic Poetry*, in: *Papers on Language and Literature* 41.2 (2005), pp. 146–169.

Roe, Shirley A.: *Matter, Life, and Generation: Eighteenth-Century Embryology and the Haller-Wolff Debate*, Cambridge 1981.

Ruston, Sharon: *Creating Romanticism: Case Studies in Literature, Science and Medicine of the 1790s*, Basingstoke 2013.

Smith, C. U. M.: *A Strand Of Vermicelli: Dr Darwin's Part In The Creation Of Frankenstein's Monster*, in: *Interdisciplinary Science Reviews* 32.1 (2007), pp. 45–53.

Stafford, Barbara Maria: *Body Criticism: Imaging the Unseen in Enlightenment Art and Medicine*, Cambridge 1991.

Transformations of Lamarckism: From Subtle Fluids to Molecular Biology, ed. by Snait B. Gissis and Eva Jablonka, Cambridge 2011.

Turner, Daniel: *De Morbis Cutaneis: A Treatise of Diseases Incident to the Skin*, 3rd ed., London 1726.

Marion Schmaus

Vom Tastsinn zum Körperbild. Konzeptionen eines pränatalen ‚ganzen Menschen' im psychosomatischen Diskurs von Herder bis Dilthey

In den philosophischen und ästhetischen Diskursen des ausgehenden 18. Jahrhunderts werden Gefühl und Tastsinn als eigentliche Auszeichnungen des ‚ganzen Menschen'[1] wahrgenommen, wie sich dies u. a. in Herders *Plastik. Einige Wahrnehmungen über Form und Gestalt aus Pygmalions bildendem Traume* (1778) dokumentiert. Dies bewirkt nicht nur Veränderungen des spätaufklärerischen Menschenbildes, im Falle Herders etwa eine Aufwertung von Blinden, ‚Wilden' und Kindern, sondern es eröffnet auch epistemologische Neubestimmungen ungeborenen Lebens im 19. Jahrhundert. Der Weg führt von Herders Nobilitierung des Tastsinns zu Studien über Seelenleben und Körperbild der Ungeborenen.

Die Diskurse über die Imagination des Ungeborenen im 17. und 18. Jahrhundert kreisen um das mütterliche Versehen, die mütterliche Einbildungskraft und das als bildbare Prägefläche vorgestellte ungeborene Leben.[2] Über die angenommene organische

1 Vgl. Dietrich Rössler: *Mensch, ganzer*, in: *Historisches Wörterbuch der Philosophie*, hg. v. Joachim Ritter u. Karlfried Gründer, *Bd. 5: L–Mn*, Basel u. Stuttgart 1980, S. 1106–1111.

2 Siehe hierzu eindrücklich Urte Heldusers von der frühen Teratologie bis zu romantischen ‚Mißgeburten' des 19. Jahrhunderts reichende Darstellung: Urte Helduser: *Imaginationen des Monströsen. Wissen, Literatur und Poetik der „Missgeburt" 1600–1835*, Göttingen 2016, S. 54–116 u. Urte Helduser: *Versehen und Vererbung: Zur Wissens- und Diskursgeschichte der mütterlichen Imagination im 18. Jahrhundert*, in: *Kulturen der Epigenetik: vererbt, codiert, übertragen*, hg. v. Vanessa Lux u. Jörg Thomas Richter, Berlin u. Boston 2014, S. 165–178. Siehe auch Anke Bennholdt-Thomsen u. Alfredo Guzzoni: *Zur Theorie des Versehens im 18. Jahrhundert. Ansätze einer pränatalen Psychologie*, in: *Klio und Psyche*, hg. v. Thomas Kornbichler, Pfaffenweiler 1990, S. 112–125 u. Caroline Arni: *Vom Unglück des mütterlichen ‚Versehens' zur Biopolitik des ‚Pränatalen'. Aspekte einer Wissensgeschichte der maternal-fötalen Beziehung*, in: *Biopolitik und Geschlecht*, hg. v. Eva Sänger u. Malaika Rödel, Münster 2012, S. 44–65. Claire Golls Roman *Der Neger Jupiter raubt Europa* (1926) zeigt, dass das Thema im 20. Jahrhundert literarisch keineswegs erledigt ist, ebenso wie Schnitzlers *Andreas Thameyer*, vgl. Volker Mergenthalers Beitrag in diesem Band. Das Konzept der Kallipädie, d. h. der leibseelischen Bildung „mittels Imagination zur ‚Zeugung schöner Kinder'" (Helduser: *Imaginationen des Monströsen*, S. 329), kommt hier erneut im Kontext eines politisch-ethnischen Europa-Afrika-Diskurses zur Anwendung. Die Europäerin mit ‚weißer' Haut erliegt dem „Aberglauben aller Schwangeren, sich zu ‚verschauen'", und hofft durch den Anblick der „[weißen] Steingötter des Phidias und Praxiteles" in der Skulpturensammlung des Louvre die Hautfarbe ihres Ungeborenen beeinflussen und die väterliche afrikanische Ab-

Einheit von Mutter und Kind wird die Wirkung mütterlicher Impressionen auf das Ungeborene, etwa im Hinblick auf Muttermale und Missbildungen, diskutiert. Durch die Entdeckung der getrennten Blutkreisläufe von Mutter und Kind 1774 wird dieser Theorie mütterlichen Versehens physiologisch der Boden entzogen, Albrecht von Haller sieht hierdurch die „Macht der Imagination der Frauen“ gebrochen, da es „keinen Weg“ gebe, „auf dem die Affektionen der mütterlichen Seele zum Fötus gelangen könnten.“[3] Allerdings bleibt die Vorstellung einer physiologisch nicht genau lokalisierbaren Einflussnahme bzw. Wechselwirkung zwischen Mutter und Fötus erhalten, wie Herders Aussage in den *Ideen zur Philosophie der Geschichte der Menschheit* (1784–1791) dokumentiert: „Ebenso unleugbar, obgleich schwer zu erklären, ist der Einfluß mütterlicher Gemüts- und Leibeszustände auf den Ungebornen, dessen Wirkung manches traurige Beispiel lebenslang mit sich träget.“[4] Die Versehenslehre kann, indem sie eine Wirkung der mütterlichen Einbildungskraft vermittels der Seele des Ungeborenen auf dessen Leib annimmt, als Beginn einer „pränatalen Psychologie“ aufgefasst werden,[5] die sich im 19. Jahrhundert dann fast gänzlich von der Psyche der Mutter ablösen wird und diese nur noch in Gestalt von Gebärmutter und Plazenta in den embryofötalen Formationsprozess einbezieht. Im 19. Jahrhundert wird das ungeborene Leben neu gefasst, jetzt als ein sich selbst Imaginierendes. Das vorgeburtliche Leben rückt aus der Position des bildbaren Objekts in jene des sich selbst bildenden Subjekts. Die Selbstbewusstseinstheorien des Idealismus werden nun physiologisch ausgearbeitet und als eine ‚Entwicklungsgeschichte der Seele‘ oder des ‚ganzheitlichen Menschen‘ reformuliert. Im Fokus steht der Embryo, wie dies in Johannes Müllers *Physiologie* (1840), in Adolf Kussmauls *Untersuchungen über das Seelenleben des neugeborenen Menschen* (1859) und vor allem in Wilhelm Diltheys Konzeption einer vom Erleben ausgehenden verstehenden Psychologie als Erfahrungswissenschaft nachzulesen ist. Die Transformation von einer als rezeptiv wahrgenommenen mütterlichen Einbildungskraft zu einer produktiven des Ungeborenen sowie die entwicklungsgeschichtliche Erweiterung der Selbstbewusstseinstheorien und die physiologische Grundierung idealistischer Subjektphilosophie wird u. a. durch die Ästhetik-Debatten des 18. Jahrhunderts um eine Hierarchie der Sinne ermöglicht. In diesem Kontext findet durch Condillacs Statue[6] sowie Rousseaus und Herders Bearbeitungen des Pygmalion-Mythos eine Aufwertung von

stammung des Kindes so verdecken zu können“ (Claire Goll: *Der Neger Jupiter raubt Europa. Roman.* Mit einem Nachwort von Rita Mielke, Berlin 1987, S. 100f.). Vgl. ebd., S. 115.

3 Albrecht von Haller: *La génération ou exposition des phénomènes relatifs à cette fonction naturelle*, Vol. 1, Paris 1774, S. 548f. Übersetzung zit. nach Arni: *Vom Unglück des mütterlichen ‚Versehens‘ zur Biopolitik des ‚Pränatalen‘*, hier S. 49.

4 Johann Gottfried Herder: *Ideen zur Philosophie der Geschichte der Menschheit*, hg. v. Heinz Stolpe, *Bd. 1*, Berlin u. Weimar 1965, S. 275.

5 Vgl. Bennholdt-Thomsen u. Guzzoni: *Zur Theorie des Versehens im 18. Jahrhundert* u. Arni: *Vom Unglück des mütterlichen ‚Versehens‘ zur Biopolitik des ‚Pränatalen‘*.

6 Zu Condillacs in der *Abhandlung von den Empfindungen* (1754) vollzogenem Gedankenexperiment der Belebung einer Marmorstatue s. das Folgende.

Gefühl und Tastsinn als menschlichem Grundsinn statt.[7] Das Folgende bietet ein Seitenstück zur Fassung von Selbstbewusstsein als Selbstgefühl,[8] wobei Gefühl hier umfassend für Emotionen einerseits und Empfindungen andererseits, spezifischer jene vom Tastsinn wahrgenommenen, gemeint ist. Die Aufwertung des Tastsinns führt zu Veränderungen der spätaufklärerischen Anthropologie. Mit dem tastenden Menschen rückt das ‚Andere' des erwachsenen, aufgeklärten männlichen Subjekts in den Mittelpunkt, namentlich werden ‚Wilde', Kinder, Menschen mit Behinderung – in den zu diskutierenden Texten insbesondere die Blinden – und später das Ungeborene berücksichtigt. Das Idealbild eines ‚edlen Blinden', das etwa Diderots *Brief über die Blinden. Zum Gebrauch der Sehenden* (1749) oder Herders ästhetische Programmschrift *Plastik* zeichnen, ist als Provokation gegen die eigene Zeit gerichtet. Das Zeitalter der Aufklärung und seine Lichtmetaphorik entscheidet die Debatte über die Hierarchie der Sinne mit der Vorherrschaft des Auges. Demgegenüber eröffnet Herder die Reflexionen über die *Plastik*, also griechische Statuen, mit dem Motto: „Was ist das Schöne? Frage eines Blinden"[9]. Und er meint dies gänzlich unpolemisch, über das Schöne und gesicherte Erkenntnis seien die Blinden mit ihrer Konzentration auf den Tastsinn, mit ihrem „feinen richtigen Gefühl" zu befragen. So heißt es vom Blinden: „Es ist erprobte Wahrheit, daß der tastende unzerstreute Blinde sich von den körperlichen Eigenschaften viel vollständigere Begriffe sammelt, als der Sehende, [...] und mit der Methode, sich seine Begriffe langsam, treu und sicher zu ertasten, wird er über Form und lebendige Gegenwart der Dinge viel feiner urteilen können"[10] als der Sehende. Denn der Text verfolgt die Hypothese, „daß *das Gesicht uns nur Gestalten, das Gefühl allein, Körper zeige*: daß *Alles, was Form ist, nur durchs tastende Gefühl, durchs Gesicht nur Fläche*, und zwar nicht körperliche, sondern nur *sichtliche Lichtfläche erkannt werde.*"[11]

Diese Diskursivierungen des Anderen in der Spätaufklärung sind als eine durchaus ambivalente Geste zu verstehen. Einerseits handelt es sich um eine wissenschaftliche, ästhetische und ethische Aufwertung dieser Subjektpositionen, andererseits um Umwertungen, die erneute Ausgrenzungen zur Folge haben. Im zu diskutierenden Fall einer

[7] Vgl. Marion Schmaus: *Psychosomatik: Literarische, philosophische und medizinische Geschichten zur Entstehung eines Diskurses (1778–1936)*, Tübingen 2009, S. 27–43, Natalie Binczek: *Kontakt: Der Tastsinn in Texten der Aufklärung*, Tübingen 2007, Irmela Marei Krüger-Fürhoff: *Der versehrte Körper: Revisionen des klassizistischen Schönheitsideals*, Göttingen 2001, S. 61–82, Ulrike Zeuch: *Umkehr der Sinneshierarchie: Herder und die Aufwertung des Tastsinns seit der frühen Neuzeit*, Tübingen 2000, Inka Mülder-Bach: *Im Zeichen Pygmalions: Das Modell der Statue und die Entdeckung der ‚Darstellung' im 18. Jahrhundert*, München 1998 u. Georg Braungart: *Leibhafter Sinn: Der andere Diskurs der Moderne*, Tübingen 1995, S. 55–107.

[8] Vgl. Manfred Frank: *Selbstgefühl: Eine historisch-systematische Erkundung*, Frankfurt a. M. 2002.

[9] Johann Gottfried Herder: *Werke in zehn Bänden, Bd. 4: Schriften zu Philosophie, Literatur, Kunst und Altertum 1774–1787*, hg. v. Jürgen Brummack u. Martin Bollacher, Frankfurt a. M. 1994, S. 243.

[10] Ebd., S. 249f.

[11] Ebd., S. 247.

wissenschaftlich-philosophischen, auch ästhetischen Neubestimmung ungeborenen Lebens im 19. Jahrhundert wird die Mutter nahezu gänzlich aus den Überlegungen ausgeschlossen. Allenfalls die Begriffe ‚Uterus‘ oder ‚Gebärmutter‘ tauchen als Aufbewahrungsräume ohne Prägekraft noch auf.[12] Nun ist von dem sich selbst bildenden Ungeborenen die Rede und von dem Wissenschaftler, der diesen imaginiert, und von seinen Experimenten mit dem gerade geborenen Säugling. Vorbereitet werden solche Schöpfungsvorgänge ohne mütterliches Prinzip in den Ästhetik-Debatten des 18. Jahrhunderts; bei Condillac, Rousseau und Herder bekommen wir es mit männlichen Geburtsphantasien und deren lebensstiftender Wirkung zu tun. Und eine zweite Ambivalenz bleibt im Hinblick auf die Neubestimmung des Ungeborenen im 19. Jahrhundert zu konstatieren: Dessen Subjektstatus wird zwar theoretisch reflektiert, er wird jedoch sozusagen experimentell erkauft, indem das Neugeborene zum Versuchsobjekt wird.

1 Männliche Imagination und Geburtsphantasien: Condillac, Rousseau, Herder

Bereits mit Condillacs *Abhandlung von den Empfindungen* (1754) wird die Diskussion über eine Hierarchie der Sinne und die besondere Funktion des Tastsinns in der Aufklärung mit einer männlichen Geburtsphantasie eingeleitet. Es handelt sich um die künstliche Erschaffung eines Menschen am Extremfall der Belebung unorganischer Materie. Condillacs Gedankenexperiment handelt von der Belebung einer Marmorstatue durch die schrittweise Hinzufügung der fünf Sinne, beginnend mit dem Geruchssinn und dann aufsteigend bis zum höchsten Sinn, dem Tastsinn, der für die Existenz der Außenwelt bürgt und die anderen Sinne ‚erzieht‘: „alle unsere Erkenntnisse [stammen] aus den Sinnen und besonders aus dem Tastsinn […], weil er es ist, der die andern unterweist.“[13] Der hier in einer Experimentalanordnung erzeugte ‚ganze Mensch‘ wird erst in der sinnlichen Erfahrung geboren; von der Statue heißt es abschließend: „Sie ist demnach Alles durch Erworbenes geworden“[14]. Und diese Statue ist eine Männerphantasie des Philosophen. Condillacs *Abhandlung* kommt ohne den expliziten Verweis auf den Pygmalion-Mythos aus[15] bzw. ist dieser gänzlich auf die Statue verkürzt worden, und zwar auch, weil die Schöpferposition hier vom Künstler auf den Philosophen übergegangen ist. Dass in der zeitgenössischen Wahrnehmung der Bezug zum antiken Mythos den-

[12] Zu Gebärmutter und Plazenta als neuen mütterlichen Organen der Einflussnahme in Ablösung von der bis zum Ende des 18. Jahrhunderts verantwortlich gemachten mütterlichen Imagination s. Arni: *Vom Unglück des mütterlichen ‚Versehens‘ zur Biopolitik des ‚Pränatalen‘*, hier S. 51 u. 53–54. Am Rande spricht Johannes Müller noch von einer „vernünftigen Lehre vom Versehen“ und meint damit sehr allgemein den „plötzlichen Einfluss“, den „jeder heftige, leidenschaftliche Zustand der Mutter auf die organische Wechselwirkung zwischen Mutter und Kind“ haben kann (vgl. Johannes Müller: *Handbuch der Physiologie des Menschen, Bd. 2*, Coblenz 1840, S. 575).

[13] Étienne Bonnot de Condillac: *Abhandlung über die Empfindungen.* Aus dem Französischen übersetzt und mit Erläuterungen von Eduard Johnson, Berlin 1870 [1754], S. 220.

[14] Ebd., S. 222.

[15] Vgl. Binczek: *Kontakt*, S. 317.

noch evident war, zeigt die Condillac-Rezeption von Rousseau und Herder, bei denen Pygmalion wieder in den Titel rückt.[16] Mit dem in Ovids *Metamorphosen* geschilderten bedeutendsten antiken Künstlermythos vom Bildhauer, der sich unsterblich in eine von ihm geschaffene Marmorstatue verliebt, Venus um deren Belebung bittet und diese schließlich zur Gemahlin nimmt, verbindet sich in der Aufklärung eine Allmachtsphantasie über die Schaffung künstlicher Menschen, in der philosophische Spekulation, Produktions- und Rezeptionsästhetik sowie ein durchaus misogynes Künstlerbild eine Verbindung eingehen. Dies ist bereits bei Ovid angelegt, denn dort heißt es in der Übersetzung von Voß aus dem Jahr 1798: „Durch die Fehle gekränkt, die dem weiblichen Sinne so häufig / Gab die Natur, verlebte Pygmalion ohne Genossin / Einsame Tag', und entbehrt' ehlos des geselligen Lagers."[17] Den Naturdefekt der Frauen soll die Kunst als zweite Schöpferin beheben; die künstlich geschaffene Galathea figuriert dabei zunächst als versteinertes Ungeborenes, für deren Körper der Bildhauer die Vaterschaft übernimmt, für deren Seele hingegen Venus, der Göttin der Liebe, die Mutterschaft zuzusprechen ist.

In Rousseaus melodramatischer Szene *Pygmalion* (1762) ist diese Misogynie insofern gewandelt, als sie sich in künstlerische Hybris verwandelt hat. Es wird nicht mehr von den Naturdefekten der Frauen gesprochen, sondern diese werden durchaus als „Meisterstücke der Natur" bezeichnet, die jedoch vom Künstler in der Nachahmung „übertroffen"[18] worden sind, wie es rückblickend heißt. Allerdings ist diese Hybris in der dramatischen Gegenwart gebrochen. Im ersten Satz des Stücks, beim Anblick der von ihm geschaffenen Marmorstatue gibt Pygmalion seine Ohnmacht und mangelnde Zeugungskraft preis: „Da ist keine Seele, kein Leben, nichts als Stein. [...] Meine Kunst, was ist aus dir geworden? All mein Feuer ist erloschen, meine Phantasie erkaltet, tot verläßt der Marmor meine Hände."[19] Die Interaktion zwischen Künstler und Kunstwerk wird metaphorisch in der Opposition von Wärme und Kälte gestaltet. Anfänglich im Gegensatz von kalter, toter Marmorstatue und in heißer Leidenschaft entbranntem Künstler, der schließlich durch Austauschprozesse von Wärme und Lebenskraft aufgelöst wird. Am Ende des Stücks werden wir Zeugen der geglückten Belebung der Marmorstatue, es entstehen zwei neue Ich aus der liebenden Begegnung. Galatheas erstes Wort, wodurch sich ihr Leben bekundet, ist: „Ich"; und Pygmalion wiederholt: „Ich"[20]. Dieses zweite Ich ist mehr als eine Echo-Rede, denn auch der Künstler findet durch die Begegnung mit Galathea zu einem neuen Ich. Mit Galatheas Ichwerdung zitiert Rousseau den ganzen mit Descartes' ‚cogito sum' begonnenen Subjektivitätsdiskurs der Neuzeit. In Abgrenzung zu Descartes wird die Selbsterfahrung hier nicht rationalistisch,

16 Siehe hierzu *Pygmalion: Die Geschichte des Mythos in der abendländischen Kultur*, hg. v. Mathias Mayer u. Gerhard Neumann, Freiburg i. Br. 1997 u. Mülder-Bach: *Im Zeichen Pygmalions*.

17 Ovid: *Verwandlungen nach Publius Ovidius Naso von Johann Heinrich Voss, Bd. 2*, 2. Aufl., Braunschweig 1829, S. 155.

18 Jean-Jacques Rousseau: *Pygmalion. Musikalische Szene*, in: *Musik und Sprache: Ausgewählte Schriften*, hg. v. Peter Gülke, Leipzig 1989, S. 169–178, hier S. 170.

19 Ebd., S. 169.

20 Ebd., S. 178.

sondern in Anlehnung an Condillac sensualistisch begründet. Es heißt: „Galathea berührt sich und spricht / Ich“. Sie betastet andere Marmorstatuen und sagt: „Das bin ich nicht mehr.“[21] In dieser sensualistischen Auffassung wird das Ichbewusstsein als eine Tasterfahrung am Außen verstanden. Ich erfahre mich als Einheit, indem ich tastend die Grenzen meines Körpers wahrnehme und zugleich, was alles Nicht-Ich ist. In Herders Worten wird das sensualistische Credo später lauten: „Ich fühle mich! Ich bin!“[22] Und um es gleich vorwegzunehmen: Was Rousseau und Herder den Handbewegungen Galatheas zusprechen, das wird die Physiologie des 19. Jahrhunderts den Selbstberührungen und Tasterfahrungen des Embryos zuordnen.

Rousseaus *Pygmalion* imaginiert den Kunstprozess als einen doppelseitigen Geburtsvorgang, aus dem gleichsam Mutter und Kind hervorgehen. Nur kann dieser Zeugungsakt gänzlich ohne ein mütterliches Prinzip auskommen. Ovids metaphysische Anrufung der Venus wird gut aufklärerisch gekappt, und bei Rousseau ist es die Einbildungskraft des Künstlers als rezeptivem Betrachter der Statue, der ihr eine Seele erdichtet. Einerseits wird so Mutterschaft aus dem Kunstprozess ausgegrenzt, andererseits findet eine Verweiblichung des Künstlers zum empfindsamen Rezipienten statt.[23] Rousseaus lyrische Szene handelt so von zwei Bildungsgeschichten, von derjenigen Galatheas und derjenigen des Künstlers. Aus dem virilen Handwerker Pygmalion wird ein empfindsamer Rezipient und aus einer kalten, toten Marmorstatue – Sinnbild allein der körperlichen Schönheit – wird eine beseelte, empfindende Frau. Galathea ist am Ende des Stücks auch Sinnbild für das vollkommene Kunstwerk: zum einen für Schönheit als körperlich-geistige Präsenz, zum anderen für das Kunstwerk als Individuum.

Rousseaus *Pygmalion* führt den Ovidschen Künstlermythos und Condillacs sensualistisches Credo explizit zusammen, nur dessen Sinneshierarchie wird umgekehrt. Während bei Condillac der Statue der Tastsinn als höchster Sinn ganz am Ende erst zukommt, wird dieser bei Rousseau zum ersten und Grundsinn. Bei diesem Befund setzt Johann Gottfried Herders ästhetische Programmschrift *Plastik. Einige Wahrnehmungen über Form und Gestalt aus Pygmalions bildendem Traume* an, auch ihr gilt das Gefühl als entwicklungsgeschichtlich erster und verlässlichster Grundsinn. Neben den Ovid-, Condillac- und Rousseau-Bezügen arbeitet Herder Albrecht von Hallers Physiologie ein[24] und liefert einen Beitrag zum Blindendiskurs der Aufklärung, wie vorangehend angedeutet. Der Tastsinn als fundamentaler Realitätssinn und die Plastik als jene Kunst, in der sich verkörperte Subjektivität allein erfahren kann, dies scheint das abschließende Resultat von Herders Vivisektion in der *Plastik* zu sein. Wie bei Rousseau wird die Kunsterfahrung als ein Versuch geschildert, aus dem beide Partner verändert hervorgehen. Hier handelt es sich ebenso um einen Vorgang wechselseitiger Belebung, mithin wiederum um einen doppelseitigen Geburtsvorgang, in dem der Tastsinn sowohl direkt

[21] Ebd.

[22] Herder: *Werke in zehn Bänden, Bd. 4*, S. 236.

[23] Siehe hierzu ausführlich Hermann Kappelhoff: *Matrix der Gefühle: Das Kino, das Melodrama und das Theater der Empfindsamkeit*, Berlin 2004, S. 113–124.

[24] Vgl. Simon Richter: *Laocoon's Body and the Aesthetics of Pain. Winckelmann, Lessing, Herder, Moritz, Goethe*, Detroit 1992, S. 90–130.

haptisch eine Rolle spielt als auch im übertragenen Sinn, nämlich als eine ‚tastende Einbildungskraft‘:

> Eine Statue muß *leben*: ihr Fleisch muß sich beleben: ihr Gesicht und Miene sprechen. Wir müssen sie anzutasten glauben und fühlen, daß sie sich unter unsern Händen erwärmt. Wir müssen sie vor uns stehen sehen, und fühlen, daß sie zu uns spricht. Siehe da zwei Hauptstücke der Skulptur *Fleisch und Geist*![25]

Am Ende dieser Versuchsanordnung steht die tatsächliche Interaktion zwischen Kunstwerk und ‚Betaster‘, wie man nun sagen müsste. In diesem Wechselspiel begegnen sich zwei Bedürftige, zwei Geschöpfe: Die aus kaltem, totem Stein bestehende Statue benötigt zu ihrer Verlebendigung eine Seele, die ihr der Rezipient erdichten muss. Während diesem zu seiner Vervollständigung der schöne Körper, die „leibhafte Wahrheit“[26] fehlt. Und ebenso wie bei Rousseau handelt es sich hier um einen Schöpfungsakt der männlichen Imagination. Herder entwirft das Idealbild eines blinden Dichters, und er verschränkt der Topik des Rousseauismus gemäß diesen mit dem ‚edlen Wilden‘ und dem Kind. Phylo- und ontogenetisch ist das Gefühl, der Tastsinn der erste und grundlegendste Zugang zur Wirklichkeit. Und zwar 1. als körperliche Selbsterfahrung – wir betasten uns selbst –, 2. als Realitätssinn, der uns Substanz und Körperlichkeit der Außenwelt vermittelt, und schließlich 3. als ursprünglicher Sinn, aus dem sich alle anderen Sinne durch Verfeinerung entwickeln und der darum auch als vereinigendes Band zwischen den Sinnen fungiert. Das Gefühl, der Tastsinn wird zum ethischen Maßstab auch der Vernunft, da er auf verschiedenen Ebenen für Ganzheitlichkeit verantwortlich zeichnet. Sowohl am Blinden als auch am Kind veranschaulicht Herder, dass es sich bei dem Tastsinn um die sicherste Erkenntnismethode handelt. So heißt es von der „Spielkammer des Kindes“: der „kleine Erfahrungsmensch fasset, greift, nimmt, wägt, tastet, mißt mit Händen und Füßen, um sich überall die schweren, ersten und notwendigsten Begriffe von Körpern, Gestalten, Größe, Raum, Entfernung u. dgl. treu und sicher zu verschaffen. Worte und Lehren können sie ihm nicht geben; aber Erfahrung, Versuch, Proben.“[27] Metaphorisch ist in Herders *Plastik* so zweifach vom Ungeborenen die Rede, einmal von der toten Statue, dem Kunstwerk, das durch die Imagination des Rezipienten verlebendigt werden muss, einmal vom Kind als dem im 18. Jahrhundert beobachtbaren Lebensbeginn. Noch die Wissenschaftler des 19. Jahrhunderts werden – lange vor Erfindung des Ultraschalls – das Leben des Ungeborenen imaginieren müssen, ausgehend vom gerade und vom frühgeborenen Säugling.

25 Herder: *Werke in zehn Bänden, Bd. 4*, S. 1016.
26 Ebd., S. 253.
27 Ebd., S. 249.

2 Das Ungeborene als (sich) selbst Imaginierendes: Dilthey im Kontext der Physiologie des 19. Jahrhunderts

Wilhelm Dilthey versucht insbesondere in seiner auf die 1880–90er Jahre zu datierenden pragmatistischen Phase[28] eine Hermeneutik aus den Grundstrukturen des Lebens zu entwickeln. Die mit Condillac, Rousseau und Herder beginnende Erfolgsgeschichte des Tastsinns wird mit Diltheys von verkörperter Individualität, d. h. von einem ganzheitlichen Menschenbild, ausgehender Konzeption von verstehender Psychologie als Erfahrungswissenschaft zu einem abschließenden Höhepunkt geführt. Herder erweist sich dabei für Dilthey in zweifacher Form als richtungweisend, zum einen in der Konsultation zeitgenössischer Physiologie, zum anderen in seiner Privilegierung des Tastsinns als menschlich-ästhetischem Grundsinn und Garanten unserer Realitätswahrnehmung. Herders Gewährsmann Albrecht von Haller hatte als Gründungsvater der modernen experimentellen Naturwissenschaft und mit seiner Reiz- und Erregungslehre den Grundstein gelegt für die wissenschaftliche Bestimmung des Reflexbogens und mithin des Menschen als eines durch Reiz- und Reaktionsschemata in Interaktion mit seiner Umwelt sich entwickelnden Reflexwesens. Die Physiologie des Tastsinns wurde dann vor allem durch Ernst Heinrich Weber und Johannes Müller weitergetrieben,[29] zudem wurde der Tastsinn mit dem umfassendsten Sinnesorgan, der Haut, assoziiert. Sie umschließt den ganzen Menschen: „Aus Rückenmark und Gehirn sprießen die Sinnesnerven, deren Endigungen über die ganze Oberfläche des menschlichen Körpers verbreitet sind; in dem in der Haut verbreiteten Tast- und Temperatursinne haben wir den Grundsinn zu gewahren“[30], so Dilthey in Referenz auf die Physiologie seiner Zeit. Der Tastsinn gehört dann zum Fundament von Diltheys verstehender Psychologie, die von diesem ausgehend zur Entwicklung eines Körperbildes als Grundschema für das Erkennen gelangt. Hier tritt nun das Ungeborene nicht nur in Übertragung als Marmorstatue oder als Kind in Erscheinung, sondern der Embryo und seine ganzheitliche (Selbst-)Bildung wird zum Gegenstand philosophischer Reflexion und physiologischer Experimente. Das 18. Jahrhundert hatte dessen Funktionsstelle im Diskurs gleichsam vorbereitet.

[28] Ferdinand Fellmann und Matthias Jung sprechen bezüglich dieses Werkabschnitts von Diltheys pragmatistischer Phase und machen so auf seine Nähe zum amerikanischen Pragmatismus eines William James aufmerksam, mit dem ihn eine empirische, die naturwissenschaftlichen Erkenntnisse seiner Zeit integrierende Handlungstheorie und Hermeneutik jenseits des Behaviorismus verbindet. Vgl. Ferdinand Fellmann: *Symbolischer Pragmatismus. Hermeneutik nach Dilthey*, Reinbek b. Hamburg 1991, S. 12f., S. 16–18 u. S. 23 u. Matthias Jung: *Dilthey zur Einführung*, Hamburg 1996, S. 12–16, S. 40, S. 95 u. S. 119.

[29] Vgl. Ernst Heinrich Weber: *Ueber den Tastsinn*, in: *Archiv für Anatomie, Physiologie und wissenschaftliche Medicin* (1835), S. 152–160 u. Müller: *Handbuch der Physiologie des Menschen*, S. 494–502.

[30] Wilhelm Dilthey: *Gesammelte Schriften, Bd. 19*: *Grundlegung der Wissenschaften vom Menschen, der Gesellschaft und der Geschichte. Ausarbeitungen und Entwürfe zum zweiten Band der Einleitung in die Geisteswissenschaften (ca. 1870–1895)*, hg. v. Helmut Johach u. Frithjof Rodi, 2. Aufl., Göttingen 1997a, S. 189.

Johannes Müllers Nervenphysik und Webers Arbeiten bestätigen den Tastsinn onto- wie phylogenetisch als Grundsinn. Schon im Embryonalstadium werden seine Funktionen angenommen und auch im niedersten Tierreich nachgewiesen. So stellt Johannes Müller für die Abgrenzung eines verkörperten Ichbewusstseins vom Bewusstsein der Außenwelt gleichsam in der Nachfolge Condillacs, Rousseaus und Herders folgendes Gedankenexperiment an:

> Stellen wir uns ein menschliches Wesen vor, das ohne jemals eine Gesichtsempfindung gehabt zu haben, wie das Kind im Uterus, bloss Gefühle hat, durch die Bestimmungen seines Körpers von aussen, so wird die erste dunkele Vorstellung keine andere seyn, als des bestimmbaren Ichs im Gegensatz von etwas Bestimmendem. Der Uterus, der das Kind zu einer bestimmten Lage nöthigt, und Empfindungen verursacht, ist jetzt noch zunächst die Veranlassung zum Bewusstwerden dieses Gegensatzes.[31]

Im Embryonalstadium entstehe die „Vorstellung von zweierlei Aeusseren", einmal im Betasten der Gebärmutterwand die „Vorstellung von einem absolut Aeussern", einmal das Außen des eigenen Körpers in der Selbstberührung des Embryos. Diese wird als zweiseitige Empfindung beschrieben – „Seine Glieder sind in diesem Falle äussere Objecte der Empfindung und empfindend zugleich"[32]. So führen nach Müller die Tasterfahrungen im Embryonalstadium zu den „dunkeln Vorstellungen eines empfindenden, der Aussenwelt entgegengesetzten Körpers" und zu jenen der „Räumlichkeit der Aussendinge"[33].

Neben Müller konsultiert Dilthey im Hinblick auf die Genese eines verkörperten Ichbewusstseins die Studie *Untersuchungen über das Seelenleben des neugeborenen Menschen* von Adolf Kussmaul aus dem Jahr 1859.[34] Kussmaul ist Mediziner und zugleich Schriftsteller, der in seinen lyrischen Beiträgen zu den *Fliegenden Blättern* seit 1855 gemeinsam mit Ludwig Eichrodt die satirische Figur des ‚Biedermaier' erfunden hat, die später der Literaturepoche den Namen geben sollte: Dem „genügsamen Biedermaier" verhelfen „seine kleine Stube, sein enger Garten, sein unansehnlicher Flecken und das dürftige Los eines verachteten Dorfschulmeisters zu irdischer Glückseligkeit"[35]. In den *Untersuchungen über das Seelenleben* gibt sich Kussmaul weniger satirisch denn wissenschaftlich. Zum einen sammeln die *Untersuchungen* das bisher über das Neu- und Ungeborene Gesagte, zum anderen verstehen sie sich als ein Beitrag zur „*Entwicklungsgeschichte der menschlichen Seele*" und „*empirischen* Psychologie", der eigene

[31] Müller: *Handbuch der Physiologie des Menschen*, S. 269.

[32] Ebd.

[33] Ebd., S. 270.

[34] Vgl. Wilhelm Dilthey: *Gesammelte Schriften, Bd. 5: Die geistige Welt. Einleitung in die Philosophie des Lebens. Erste Hälfte: Abhandlungen zur Grundlegung der Geisteswissenschaften*, hg. v. Georg Misch, 8. Aufl., Göttingen 1990, S. 98f. u. S. 109 u. Wilhelm Dilthey: *Gesammelte Schriften, Bd. 21: Psychologie als Erfahrungswissenschaft. Erster Teil: Vorlesungen zur Psychologie und Anthropologie (ca. 1875–1894)*, hg. v. Guy van Kerckhoven u. Hans-Ulrich Lessing, Göttingen 1997, S. XXXIV, S. 220 u. S. 324.

[35] Eichrodt, Ludwig: *Biedermaiers Liederlust: Lyrische Karrikaturen. Eine Anthologie*, Lahr 1869, S. 61.

„Beobachtungen und Versuche an Neugeborenen“[36] bringt. Kussmaul hatte diese mit Chinin, Weinsäure u. a. traktiert, um herauszufinden, mit welcher sinnlichen Ausstattung und mit welchen Fertigkeiten das Neugeborene auf die Welt kommt. Er zitiert Locke, Cabanis und Bichat über die vorgeburtliche, an den Tastsinn gekoppelte Bewusstseinsbildung.[37] Die Satire schaut in dieser Studie dann doch noch hervor, wenn Kussmaul zusammenträgt, was die Philosophie um 1800 zum ersten Schrei des Neugeborenen zu sagen hat: Nach Hegel zeige sich das Kind durch diese „ideelle Thätigkeit […] sogleich von der Gewissheit durchdrungen, dass es von der Aussenwelt die Befriedigung seiner Bedürfnisse zu fordern ein Recht habe“. Dem „Hegelianer Michelet dagegen“ sei der „Schrei des Neugebornen“ das „Entsetzen des Geistes über das Unterworfensein unter die Natur“, während Kant einen Ton der „Entrüstung“ vernimmt, „weil es sich bewegen will und sein Unvermögen dazu gleich als eine Fesselung fühlt, wodurch ihm die Freiheit genommen wird“[38]. Das Un- und Neugeborene ist hier erkennbar Projektionsfläche der philosophischen Imagination, die entweder Hegelschen Geist oder Kantisches Freiheitsbewusstsein mit der Geburt bereits fertig ins Leben treten sieht. Aus seinen eigenen Beobachtungen an Neugeborenen gewinnt Kussmaul die Einsicht, dass mit der Geburt eine bereits gut geübte, voll funktionstüchtige leibseelische Einheit das Licht der Welt erblicke. Das Individuum habe *„schon im Mutterleibe“* – *„trotz der ungünstigen Verhältnisse des Ortes“* – *„einige Erfahrungen gesammelt und Fertigkeiten erlangt“*[39]. Und ähnlich wie Müller koppelt Kussmaul die im Embryonalstadium erworbene seelische Grundausstattung des Menschen an den Tastsinn: „Der Tastsinn der Frucht wird schon im Mutterleibe vielfach erregt; sie berührt häufig die Wände der Gebärmutter, und ihre Theile berühren einander.“[40] Körper- und Lagebewusstsein sowie eines über die Realität der Außenwelt entstünden so.

An diesen Befunden von Müller und Kussmaul zu Tastsinn, Selbstgefühl und Realität der Außenwelt setzt Diltheys verstehende Psychologie an. Dilthey fasst das Individuum als „psycho-physische Lebenseinheit“, und die „Körperlichkeit meines Selbst“ gehört für ihn zu jenen *„fundamentalen Voraussetzungen der Erkenntnis“*, die *„im Leben gegeben“* sind, *„das Denken kann nicht hinter sie greifen“*[41]. Der Körper, im spezifischen der Tastsinn, ist Medium ursprünglicher Selbst- und Welterfahrung sowie als Ausdrucksorgan mimisch-gestischer oder sprachlicher Mitteilung Voraussetzung für Intersubjektivität. Dieser Körper ist allerdings nicht jener der Naturwissenschaften, von dem wir über den Umweg von Messung und Experiment Kenntnis haben, sondern es ist der unmittelbar erlebte und gestaltende Körper. Das „Korrelat“ der psychischen „Le-

36 Adolf Kussmaul: *Untersuchungen über das Seelenleben des neugeborenen Menschen*, Leipzig u. Heidelberg 1859, S. 6.

37 Vgl. ebd., S. 9f.

38 Ebd., S. 28.

39 Ebd., S. 35f.

40 Ebd., S. 37.

41 Wilhelm Dilthey: *Gesammelte Schriften, Bd. 1: Einleitung in die Geisteswissenschaften. Versuch einer Grundlegung für das Studium der Gesellschaft und der Geschichte*, hg. v. Bernhard Groethuysen, 2. Aufl., Leipzig u. Berlin 1923, S. 29 (Hervorhebung i. O.). Vgl. auch Dilthey: *Gesammelte Schriften, Bd. 5*, S. 136–137.

benseinheit ist der nach innerem Antrieb sich bewegende und wirkende Körper".[42] Mit Begriffen wie ‚Lagebewusstsein' und ‚Körpergefühl' wird dieses körperliche Erleben näher bestimmt. Dilthey wird darin tatsächlich den ganzen Menschen als historische psycho-sozial-physische Lebenseinheit in seine Erkenntnistheorie eintragen. Mit der Wahrnehmung des „ganzen Menschen" im Geflecht von „persönlicher Lebenseinheit, Außenwelt, Individuen außer uns, ihr Leben in der Zeit und ihre Wechselwirkung"[43] ist das Menschenbild der medizinischen Psychosomatik des 20. Jahrhunderts in seiner ganzen Komplexität vorgezeichnet. Diese spricht dann vom Menschen als „somato-psycho-soziale[m] Phänomen" bzw. nimmt ihn im Rahmen eines „bio-psycho-sozialen Modells" wahr.[44]

Vor allem in seiner Abhandlung *Beiträge zur Lösung der Frage vom Ursprung unseres Glaubens an die Realität der Außenwelt und seinem Recht* (1890) wird Dilthey in der Nachfolge Herders noch einmal eine mit dem Begriff Selbstgefühl operierende Selbstbewusstseinstheorie ausarbeiten, die vom Tastsinn ausgeht. Der Tastsinn wird dabei nicht nur mit der Aufgabe betraut, ein Seismograph für die Realität der Außenwelt zu sein, sondern an ihm und durch ihn entwickelt sich auch eine differenzierte Lagebestimmung des erkennenden Selbst und ein differenziertes „Körperbild"[45] desselben. Mit Hilfe der von Ernst Heinrich Weber festgehaltenen Empfindungskreise der Haut lässt sich die „Oberfläche des Körpers" als „überall organisiert, Bewegungen auszuführen und Widerstand zu empfinden" beschreiben: „[A]lle Extremitäten sind beweglich, empfindbar und gefühlsfähig."[46] Durch die „Feinheit der Empfindlichkeit für Raumunterschiede" und durch „deutlich lokalisierte, rings auf der Haut" auftretende „Temperatur- und Druckempfindungen"[47] bildet sich auch der erlebte Innenraum des verkörperten Selbst, der wiederum zur frühesten und haltbarsten Struktur des Seelenlebens gehört, durch die unser Innenleben verortet werden kann. Mit der Belehrung durch die zeitgenössische sinnenphysiologische Debatte zur Raum- und Zeitauffassung kann Dilthey eine Erkenntnisanthropologie entwickeln, die nicht allein vom verkörperten Individuum ausgeht, sondern durch dieses ein situatives, raum-zeitlich bestimmtes Erkennen in Rechnung stellt. Dilthey hält fest, dass es nicht um tastende, willentliche Erfahrungen von Objekten geht, sondern dass diese Erlebnisse eine Innenseite haben, sich in der tastenden Welterfahrung auch eine Selbsterfahrung verbirgt. Neue Wahr-

42 Wilhelm Dilthey: *Gesammelte Schriften, Bd. 7: Der Aufbau der geschichtlichen Welt in den Geisteswissenschaften*, hg. v. Bernhard Groethuysen, 8. Aufl., Göttingen 1992, S. 159.

43 Dilthey: *Gesammelte Schriften, Bd. 1*, S. XVIII.

44 Vgl. Thure v. Uexküll u. Wolfgang Wesiack: *Psychosomatische Medizin und das Problem einer Theorie der Heilkunde*, in: *Lehrbuch der psychosomatischen Medizin*, hg. v. Thure von Uexküll, München, Wien u. Baltimore 1979, S. 7–21, hier S. 9 u. Adolf-Ernst Meyer u. Ulrich Lamparter: *Vorwort*, in: *Pioniere der Psychosomatik. Beiträge zur Entwicklungsgeschichte ganzheitlicher Medizin*, hg. v. Adolf-Ernst Meyer u. Ulrich Lamparter, Heidelberg 1994, S. 1–7, hier S. 3.

45 Dilthey: *Gesammelte Schriften, Bd. 19*, S. 167.

46 Ebd., S. 22.

47 Dilthey: *Gesammelte Schriften, Bd. 21*, S. 222. Vgl. auch Dilthey: *Gesammelte Schriften, Bd. 5*, S. 107.

nehmungen werden durch unsere vorherigen Erfahrungen strukturiert, die sich in einer festen psychischen Struktur sedimentieren. Dieser im erwachsenen Erleben hoch komplexe psychische Strukturzusammenhang könne, so Dilthey, durch die Geschichte seiner Genese aufgehellt werden und der vergleichende Blick auf Tiere, ‚Wilde' und Kinder erbringe hier der historischen Methode ihr Anschauungsmaterial. Denn es existierten zwischen der tastenden Selbsterfahrung des Erwachsenen und „dem dunklen Gefühl eines von der Haut umgrenzten Innen des entwickelten Tieres oder des einjährigen Kindes"[48] nur Gradunterschiede. Dies ist der systematische Ort, an dem Dilthey das Erleben des Embryos im Verweis auf Müller und Kussmaul imaginiert. In der Realitätsabhandlung wird diese vergleichend-historische Methode angedeutet, eine Entwicklungsgeschichte des psychischen Strukturzusammenhangs, die eben schon mit dem Embryonalstadium beginnt: „Der Embryo des Säugetiers oder Menschen berührt häufig bei seinen Bewegungen die Wände der Gebärmutter und seine eigenen Teile berühren einander. […] Bevor das Junge geboren wird, besitzt es hiernach im Grundschema ein dunkles, vielleicht mehr traumartiges Bewußtsein der Trennung seines Eigenlebens von einem es rings bedingenden äußeren Etwas."[49]

Ausführlicher erzählen die Aufzeichnungen der sogenannten *Breslauer Ausarbeitung* eine „Entwicklungsgeschichte des Ichbewußtseins"[50]. Ausgehend von der im Tastsinn erfahrenen Gleichursprünglichkeit von Welt und Selbst skizzieren sie durch Gewöhnung eingelebte Prozesse der wechselseitigen Verdichtung der Realität der Außenwelt und der Verfestigung einer psychischen Struktur, zu deren wichtigstem Bestandteil das Körperbild gehört. Endpunkt der Entwicklungsgeschichte, „deren höchste Schöpfung", ist das „konkrete Bild unseres Ich".[51] Das erste, vermutlich noch vor die Geburt zu datierende Grunderlebnis ist die im Tastsinn erfahrene Abgrenzung von Welt und Selbst. In dramatischer Metaphorik wird dieses embryonale Grunderlebnis geschildert:

> Was in diesem Akte der Berührung sozusagen sich vollzieht, ist das Leben – nicht ein theoretischer Vorgang, sondern was in dem Ausdruck Erlebnis von uns bezeichnet wird, Druck und Gegendruck, Position den Dingen gegenüber, die selber Position sind, Lebensmacht in uns und um uns, welche in Lust und Schmerz, in Furcht und Hoffnung, in Gram über das, was unüberwindlich lastet, in Seligkeit über das, was draußen dem Selbst sich zu eigen gegeben hat, beständig erfahren wird und da ist: nicht ein Zuschauer, das Ich, der vor der Bühne der Welt sitzt, sondern Handlung und Gegenhandlung selber, in dem, gleichviel, ob Könige darin fungieren oder Narren und Tölpel, dieselbe Tatsächlichkeit übermächtig erfahren wird. Daher es denen, die darin stehen, nie ein Philosoph eingeredet hat, das alles sei Vorstellung, Bühne, nicht Wirklichkeit.[52]

Diltheys Erkenntnisanthropologie arbeitet hier wie Freuds Psychoanalyse mit Urszenen – dies ist der gleichsam literarischen Darstellung geschuldet. Tatsächlich handelt es sich

48 Dilthey: *Gesammelte Schriften, Bd. 19*, S. 181.

49 Dilthey: *Gesammelte Schriften, Bd. 5*, S. 99f.

50 Ebd., S. 172.

51 Ebd.

52 Ebd., S. 153.

um Langzeitprozesse der „Gewöhnung", in denen das Selbst beginnend im Mutterleib ständig an die Außenwelt stößt, diese begreift, und sich allmählich immer festere Konturen der Außenwelt wie auch des Selbst herausbilden. Erst durch Reflexe, unwillkürliche, dann willkürliche Bewegungen und die „Hemmung dieser Bewegungen läßt das ‚Andere' allmählich als Erfahrungsbegriff sich bilden. Das Außen, gar die Außenwelt, ist ein spätes Ergebnis"[53]. Durch das Körperbild können sowohl innere Zustände lokalisiert werden als auch das Selbst seine Lage zu anderen Dingen in der Außenwelt durch dieses bestimmt. Der erlebte Körper und die Vorstellung von ihm, die wir ausbilden, gehört damit zu den frühesten und wichtigsten Bestandteilen des Strukturzusammenhangs der Seele. Das Körperbild stellt ein tragfähiges Netz für die Strukturierung und Verarbeitung neuer Erlebnisse bereit. „Von der Unterscheidung des Selbst von den Dingen aus bildet sich durch Verknüpfung der Zustandsbilder sowie ihrer Bestandteile ein Gerüst."[54] Dass es sich um Bildungsprozesse handelt, unterstreicht Dilthey insbesondere terminologisch. Die einzelnen Erlebnisse werden eben auch als ‚Zustandsbilder' bezeichnet und ihre Weiterverarbeitung durch die psychische Struktur wird ‚Nachbildung' oder auch „Erinnerungsbild"[55] genannt. Die Prozessualität des Bildens, seine Eigendynamik, wird gegenüber einer Abbild-Funktion deutlich betont. Das Bild hat laut Dilthey eine „triebartige Energie. Es ist Leben, Vorgang. Es entsteht, entfaltet sich und erlöscht wieder."[56] Mit dem Bild-Begriff grenzt Dilthey das schweigende Denken des Erlebnisses, seine spezifische Intellektualität, von der diskursiv-sprachlichen eines Erkennens zweiter Stufe ab. Darüber hinaus erinnert das Bild gewollter Maßen an das alte schöpferische Vermögen der produktiven Einbildungskraft, sodass die realen psychischen Prozesse im Licht dieser Tradition beschrieben werden.

Mit Wilhelm Diltheys verstehender Psychologie und ihrer Beschreibung eines Strukturzusammenhangs der Seele, zu dem zentral das Körperbild gehört, sind wir nun also beim Ungeborenen als Selbstbildner angekommen. Als einen solchen kann die Physiologie des 19. Jahrhunderts und mit ihr Dilthey das Ungeborene allerdings nur imaginieren, tatsächlich beobachten kann sie es nicht. Sie muss vom gerade Geborenen rückschließen auf das ungeborene Leben. Von mütterlicher Imagination, vom Versehen ist hier nicht mehr die Rede, die mütterliche Imagination wird gleichsam von derjenigen des Wissenschaftlers und derjenigen des Ungeborenen abgelöst. Die Mutter wird nur noch als ‚Gebärmutter' und damit im Tasterlebnis als erste Erfahrung eines Außen thematisiert. Begonnen hatte das imaginäre Leben des Ungeborenen allerdings in den alten, bis ins ausgehende 18. Jahrhundert für valide gehaltenen Versehenslehren, die im Moment der plötzlichen körperlichen Einprägung einer mütterlichen Impression der Seele des Ungeborenen eine Mittlerfunktion zugesprochen hatten. Auf dem Weg von solchen frühen Formen einer ‚pränatalen Psychologie' zur verstehenden Psychologie Diltheyscher Provenienz sind markante diskursive Verschiebungen festzuhalten: vom in der Aufklärung und im Versehen privilegierten Sehsinn zur Aufwertung des Tastsinns,

53 Dilthey: *Gesammelte Schriften, Bd. 5*, S. 104.
54 Dilthey: *Gesammelte Schriften, Bd. 19*, S. 166.
55 Wilhelm Dilthey: *Gesammelte Schriften, Bd. 6*, S. 97.
56 Ebd., S. 99.

von einer reproduktiven zu einer produktiven Einbildungskraft, von ‚Urszenen‘ der Prägung zu Langzeitprozessen der Bildung und schließlich von der Macht mütterlicher Imaginationen über männliche Geburtsphantasien zur Selbstbildung des Ungeborenen.

3 Literatur und Quellen

Arni, Caroline: *Vom Unglück des mütterlichen ‚Versehens‘ zur Biopolitik des ‚Pränatalen‘. Aspekte einer Wissensgeschichte der maternal-fötalen Beziehung*, in: *Biopolitik und Geschlecht*, hg. v. Eva Sänger u. Malaika Rödel, Münster 2012, S. 44–65.

Bennholdt-Thomsen, Anke u. Alfredo Guzzoni: *Zur Theorie des Versehens im 18. Jahrhundert. Ansätze einer pränatalen Psychologie*, in: *Klio und Psyche*, hg. v. Thomas Kornbichler, Pfaffenweiler 1990, S. 112–125.

Binczek, Natalie: *Kontakt: Der Tastsinn in Texten der Aufklärung*, Tübingen 2007.

Braungart, Georg: *Leibhafter Sinn: Der andere Diskurs der Moderne*, Tübingen 1995.

Condillac, Étienne Bonnot de: *Abhandlung über die Empfindungen*, aus dem Französischen übersetzt und mit Erläuterungen von Eduard Johnson, Berlin 1870 [1754].

Dilthey, Wilhelm: *Gesammelte Schriften, Bd. 1: Einleitung in die Geisteswissenschaften. Versuch einer Grundlegung für das Studium der Gesellschaft und der Geschichte*, hg. v. Bernhard Groethuysen, 2. Aufl., Leipzig u. Berlin 1923.

Dilthey, Wilhelm: *Gesammelte Schriften, Bd. 19: Grundlegung der Wissenschaften vom Menschen, der Gesellschaft und der Geschichte. Ausarbeitungen und Entwürfe zum zweiten Band der Einleitung in die Geisteswissenschaften (ca. 1870–1895)*, hg. v. Helmut Johach u. Frithjof Rodi, 2. Aufl., Göttingen 1997.

Dilthey, Wilhelm: *Gesammelte Schriften, Bd. 21: Psychologie als Erfahrungswissenschaft. Erster Teil: Vorlesungen zur Psychologie und Anthropologie (ca. 1875–1894)*, hg. v. Guy van Kerckhoven u. Hans-Ulrich Lessing, Göttingen 1997.

Dilthey, Wilhelm: *Gesammelte Schriften, Bd. 5: Die geistige Welt. Einleitung in die Philosophie des Lebens. Erste Hälfte: Abhandlungen zur Grundlegung der Geisteswissenschaften*, hg. v. Georg Misch, 8. Aufl., Göttingen 1990.

Dilthey, Wilhelm: *Gesammelte Schriften, Bd. 6: Die geistige Welt. Einleitung in die Philosophie des Lebens. Zweite Hälfte: Abhandlungen zur Poetik, Ethik und Pädagogik*, hg. v. Georg Misch, 7. Aufl., Stuttgart u. Göttingen 1994.

Dilthey, Wilhelm: *Gesammelte Schriften, Bd. 7: Der Aufbau der geschichtlichen Welt in den Geisteswissenschaften*, hg. v. Bernhard Groethuysen, 8. Aufl., Göttingen 1992.

Eichrodt, Ludwig: *Biedermaiers Liederlust: Lyrische Karrikaturen. Eine Anthologie*, Lahr 1869.

Fellmann, Ferdinand: *Symbolischer Pragmatismus. Hermeneutik nach Dilthey*, Reinbek b. Hamburg 1991.

Frank, Manfred: *Selbstgefühl: Eine historisch-systematische Erkundung*, Frankfurt a. M. 2002.

Goll, Claire: *Der Neger Jupiter raubt Europa. Roman.* Mit einem Nachwort von Rita Mielke, Berlin 1987.

Haller, Albrecht von: *La génération ou exposition des phénomènes relatifs à cette fonction naturelle*, Vol. 1, Paris 1774.

Helduser, Urte: *Imaginationen des Monströsen. Wissen, Literatur und Poetik der „Missgeburt“ 1600-1835*, Göttingen 2016.

Helduser, Urte: *Versehen und Vererbung: Zur Wissens- und Diskursgeschichte der mütterlichen Imagination im 18. Jahrhundert*, in: *Kulturen der Epigenetik: vererbt, codiert, übertragen*, hg. v. Vanessa Lux u. Jörg Thomas Richter, Berlin u. Boston 2014, S. 165–178.

Herder, Johann Gottfried: *Ideen zur Philosophie der Geschichte der Menschheit*, hg. v. Heinz Stolpe, *Bd. 1*, Berlin u. Weimar 1965.

Herder, Johann Gottfried: *Werke in zehn Bänden, Bd. 4: Schriften zu Philosophie, Literatur, Kunst und Altertum 1774–1787*, hg. v. Jürgen Brummack u. Martin Bollacher, Frankfurt a. M. 1994.

Jung, Matthias: *Dilthey zur Einführung*, Hamburg 1996.

Kappelhoff, Hermann: *Matrix der Gefühle: Das Kino, das Melodrama und das Theater der Empfindsamkeit*, Berlin 2004.

Krüger-Fürhoff, Irmela Marei: *Der versehrte Körper: Revisionen des klassizistischen Schönheitsideals*, Göttingen 2001.

Kussmaul, Adolf: *Untersuchungen über das Seelenleben des neugeborenen Menschen*, Leipzig u. Heidelberg 1859.

Meyer, Adolf-Ernst u. Ulrich Lamparter: *Vorwort*, in: *Pioniere der Psychosomatik. Beiträge zur Entwicklungsgeschichte ganzheitlicher Medizin*, hg. v. Adolf-Ernst Meyer u. Ulrich Lamparter, Heidelberg 1994, S. 1–7.

Mülder-Bach, Inka: *Im Zeichen Pygmalions: Das Modell der Statue und die Entdeckung der ‚Darstellung' im 18. Jahrhundert*, München 1998.

Müller, Johannes: *Handbuch der Physiologie des Menschen, Bd. 2*, Coblenz 1840.

Ovid: *Verwandlungen nach Publius Ovidius Naso von Johann Heinrich Voss, Bd. 2*, 2. Aufl., Braunschweig 1829.

Pygmalion: Die Geschichte des Mythos in der abendländischen Kultur, hg. v. Mathias Mayer u. Gerhard Neumann, Freiburg i. Br. 1997.

Richter, Simon: *Laocoon's Body and the Aesthetics of Pain. Winckelmann, Lessing, Herder, Moritz, Goethe*, Detroit 1992.

Rössler, Dietrich: *Mensch, ganzer*, in: *Historisches Wörterbuch der Philosophie*, hg. v. Joachim Ritter u. Karlfried Gründer, *Bd. 5: L–Mn*, Basel u. Stuttgart 1980, S. 1106–1111.

Rousseau, Jean-Jacques: *Pygmalion. Musikalische Szene*, in: *Musik und Sprache: Ausgewählte Schriften*, hg. v. Peter Gülke, Leipzig 1989, S. 169–178.

Schmaus, Marion: *Psychosomatik: Literarische, philosophische und medizinische Geschichten zur Entstehung eines Diskurses (1778–1936)*, Tübingen 2009.

Uexküll, Thure v. u. Wolfgang Wesiack: *Psychosomatische Medizin und das Problem einer Theorie der Heilkunde*, in: *Lehrbuch der psychosomatischen Medizin*, hg. v. Thure von Uexküll, München, Wien u. Baltimore 1979, S. 7–21.

Weber, Ernst Heinrich: *Ueber den Tastsinn*, in: *Archiv für Anatomie, Physiologie und wissenschaftliche Medicin* (1835), S. 152–160.

Zeuch, Ulrike: *Umkehr der Sinneshierarchie: Herder und die Aufwertung des Tastsinns seit der frühen Neuzeit*, Tübingen 2000.

Caroline Arni

Psychischer Einfluss und generationelles Trauma. Pränatale Prägung als Problem der Transmission, oder: Die Kinder des *Année terrible* 1870/71[1]

1884 hielt der Psychiater Henri Legrand du Saulle an der Salpêtrière in Paris eine Vorlesung über den „Einfluss der politischen Ereignisse auf die Eigenschaften des Deliriums und die physischen und intellektuellen Anomalien bei den während der Belagerung von Paris gezeugten Kindern". Bemerkenswert großzügig verwies er auf jene, die diesen Zusammenhang formuliert hatten, bevor den Ärzten ihrerseits aufgefallen war, dass sich bei den Kindern, die während der preussischen Belagerung und der revolutionären Ereignisse der Pariser Kommune im Halbjahr 1870/71 gezeugt und ausgetragen worden waren, *Anomalien* häuften. In den Sprechstunden seiner Kollegen nämlich, so Legrand du Saulle, seien schon länger Mütter ein- und ausgegangen, welche die Verhaltensauffälligkeiten ihrer Kinder mit einem einfachen Satz quittiert hätten: „Monsieur, was wollen Sie; es ist ein Kind der Belagerung."[2]

Dieser mütterlichen Spontandiagnose entlieh Legrand du Saulle nicht nur den Namen einer Gruppe von Kindern, die auch er und seine Kollegen fortan *„Enfants du siège"* oder *„Enfants de la commune"* heißen sollten. Er hatte es sich auch zur Aufgabe gemacht, den in der mütterlichen Rede postulierten Zusammenhang zwischen politischem Ereignis in der Vergangenheit und kindlichen Anomalien in der Gegenwart zu bestätigen, indem er Kinder zu zählen begann, die ihm während seiner Tätigkeiten am Bicêtre-Spital und in der Krankenstation der Pariser Polizeipräfektur begegneten. In seinem Vortrag wusste er deshalb zu berichten, dass unter 92 Kindern, die in Winter und Frühling 1870/1871 gezeugt worden waren, bei 35 „physische Anomalien" (Epilepsie, Stottern, Klumpfüße, Inkontinenz u. a.), bei 21 „intellektuelle Anomalien" (Apathie, Aufmerksamkeitsstörungen, Idiotie u. a.) und bei 8 „affektive Anomalien" (Egoismus,

1 Dieser Beitrag ist die verschriftlichte Version eines Vortrags an der Tagung „Imaginationen des Ungeborenen" (Marburg, 2013), der Einblick in ein damals laufendes Forschungsprojekt gab. Dieses Projekt, in dem ich ausgehend von der medizinhistorischen Episode der *Enfants du siège* Konzeptionen des fötalen Lebens und der pränatalen Prägung vom ausgehenden 18. bis ins frühe 20. Jahrhundert untersucht habe, ist unterdessen abgeschlossen; dazu demnächst Caroline Arni: *Pränatale Zeiten. Das Ungeborene in den Wissenschaften vom Menschen*, Basel u. Berlin, im Erscheinen.

2 Vgl. Henri Legrand du Saulle: *Influence des événements politiques sur les caractères du délire et anomalies physiques et intellectuelles que l'on observe chez les enfants conçus pendant le siège de Paris*, in: *Le Practicien* 7 (1884), S. vii, 160–163 u. 184–186, hier S. 185. Alle Übersetzungen aus französischen Quellen stammen von mir.

Extravaganz, Bösartigkeit u. a.) vorkamen.[3] Solchermassen statistisch unterlegt, ließ sich der von den Müttern behauptete Zusammenhang in wissenschaftlichen Begriffen formulieren: Bei all diesen Kindern nämlich seien, so Legrand du Saulle weiter, „während der Belagerung von Paris […] die innersten Bedingungen des fötalen Lebens verändert worden“, indem „fatale Einflüsse“ eine „pathogene Wirkung [...] bis hin zu Verletzungen des Gehirns“ entfaltet hätten.[4] Als verursachende Faktoren seien zunächst die kriegsbedingte Mangelernährung der Frauen und der Alkoholismus verzweifelter Männer zu nennen. Außerdem aber müsse man auch das „moralische Trauma“ [*traumatisme moral*] der belagerten Pariser Bevölkerung in Rechnung stellen.[5]

Im Begriff des *traumatisme moral* postulierte Legrand du Saulle mit Nachdruck die Möglichkeit einer psychischen Ursache pränataler Pathogenese. Für seine Zuhörer an der Salpêtrière dürfte das unmittelbar evident gewesen sein. Der dort angesiedelte Kreis um Jean-Martin Charcot spielte eine Schlüsselrolle bei der Wendung des ursprünglich somatisch ausgerichteten Trauma-Begriffs ins Psychologische, auf die der Zusatz *moral* explizit verwies.[6] Charles Féré, seinerseits Psychiater und Charcot-Schüler, griff genau dies auf, als er in einem Ärztejournal mit Verweis auf Legrand du Saulles Vorlesung den Fall einer Advokatentochter präsentierte, deren Gebaren sie dem ärztlichen Blick ebenfalls als *Enfant du siège* enthüllte. Anders als bei den von Legrand du Saulle erfassten Kindern mehrheitlich unterschichtiger Herkunft könnten hier, so Féré, Mangelernährung und Alkoholismus als pathogene Faktoren ausgeschlossen werden. Hingegen habe die Mutter unmittelbar nach der Empfängnis am frühen Morgen des 2. Mai 1871 eine heftige Gemütserschütterung erlitten, als Nationalgardisten in die Wohnung eingebrochen seien. Es dürfe deshalb vermutet werden, dass allein der vom „moralischen Schock“ [*choc moral*] verursachte „psychische Zustand“ [*état psychique*] der werdenden Mutter Ursache von Entwicklungsstörungen gewesen sei.[7] Und dieser „psychische

3 Vgl. ebd.

4 Vgl. ebd., S. 184.

5 Vgl. ebd. Die von Legrand du Saulle genannten Faktoren – Nutrition, toxische Substanzen und emotionale Belastung – sollten die Erforschung pränataler Pathogenese im 20. Jahrhundert und bis in die Gegenwart organisieren. In meiner Arbeit steht die Frage des psychischen Faktors im Vordergrund; vgl. zu den andern beiden Komplexen Elizabeth M. Armstrong: *Conceiving Risk, Bearing Responsibility. Fetal Alcohol Syndrome & the Diagnosis of Moral Disorder*, Baltimore u. London 2003, Tatjana Buklijas: *Food, Growth and Time: Elsie Widdowson's and Robert McCance's Research into Prenatal and Early Postnatal Growth*, in: *Studies in History and Philosophy of Biological and Biomedical Sciences* 47 (2014), Part B, S. 267–277 u. Hannah Landecker: *Food as exposure: Nutritional epigenetics and the new metabolism*, in: *Biosocieties* 6.2 (2011), S. 167–194.

6 Vgl. Mark S. Micale u. Paul Lerner: *Trauma, Psychiatry, and History: A Conceptual and Historiographical Introduction*, in: *Traumatic Pasts. History, Psychiatry, and Trauma in the Modern Age, 1870–1930*, hg. v. dens., Cambridge 2001, S. 1–27 u. Esther Fischer-Homberger: *Die traumatische Neurose. Vom somatischen zum sozialen Leiden*, Bern 1975.

7 Vgl. Charles Féré: *Les Enfants du Siège*, in: *Progrès médical* 12.13 (1884), S. 245f., hier S. 246. Féré bezog sich dabei vermutlich auf das Postulat Charcots, den „nervösen Schock“ als „pathogenetisches Glied“ zwischen einer psychischen Traumatisierung und den nachfolgenden Symptomen zu begreifen (vgl. Fischer-Homberger: *Neurose,* S. 53). Selbst definierte

Einfluss“ [*influence psychique*] sei der „am wenigsten bekannte“ und „interessanteste“ zur Diskussion stehende Faktor.[8]

Die von Legrand du Saulle und Féré in wissenschaftlichen Begriffen formulierte Vermutung eines Zusammenhangs von historischem Ereignis, mütterlichem Erleben und kindlichen Anomalien mag anekdotisch anmuten. Doch auch wenn die *Enfants du siège* tatsächlich bald aus dem medizinhistorischen Gedächtnis schwinden sollten, ist ihr Auftauchen in den 1880er Jahren signifikant. In der Aufmerksamkeit, die sie bei einer Handvoll Psychiatern erregten, verband sich eine neuartige Thematisierung des Ungeborenen in Physiologie, Medizin und Psychologie mit dem zeitgenössischen Interesse an der intergenerationellen Übertragung von Eigenschaften, das seinerseits verkoppelt war mit der gesellschaftspolitischen Sorge um die Kontinuität „imaginierter Gemeinschaften“ (Benedict Anderson). Jenseits anekdotischer Anmutung lässt sich die Thematisierung der *Enfants du siège* deshalb als ein wissenshistorisches Ereignis begreifen, in dem dieser Zusammenhang als systematischer konkretisiert wurde. Es wirft Licht auf eine Schnittstelle, an der sich im 19. Jahrhundert die je einzeln hoch voraussetzungsreichen Konzepte „Einfluss“, „Entwicklung“ und „Transmission“ miteinander verbanden.[9] Davon handelt dieser Beitrag.

In einem ersten Schritt werde ich zeigen, wie sich die Hypothese vom *psychischen Einfluss* in ein Interesse an kongenitalen Pathologien einfügte, das mit hereditätstheoretischen Überlegungen verschränkt und physiologisch konzipiert war. Anschliessend argumentiere ich, dass an dieser Schnittstelle neuartiger Konzepte zugleich eine Tradierungsleistung hinsichtlich der im 17. und 18. Jahrhundert unter dem Begriff des Versehens oder der mütterlichen Imagination debattierten Wirkmacht des mütterlichen Mentalen erbracht wurde. In einem letzten Schritt werde ich die Hypothese einer pathogenen Macht der mütterlichen Psyche als Bewältigung einer angstbeladenen Erfahrung sozialer Diskontinuität interpretieren.

er später den Schock als Erschütterung des Gehirns und somatische Entsprechung zum psychischen Trauma (Charles Féré: *Contribution à l'histoire du choc moral chez les enfants*, in: *Bulletin de la Société mentale de Belgique*, 72 (1894), S. 333–340). Zur Bedeutung des Schockkonzepts für die Geschichte des Traumabegriffs vgl. Fischer-Homberger: *Neurose,* u. Ulrich Koch: *Schockeffekte. Eine historische Epistemologie des Traumas*, Zürich u. Berlin 2014. Zu Féré vgl. Frédéric Carbonel: *Le docteur Féré (1852–1907): une vie, une oeuvre, de la médecine aux sciences sociales*, in: *L'Information psychiatrique* 82.1 (2006), S. 59–69 u. Roger Courtin, *Charles Féré (1852–1907), médecin de Bicêtre, et la „Néo-psychologie“*, Paris 2007.

8 Vgl. Féré: *Enfants*, S. 245.

9 Ich kann hier nicht alle drei Konzepte gleichgewichtig entfalten, insbesondere die „Entwicklung“ muss – nicht aus wortspielerischen Gründen – unterentwickelt bleiben; vgl. aber hierzu: Caroline Arni: *Traversing Birth: Continuity and Contingency in Research on Development in Nineteenth-Century Life and Human Sciences*, in: *History and Philosophy of the Life Sciences* 37.2 (2015), S. 50–67.

1 Plausibilitäten: Pränatale Pathologie und maternal-fötale Beziehungsphysiologie

Als Legrand du Saulle und Charles Féré aus dem lapidaren *Monsieur, was wollen Sie...* der Pariser Mütter eine Forschungsfrage gewannen, war dies zwar durchaus kühn, aber aus zwei Gründen auch unmittelbar sinnfällig. Erstens stand das fragliche Phänomen im Zusammenhang mit der seit Jahrzehnten ausgesprochen intensiv betriebenen Suche nach Regeln der Übertragung von Eigenschaften und Dispositionen von den Eltern auf das Kind. Begrifflicher Brennpunkt entsprechender Anstrengungen war die „Heredität", womit im langen 19. Jahrhundert aus heutiger Perspektive verschiedenartige Phänomene angesprochen waren.[10] Namentlich interessierte auch der Übergang erworbener und vorübergehender Krankheiten von den Eltern auf die Kinder.[11] Dass dies besonders ausgeprägt in Frankreich der Fall war, ist in der Historiographie lange als Ausdruck eines hartnäckigen, gelegentlich auch versteckten Neo-Lamarckismus interpretiert worden, sollte aber grundlegender als andere konzeptuelle Organisation des Feldes verstanden werden. In Frankreich, so argumentiert J. Andrew Mendelsohn, sei für die Frage der Transmission von Krankheiten nicht „Heredität" im engeren Sinn die übergreifende konzeptuelle Klammer gewesen, in die neo-lamarckistisch die Übertragung von Erworbenem eingepasst worden sei. Vielmehr habe umgekehrt die Idee einer – allerdings bis zu Beginn des 20. Jahrhunderts nicht begrifflich verfassten – „pränatalen Pathologie" Übertragungsfragen übergreifend organisiert.[12] Kongenitale Pathologien wurden als Folgen eines intoxikativen Geschehens im Sinn einer „physio-chemischen Verletzung" von Keim oder embryofötalem Organismus durch die elterlichen Organismen konzeptualisiert und vom semantischen Umfeld des „Hereditären" insofern erfasst, als es um „die Transmission von Krankheiten durch Reproduktion" ging.[13] Zwar wurde zunehmend schärfer zwischen pränataler Pathogenese und der hereditären Weitergabe stabiler

[10] Vgl. als Überblick: Hans-Jörg Rheinberger u. Staffan Müller-Wille: *Vererbung. Geschichte und Kultur eines biologischen Konzepts*, Frankfurt a. M. 2009.

[11] Die Frage der Weitergabe von Pathologien war insbesondere in Frankreich nicht Annex, sondern zentrale Dimension der Theoretisierungsbemühungen in Sachen Vererbung. Vgl. hierzu Frederick B. Churchill: *From Heredity Theory to Vererbung: The Transmission Problem, 1850–1915*, in: *Isis* 78.3 (1987), S. 336–364, hier S. 339, Carlos Lopéz-Beltrán: *In the Cradle of Heredity; French Physicians and L'Hérédité Naturelle in the Early 19th Century*, in: *Journal of the History of Biology* 37.1 (2004), S. 39–72 u. Laure Cartron: *Degeneration and 'Alienism' in Early Nineteenth-Century France*, in: *Heredity Produced. At the Crossroads of Biology, Politics, and Culture, 1500–1870*, hg. v. Staffan Müller-Wille u. Hans-Jörg Rheinberger, Cambridge u. London 2007, S. 155–174.

[12] Vgl. J. Andrew Mendelsohn: *Medicine and the Making of Bodily Inequality in Twentieth-Century Europe*, in: *Heredity and Infection. The History of Disease Transmission*, hg. v. Jean-Paul Gaudillière u. Ilana Löwy, London u. New York 2001, S. 21–79, hier S. 42f.; vgl. auch: Caroline Arni: *The Prenatal: Contingencies of Procreation and Transmission in the Nineteenth Century*, in: *Heredity Explored: Between Public Domain and Experimental Science, 1850–1930*, hg. v. Christina Brandt u. Staffan Müller-Wille, Cambridge 2016, S. 285–309.

[13] Mendelsohn: *Medicine*, S. 25 u. 40.

Krankheitsmerkmale unterschieden, doch verlor ersteres damit nicht seine Bedeutung als transmissiver Vorgang.[14]

In diesem Kontext war unmittelbar plausibel, dass Alkoholismus und Mangelernährung bei den Eltern das prospektive Kind zu schädigen vermochten. Für Psychiater wie Legrand du Saulle und Féré war es kein großer Schritt, über die pathogene Wirkung auch eines mentalen *Traumatismus* oder *Schocks* der empfangenden oder schwangeren Frau nachzudenken. Beide waren auch an den angesprochenen Differenzierungsbemühungen in Sachen Transmission beteiligt: Hatte Legrand du Saulle 1871 noch vom „Weg der Vererbung" gesprochen, auf dem das von Revolutionen verursachte „Entsetzen" „schwer auf den mentalen Dispositionen künftiger Generationen" laste[15], so sprach er 1884 im Zusammenhang mit den *Enfants du siège* von „Einfluss". Das tat auch Fére, der außerdem nach 1884 just am Beispiel eben dieser Kinder zunehmend expliziter auf der Unterscheidung zwischen „eigentlicher Heredität" [*hérédité vraie*] und „Schwangerschaftsunfällen" [*accidents de la gestation*] insistieren sollte:[16] „Die öffentliche Meinung liegt kaum falsch in ihrer Interpretation, wenn sie zum Beispiel sagt: das ist ein *Kind der Belagerung,* und damit zugleich dessen Fehlerhaftigkeit und die Absenz morbider Heredität darlegt."[17] Es war denn auch Féré, der die *Enfants du siége* nicht nur kurzzeitig aufgriff, sondern sich von ihnen ein Forschungsprogramm aufgeben liess, dessen Resultate sein schottischer Bewunderer John William Ballantyne begrifflich systematisieren und subdisziplinär autonomisieren sollte, als er zu Beginn des 20. Jahrhunderts ein Handbuch zur „Antenatalen Pathologie und Hygiene" verfasste.[18]

War es zum einen das Interesse an differenziellen Mechanismen der Transmission, das den *psychischen Einfluss* relevant machte, so waren zum andern in den 1880er Jahren auch die Voraussetzungen für eine konzeptuell gesättigte Konzeption von „Einfluss" gegeben. Dieser auch wegen der Alltagsnähe des Begriffs zunächst unauffällige,

14 Vgl. zu den porösen konzeptuellen Grenzen zwischen vertikaler Heredität und horizontaler Infektion auch Jean-Paul Gaudillière u. Ilana Löwy: *The hereditary transmission of human pathologies between 1900 and 1940. The good reasons not to become ,mendelian'*, in: *Heredity Explored: Between Public Domain and Experimental Science, 1850–1930*, hg. v. Christina Brandt u. Staffan Müller-Wille, Cambridge 2016, S. 311–335. Die Deutung eines Umwelteinflusses als Transmissionsgeschehen geht auf die milieutheoretische Anlage früher französischer Degenerationskonzepte zurück; zu diesem Kontext vgl. Patrice Pinell: *Degeneration Theory and Heredity Patterns between 1850 and 1900*, in: *Heredity and Infection. The History of Disease Transmission*, hg. v. Jean-Paul Gaudillière u. Ilana Löwy, London u. New York 2001, S. 245–259. Ich komme darauf zurück.

15 Henri Legrand du Saulle: *Le délire des persécutions. Etat mental des Parisiens pendant les événements de 1870–1871*, Paris 1871, S. 149.

16 Vgl. Charles Féré: *La Famille névropathique. Théorie tératologique de l'hérédité et de la prédisposition morbide et de la dégénérescence*, Paris 1894, S. 18.

17 Charles Féré: *L'Hérédité morbide*, in: *Revue des deux mondes* 126, 64.4 (1894), S. 437–452, hier S. 443.

18 John William Ballantyne: *Manual of antenatal pathology and hygiene*, 2 Bde, Edinburgh 1902–1904. Zu Ballantyne vgl. Salim Al-Gailani: *Teratology and the Clinic. Monsters, Obstetrics and the Making of Antenatal Life in Edinburgh, c.1900*, PhD Diss., Cambridge 2010. Vgl. auch den Beitrag von Salim Al-Gailani in diesem Band.

aber zentrale Sachverhalt versah die Hypothese vom *psychischen Einfluss* mit einem zweiten plausibilisierenden Thematisierungszusammenhang. Grundlegend dafür war eine Konzeption von Schwangerschaft, die im 18. Jahrhundert ihren Anfang genommen hatte und eng mit dem zeitgleich sich verfestigenden Konzept des „Organismus" verbunden war: Was vormals als eine körperliche Einheit von Schwangerer und ungeborenem Kind begriffen war, in der gemeinsames Erfahren stattfinden konnte, wurde nun zu einer Beziehung zwischen zwei individualisierten struktur-funktionalen Entitäten, in der sich Einflüsse vollzogen.[19]

Dazu trugen die anatomische und die physiologische Perspektive auf Schwangerschaftsgeschehen in unterschiedlicher Weise bei. Von Thomas Samuel Sömmerings *Icones embryonum humanorum* (1799) bis zu Wilhelm His' *Anatomie der menschlichen Embryonen* (1880–1885) konzipierten Anatomen die Schwangerschaft neu als eine Abfolge von morphogenetischen Entwicklungsstufen, deren Repräsentation das *trompe-l'oeuil* eines sich eigenständig und vom Körper der Schwangeren losgelösten Embryos beziehungsweise Fötus' erzeugte.[20] Diese anatomische Entbettung war insofern auch physiologisch bestimmt, als die embryofötale Entität nicht nur qua Form, sondern auch qua Funktion als individualisierte Einheit begriffen war, wozu William Hunters Nachweis getrennter Blutkreisläufe von 1774 entscheidend beigetragen hatte.[21] Doch während die Formen des Ungeborenen sich isoliert erkunden und darstellen ließen, galt das nicht für seine Funktionen. Vorgänge wie Sauerstoffversorgung oder Ernährung liessen es mit dem Körper jener zusammenhängen, die es mit dem Lebensnotwendigen versorgte.[22] Damit wurden Schwangere und Ungeborenes wieder, aber auf neue Weise verbunden: Statt einer körperlichen Einheit war nun ein funktionaler Zusammenhang zwischen zwei Organismen gegeben, wobei der eine in „Entwicklung" begriffen und der andere Milieu dieses Geschehens war. Aus den Erkundungen dieses Zusammenhangs ging eine Sonderphysiologie des Embryos hervor, die zugleich eine Beziehungsphysiologie war. So heißt es etwa in Karl Friedrich Burdachs Handbuch der Physiologie über „Mutter"

19 Zum Organismusbegriff, wie er zu Beginn des 19. Jahrhunderts in einer gedoppelten Bestimmung als „generische Bezeichnung für Individuen" (seitens der Naturphilosophie) sowie als Benennung eines „struktur-funktionalen Komplexes" (in der lebenswissenschaftlichen Forschung) konsolidiert wurde, vgl. Tobias Cheung: *What is an 'Organism'? On the Occurrence of a New Term and Its Conceptual Transformations 1680–1850*, in: *History and Philosophy of Life Sciences* 32, 2–3 (2010), S. 155–194, hier S. 156 u. 178.

20 Vgl. u. a. Barbara Duden: *Zwischen ‚wahrem Wissen' und Prophetie. Konzeptionen des Ungeborenen*, in: *Geschichte des Ungeborenen. Zur Erfahrungs- und Wissenschaftsgeschichte der Schwangerschaft, 17.–20. Jahrhundert*, hg. v. ders., Jürgen Schlumbohm u. Patrice Veit, Göttingen 2002, S. 11–48 u. Nick Hopwood: *Producing Development: The Anatomy of Human Embryos and the Norms of Wilhelm His*, in: *Bulletin of the History of Medicin*e 74.1 (2000), S. 29–79; etwas anders akzentuiert: Janina Wellmann: *Die Form des Werdens. Eine Kulturgeschichte der Embryologie, 1760–1830*, Göttingen 2010.

21 Vgl. Ludmilla Jordanova: *Gender, generation and science: William Hunter's obstetrical atlas*, in: *William Hunter and the eighteenth-century medical world*, hg. v. W. F. Bynum u. Roy Porter, Cambridge u. a. 1985, S. 385–412.

22 Zur Verkoppelung von „Organismus" und „Milieu" vgl. François Jacob: *Die Logik des Lebenden. Eine Geschichte der Vererbung*, Frankfurt a. M. 2002 [1970], S. 170.

und „Embryo“: „Beide sind Individuen, die ein eigenthümliches Daseyn zu erlangen oder zu behaupten streben, aber Beide bilden [...] auch ein gemeinschaftliches Ganzes, stehen in Wechselwirkung und sind von einander abhängig“[23].

Als Féré 1884 die Hypothese vom „psychischen Einfluss“ formulierte, hatte der Physiologe und Kinderpsychologe William Thierry Preyer gerade eben eine erste und rasch international rezipierte Systematisierung dieser physiologischen Konzeption des Ungeborenen vorgelegt. Preyers 1883 erschienene „Specielle Physiologie des Embryo“ präsentierte nicht zufällig auch eine Vielzahl von Experimenten, bei denen Forscher toxische und infektiöse Substanzen in trächtige Tiere eingebracht hatten, um in physiologischer Absicht die Wege der maternal-fötalen Beziehung experimentell zu erkunden, aber auch um zugleich in medizinischer Hinsicht die Risiken mütterlicher Einflussnahme zu prüfen.[24] Für psychiatrisch tätige Mediziner wie Legrand du Saulle und Féré lag es nahe, die so bearbeitete Frage auch als eine des *psychischen* Einflusses zu formulieren beziehungsweise das mütterliche „Milieu“ des ungeborenen Organismus auch als ein psychisches Umfeld zu begreifen. Dazu bot sich der Begriff des „Traumas“ an, war doch dessen dezidierter Wendung ins Psychologische die Annahme eines organischen Substrats psychischer Vorgänge vorausgesetzt.[25]

Diese verstreute, aber mit vielen Kopplungen versehene Konfiguration von Schwangerschaft als einer maternal-fötalen Beziehung, in der Versorgung zugleich Übertragung ist, machte einen *psychischen Einfluss* plausibel: Beziehung ermöglicht Einwirkung, und insofern als die Beziehung eine generative ist, bedeutet Einwirkung Transmission. Wenn Féré seine Vermutung eines *psychischen Einflusses* gleichwohl in einer Mischung aus Kühnheit und Vorsicht vorbrachte, so lag das daran, dass in ihr fast unweigerlich ein ebenso vertrautes wie irritierendes Echo anklang.

[23] Karl Friedrich Burdach: *Die Physiologie als Erfahrungswissenschaft, Bd. 2*, Leipzig 1837[2] [1828], S. 105f. Forschungspraktisch zum Ausdruck kam diese Konzeption in Johannes Müllers vivisektionellen Experimenten zur Sauerstoffversorgung des Säugetierembryos, wo das epistemische Ding nicht im aus dem Mutterleib herausgeschälten Fötus aufging, sondern dort verfertigt war, wo dieser in einen gläsernen „Recipienten“ verbracht wurde, mit dem sich die Funktion des mütterlichen Organismus simulieren ließ. Vgl. Johannes Müller: *Zur Physiologie des Foetus*, in: *Zeitschrift für die Anthropologie*, 2. Vierteljahrsschrift (1824), S. 423–483. Vgl. hierzu ausführlich Arni: *Pränatale Zeiten.*

[24] Die physiologische Perspektive auf das Ungeborene verband sich übrigens nicht nur mit dem Interesse an kongenitalen Pathologien, sondern korrespondierte auch mit dem zeitgleich sich herausbildenden klinischen Blick auf das Ungeborene. Vgl. Paule Herschkorn: *Adolphe Pinard et l'enfant à naître. L'invention de la médecine fœtale*, in: *Devenir* 8.3 (1996), S. 77–87 u. Paule Herschkorn-Barnu: *Wie der Fötus einen klinischen Status erhielt. Bedingungen und Verfahren der Produktion eines medizinischen Fachwissens, Paris 1832–1848*, in: *Geschichte des Ungeborenen. Zur Erfahrungs- und Wissenschaftsgeschichte der Schwangerschaft, 17.–20. Jahrhundert*, hg. v. ders., Jürgen Schlumbohm u. Patrice Veit, Göttingen 2002, S. 167–203.

[25] Vgl. Fischer-Homberger: *Neurose,* S. 104.

2 Tradierung: Von der mütterlichen Imagination zum psychischen Einfluss

Féré selbst wies auf den Traditionszusammenhang hin, in dem die Hypothese vom *psychischen Einfluss* stand. „Bereits in der Antike“, merkt er an, habe man solches gekannt: „Der Einfluss des psychischen Zustands der Eltern im Moment der Empfängnis faszinierte die Geister, lange bevor sich die Mediziner darum kümmerten.“[26] Damit adressierte er explizit das Unbehagen, das sich bei jenen Leserinnen und Lesern geregt haben mochte, die beim *psychischen Einfluss* an die Imaginations- oder Impressionslehre denken mussten – an jenes traditionsreiche Theorem also, demgemäss die mit einer heftigen Emotion verbundenen visuellen Eindrücke oder bildhaften Vorstellungen der Schwangeren die Gestalt des prospektiven Kindes prägen.[27] Doch ist es bezeichnend, dass Féré die Assoziation in Begriffen eines allgemeinen *Einflusses* formulierte. Denn in dieser Fassung überdauerte die Vorstellung einer Wirkmacht des mütterlichen Mentalen in der medizinischen, gynäkologischen und nicht zufällig auch physiologischen Literatur des 19. Jahrhunderts ihre in der Historiographie für 1800 konstatierte Diskreditierung seitens der Wissenschaften. Und zwar nicht als Schrumpfversion, sondern indem sie auf eine Weise neu formuliert wurde, die genau der oben geschilderten Konzeption von Schwangerschaft als einer maternal-fötalen Beziehung entsprach.

Als im 19. Jahrhundert keine organische Einheit von Ungeborenem und Schwangerer mehr postuliert werden konnte, welche die simultane Wirkung eines von der Schwangeren angeschauten oder vorgestellten Bildes auf das Ungeborene über geteilte Blut- oder Nervenbahnen hätte plausibilisieren können, brachte die so begründete Kritik an einer Imaginationslehre der abbildenden „Impression“ beziehungsweise des „Versehens“ zugleich ein Theorem des emotionalen „Einflusses“ hervor. „Man muss unterscheiden“, heißt es 1818 im *Dictionnaire des Sciences Médicales*: Könne man den

[26] Féré: *Enfants,* S. 245 u. ders.: *Famille,* S. 17. Vgl. zu diesem Aspekt bereits Caroline Arni: *Vom Unglück des mütterlichen ‚Versehens‘ zur Biopolitik des ‚Pränatalen‘. Aspekte einer Wissensgeschichte der maternal-fötalen Beziehung*, in: *Biopolitik und Geschlecht*, hg. v. Eva Sänger u. Malaika Rödel, Münster 2012, S. 44–66.

[27] Zur Geschichte der Imaginationslehre vgl. unter vielen anderen Anke Bennholdt-Thomsen u. Alfredo Guzzoni: *Zur Theorie des Versehens im 18. Jahrhundert. Ansätze einer pränatalen Psychologie*, in: *Klio und Psyche*, hg. v. Thomas Kornbichler, Pfaffenweiler 1990, S. 112–125, Marie Hélène Huet: *Monstrous Imagination*, Cambridge u. London 1993, Daniela Watzke: *Embryologische Konzepte zur Entstehung von Missbildungen im 18. Jahrhundert*, in: *Imagination und Sexualität*, hg. v. ders., Stefanie Zaun u. Jörn Steigerwald, Frankfurt a. M. 2004, S. 119–136, Justin E. H. Smith: *Imagination and the problem of heredity in Cartesian embryology*, in: *The Problem of Animal Generation in Early Modern Philosophy*, hg. v. dems., Cambridge 2006, S. 80–102, Silvia de Renzi: *Resemblance, Paternity, and Imagination in Early Modern Courts*, in: *Heredity Produced. At the Crossroads of Biology, Politics, and Culture, 1500–1870*, hg. v. Staffan Müller-Wille u. Hans-Jörg Rheinberger, Cambridge u. London 2007, S. 61–83, Lisa Malich: *Zeitpfeile, Zeitfaltungen und Diskursanalyse: zu Kontinuitäten der Imaginationslehre*, in: *Berichte zur Wissenschaftsgeschichte* 34.4 (2011), S. 363–378 u. Urte Helduser: *Imaginationen des Monströsen. Wissen, Literatur und Poetik der „Missgeburt“, 1600 – 1835*, Göttingen 2016. Vgl. auch den Beitrag von Urte Helduser in diesem Band.

Glauben an die Abbildungskraft der mütterlichen Imagination verabschieden, so gelte es der „sehr mächtigen“ und „sehr reellen“ Rolle von Gefühlen Rechnung zu tragen: „heftiger Schrecken“ könne zu Fehlgeburten führen, „weniger lebhafte Ängste“ vermöchten „den Fluss des Blutes und anderer Säfte durcheinander zu bringen“, die „via die Nahrung“ zum Embryo gelangten, und Gebärmutterkontraktionen infolge verschiedener „Gefühlsempfindungen“ könnten die Entwicklung von Gliedern und Organen beeinträchtigen.[28]

Damit trat die Emotion, die in der Imaginationslehre das Medium gewesen war, innerhalb dessen die Anschauung eines Objektes formprägend hatte werden können, nun als das Agens in Erscheinung, dessen Wirkkraft mit einer mechanischen oder physiologischen Irritation der maternal-fötalen Beziehung begründbar war.[29] In diesem Sinn hielt etwa Johannes Müller 1840 die Nachbildung einer von der Mutter vorgestellten Form im Ungeborenen für physiologisch „unwahrscheinlich“, während er hinsichtlich der „Wirkung des Geistes der Mutter auf die bildende Thätigkeit des Foetus“ von einer „vernünftige[n] Theorie des Versehens“ sprach und damit meinte, „dass jeder heftige, leidenschaftliche Zustand der Mutter auf die organische Wechselwirkung zwischen Mutter und Kind einen [...] Einfluss haben [...] könne“[30]. Dieser Verschiebung auf der Ebene von Ursache und Mechanismus – Emotion und Einfluss statt Bild und Abdruck – korrespondierte eine Erweiterung auf der Ebene des Effekts: Hatte die Imaginationslehre vor allem auf die Erklärung von Missbildungen gezielt, so wurden diese nun zum Spezialfall eines übergreifenden Katalogs von Anomalien, der all das umfasste, was Féré „funktionelle Stigmata“ nannte: der „rückständige Gang, die rückständige Sprachentwicklung, motorische Anomalien, morbide Emotionalität“ und vieles mehr.[31]

[28] Vgl. [o. Vorn.] Jourdan: *Imagination*, in: *Dictionaire des sciences médicales*, *Bd. 24*, Paris 1818, S. 15–85, hier S. 78f.

[29] Die Verlagerung von einer Bild- zu einer Emotionstheorie hatte sich bereits im 18. Jahrhundert vorbereitet, als die inhaltliche Bedeutung der Impressionslehre sich „von der des von aussen kommenden visuellen Eindrucks [...] hin zur vom Inneren der Mutter aus wirkenden Kraft der Imagination“ verschoben hatte (vgl. Ulrike Enke: *Einleitung*, in: *Samuel Thomas Soemmerring. Schriften zur Embryologie und Teratologie*, hg. v. ders., Basel 2000, S. 1–110, hier S. 39f.). Vgl. systematisch zu den Anfängen dieser Verschiebung im 18. Jahrhundert Urte Helduser: *Versehen und Vererbung: Zur Wissens- und Diskursgeschichte der mütterlichen Imagination im 18. Jahrhundert*, in: *Kulturen der Epigenetik: Vererbt, codiert, übertragen*, hg. v. Vanessa Lux u. Jörg Thomas Richter, Berlin 2014, S. 165–178.

[30] Johannes Müller: *Handbuch der Physiologie des Menschen, Bd. 2*, Coblenz 1840, S. 574f.

[31] Charles Féré: *Les stigmates fonctionnels de la dégénérescene*, in: *Journal des connaissances médicales pratiques et de pharmacologie* 64, 15.1 (1896), S. 186–188, hier S. 187. Die Verschiebung auf der Ebene des Effekts kann hier nicht weiter ausgeführt werden; sie hängt damit zusammen, wie das Ungeborene als ein in Entwicklung begriffener Organismus konzipiert war. In dieser Verschiebung setzte sich auch die für die Teratologie beschriebene „Anormalisierung“ der Monstrosität weiter fort. Vgl. Michael Hagner: *Vom Naturalienkabinett zur Embryologie*, in: *Der* falsche *Körper. Beiträge zu einer Geschichte der Monstrositäten*, hg. v. dems., Göttingen 1995b, S. 73–107, bes. S. 77. Vgl. hierzu auch Michel Foucault: *Die Anormalen. Vorlesungen am Collège de France (1974–1975)*, Frankfurt a. M. 2003, S. 178–214.

Ebenso vordringliches wie uneingelöstes Postulat blieb allerdings der empirische Nachweis dieses auf neue Weise postulierten Wirkungszusammenhanges. Wie genau die Emotion der Schwangeren schädliche Gebärmutterkontraktionen, vor allem aber nutritive Störungen zu bewirken vermochte, war alles andere als klar. Hier setzte Charles Féré forschungspraktisch ein. Denn dass dieser Zusammenhang im Prinzip empirisch nachweisbar sein müsste, lag für jene auf der Hand, die grundsätzlich annahmen, dass psychischen Phänomenen physiologische Vorgänge entsprachen. Dem Wortführer der französischen Psychophysiologie, der Féré auch war, stand damit das Terrain für Beobachtung und Experiment offen.[32] Dazu schlug er zwei Wege ein.

3 Fährten: Psychologie des Fötus und experimentelle Teratologie

Nur ein Jahr nachdem er sich mit der Fallgeschichte der Advokatentochter zu den *Enfants du siège* geäußert hatte, veröffentlichte Charles Féré einen Artikel, in dem er seine Studien über die motorischen Äquivalente von psychischen Operationen auf die Kindsregung ausdehnte und seine diesbezüglichen Beobachtungen bei schwangeren Patientinnen in nichts weniger als eine „Psychologie des Fötus" münden ließ.[33] Von der Kindsregung wisse man, dass sie von „physischen oder moralischen Chocs, heftigen Emotionen" der Schwangeren provoziert werden könne, indem sich deren sensorische Erregung in eine Uteruskontraktion übersetze, auf die der Fötus mit Bewegung reagiere.[34] Dies sei auch dann der Fall, wenn die Schwangere eine Sinnesempfindung selbst nicht als intensiv erfahre und gelte selbst für einen „banalen Traum": „der Fötus in der uterinen Höhle reagiert […] nicht nur auf Erregungen, welche die Mutter direkt erfährt, sondern auf alle Empfindungen, seien sie wahrgenommen oder nicht, und auf alle mentalen Repräsentationen seiner Mutter"[35].

Fragen nach Ursache und Bedeutung der Kindsregung sowie nach embryofötaler Empfindungsfähigkeit haben lange und verzweigte Genealogien und werden im 19. Jahrhundert nicht nur kontrovers diskutiert, sondern vor allem auch experimentalisiert. Beides kann an dieser Stelle nicht vertieft werden.[36] Wichtig ist hier, dass Féré fötale

[32] Zu Féré im psychophysiologischen Kontext: Laurent Mucchielli: *Aux origines de la psychologie universitaire en France (1870–1900). Enjeux intellectuels, contexte politique, réseaux et stratégies d'alliance autour de la Revue philosophique de Théodule Ribot*, in: *Annals of Science* 55.3 (1998), S. 263–289, S. 281; Courtin: *Féré*, S. 72.

[33] Vgl. Charles Féré: *Sensation et mouvement. Contribution à la psychologie du fœtus*, in: *Revue philosophique de la France et de l'étranger* 24 (1886), S. 247–264.

[34] Vgl. ebd., S. 256.

[35] Ebd., S. 258f.

[36] Die Experimentgeschichte embryofötaler Sensibilität und ihre Implikationen für pränatale Psychologien behandle ich ausführlich in Arni: *Pränatale Zeiten*. Es handelt sich dabei im Kern um eine nicht abschließbare Konversion der Frage nach dem ontologischen Status des Ungeborenen in eine epistemologische Frage nach dem Beginn von Subjektivität. Vgl. hierzu auch Caroline Arni: *Forschersinne und ontologische Praxis, oder: Der unsichtbare Fötus und*

Sensibilität mit dem Zusammenhang zwischen senso-mentalen Vorgängen in der Schwangeren und reaktivem Verhalten des Fötus belegte. Das war tatsächlich nichts weniger als eine psychologische Wendung der embryofötalen Beziehungsphysiologie: Was in der Physiologie stoffliche Austauschbeziehung zwischen zwei Organismen ist, wird hier zur Reaktionsbeziehung zwischen zwei Empfindungssubjekten. Mit Blick auf die *Enfants du siège* konnte so zunächst mal statuiert werden, dass Erregungen der Mutter beim Fötus „unmittelbare Effekte" zeitigen, wie Féré es ein paar Jahre später nennen sollte.[37]

Behauptung jedoch blieb die Feststellung, in die Féré seine fötalpsychologische Skizze mit einem bemerkenswerten argumentativen Sprung münden ließ: Zu kongenitalen Schädigungen käme es dann, wenn wiederholte und besonders heftige sensorielle oder emotionale Empfindungen der Schwangeren die nutritive Versorgung und das Nervensystem des Fötus zu stören vermöchten.[38] Damit war er zurückgekehrt zu seinem Ausgangsinteresse. Doch dass der Wirkungsmechanismus im Nutritiven und Nervlichen anzusiedeln sei, blieb Postulat und wurde von Féré auch nicht mit der Uteruskontraktion in Zusammenhang gebracht. Diese war für seine psychophysiologische Theoretisierung der Kindsregung wesentlich und mochte möglicherweise auch Missbildungen erklären, nicht aber die ihn primär interessierenden funktionalen Anomalien.

So wechselte Féré in den folgenden Jahren ins Feld der experimentellen Teratologie, das er zugleich entscheidend erweiterte. Wie Etienne und Isidore Geoffroy Saint-Hilaire oder ein Camille Dareste vor ihm schüttelte, lackierte und perforierte er Hühnereier, variierte Temperaturen und Positionen.[39] Zusätzlich aber hüllte er sie in Tabakrauch und Nikotindämpfe und injizierte toxische Substanzen wie Alkohol, Morphin und Kokain oder auch Mikroben.[40] Er ging also von mechanischen zu chemischen Manipulationen

das pränatale Subjekt, in: *Visualisierung des Ungeborenen*, hg. v. Heiner Fangerau u. Daniel Hornuff, München (im Erscheinen).

37 Vgl. Charles Féré: *Note relative aux réactions du foetus aux émotions de la mère*, in: *Comptes rendus des séances de la société de biologie et de ses filiales* 11.5 (1903), S. 74f., hier S. 74.

38 Vgl. Charles Féré: *Sensation et mouvement. Contribution à la psychologie du fœtus*, in: *Revue philosophique de la France et de l'étranger* 24 (1886), S. 247–264.

38 Vgl. ebd., S. 260.

39 Zur Teratologie als Lehre von den Missbildungen und ihrem experimentellen Zweig der Teratogenie vgl. u. a. Jane M. Oppenheimer: *Some Historical Relationships between Teratology and Experimental Embryology*, in: *Bulletin of the History of Medicine* 42.2 (1968), S. 145–159, Jean-Louis Fischer: *Leben und Werk von Camille Dareste. 1822–1899. Schöpfer der experimentellen Teratologie*, Halle a. d. Saale 1994, Michael Hagner (Hg.): *Der falsche Körper. Beiträge zu einer Geschichte der Monstrositäten*, Göttingen 1995a u. Urs Zürcher: *Monster oder Laune der Natur. Medizin und die Lehre von den Missbildungen 1780–1914*, Frankfurt a. M. u. New York 2004.

40 Dazu publizierte Féré eine Serie von Artikeln in den *Comptes rendus des séances de la Société de biologie et de ses filiales*; für zusammenfassende Darstellungen: Charles Féré: *Essai expérimental sur les rapports étiologiques, de l'infécondité, des monstruosités, de l'avortement, de la morti-natalité, du retard de développement et de la débilité congénitale*, in: *Teratologia. A Quarterly Journal of Antenatal Pathology* 2.4 (1895), S. 245f. u. Charles

über, mit denen sich pathogene Beeinträchtigungen der nutritiven Versorgung simulieren ließen. Fast *en passant* etablierte Féré in dieser Experimentalserie wenn auch nicht begrifflich, so doch forschungspraktisch die Kategorie des „Pränatalen", indem er Missbildungen und kongenitale Pathologien zusammenfasste und feststellen konnte, dass dieselben von der nutritiven Versorgung vermittelten Noxen bei einer frühen Einwirkung zu Missbildungen, bei späterer zu funktionalen Pathologien wie Unfruchtbarkeit führen konnten.[41] Wie sehr Féré auch hier den *psychischen Einfluss* im Blick hatte, zeigt sich dort, wo er im selben Argumentationszusammenhang und mit Verweis auf die *Enfants du siège* Gemütserschütterungen ins Spiel bringt: „Was Infektionen und Intoxikationen anrichten, das vermögen auch physische oder moralische Chocs vermittels der nutritiven Störungen, mit denen sie einhergehen."[42] Mit Hühnereiern ließ sich diese Variante pränataler Pathogenese freilich nicht ergründen.

Insofern als Férés psychophysiologische Beschäftigung mit der Kindsregung und seine teratologische Experimentalserie komplementäre Stationen auf seiner Suche nach einem empirischen Nachweis der Hypothese vom *psychischen Einfluss* waren, führten sie unübersehbar zu einem *missing link*: Dokumentierte Ersteres einen Effekt der mütterlichen Emotion, der aber auf Sensomotorisches beschränkt war, so verwies Zweiteres auf die nutritive Verbindung als Medium einer pathogenen Wirkung, deren Nachweis auf den Einfluss von Substanzen reduziert blieb. Nur spekulativ konnte eine psychogene Ursache via das Nervensystem mit einem im Nutritiven angesiedelten Wirkungsmechanismus in Verbindung gebracht werden.

Ließ sich also ein *psychischer Einfluss* nicht beweisen, so war immerhin eine klinische Herausforderung angenommen, die Féré 1895 nochmals formulieren sollte: Nicht genug damit, dass *Chocs* sich wie *Infektionen* und *Intoxikationen* auswirkten. Seinerseits agiere dieses Faktorenbündel, wenn es den „generativen Prozess" *(la génération)* störe beziehungsweise eine „Entwicklungsstörung" *(trouble d'évolution)* verursache, wie die „hereditäre Degeneration in morbiden Familien", die es recht eigentlich „reproduziere"[43]. Das ist der gedoppelte Zusammenhang, den Féré über zehn Jahre hinweg erkundete: Erstens trifft Einfluss auf Entwicklung, wobei psychische wie physische Faktoren zu wirken vermögen; und zweitens operiert Einfluss insofern wie Heredität, als diese Wirkung sich im Medium generativen Geschehens entfaltet. Beschreibt der Zusammenhang Einfluss-Entwicklung das Konzept pränataler Prägung in der für das 19. Jahrhundert neuartigen und für das 20. Jahrhundert grundlegenden Form, so verweist der Zusammenhang Einfluss-wie-Heredität auf die für das 19. Jahrhundert spezifische Beschäftigung mit Transmission. Die *Enfants du siège* verkörperten diesen Komplex in paradigmatischer Weise: Nicht nur, weil sie die ganze Reichweite pathogener

Féré: *Tératogénie expérimentale et pathologie générale*, in: *Cinquantenaire de la société de biologie. Volume jubilaire, publié par la société*, éd. par la Société de biologie, Paris 1899.

41 Was morphologische und funktionale Anomalien als kategorial zusammengehörig auswies, war die Tatsache, dass beide Produkte einer schädigenden Einwirkung auf einen temporal strukturierten Entwicklungsprozess waren. Vgl. ausführlicher hierzu Arni: *Prenatal* u. Arni: *Birth*.

42 Féré: *Essai*, S. 245. Vgl. auch Féré: *Famille*, S. 252.

43 Féré: *Essai*, S. 245.

Einflussnahme dokumentierten, sondern auch weil die Tatsache, dass bei ihnen *psychischer Einfluss* Hereditäres imitierte, deutlich machte, was in der Suche nach den Mechanismen der Transmission auf dem Spiel stand.

4 Trauma der Mütter, Generation der Kinder, Gegenwart der Nation

Legrand du Saulles Präsentation der *Enfants du siège* stieß nicht nur auf wohlwollendes Interesse. Unmittelbar nach der Publikation der Vorlesung fragte ein Dr. Dupouy indigniert: „Die Kinder solcher Männer, die Söhne dieser braven Leute – sie sollen degeneriert sein?" Seine Frage war auch rhetorisch, denn er selbst war sich sicher, dass es sich bei diesen Kindern vielmehr um eine „eifrige, energische, intelligente und patriotische Generation" mit „tiefgehenden Ideen, energischer Ausdruckskraft, einer Virilität der Gedanken" handle. So seien die Kinder, deren Mütter nicht „gezittert" hätten „unter dem Lärm der preußischen Granaten, dem Schall der Signalhörner, dem Trommel des Tambours"[44]. Ebenfalls skeptisch gab der Kinderpsychiater Paul Moreau de Tours 1888 zu bedenken, dass es wohl „faule, alkoholisierte Arbeiter" gegeben habe, „Unglückliche, die unter der Fahne der Kommune im Absinthismus die Erregung gesucht haben, die der Rolle entsprach, die man sie spielen liess", und deren Kinder nun in Legrand du Saulles Statistik auftauchten. Die vielen Abkömmlinge der „grossen Mehrheit der Pariser Bevölkerung" hingegen, die „sich der Bewunderung würdig gezeigt hat", finde man dort nicht.[45]

Eben noch medizinisches Phänomen, erscheinen die *Enfants du siège* hier als Medium der Interpretation vergangener Ereignisse. In der noch jungen und politisch instabilen Dritten Republik war das brisant, galt es doch die Niederlage gegen Preußen und die brutale Niederschlagung der Pariser Kommune zu bewältigen.[46] Genau das taten Dupouy und Moreau, wenn sie unterschieden zwischen den *Frauen*, die unter den *preußischen Granaten* nicht gezittert und eine *patriotische Generation* hervorgebracht hatten, und den *Arbeitern*, die sich *unter der Fahne der Commune alkoholisiert* und *degenerierte* Kinder gezeugt hatten: Repräsentierten Erstere als Garantinnen einer ungebrochenen Kontinuität von Heldenhaftigkeit die Wesensart der französischen Nation, so schuf die Denunziation Letzterer eine imaginäre Einheit dieser Nation, indem die von revolutionären Kräften *manipulierten Arbeiter* als Abweichung ausgewiesen wurden.

Auch Legrand du Saulle und Féré, die ihre medizinischen Erläuterungen nicht zufällig in eine Chronologie der politischen Ereignisse und in Schilderungen des Alltags im Kriegszustand einbetteten, bezogen erinnerungspolitisch Stellung, wenn sie das „Trauma" als eine Ursache für die *Anomalien* der 1870/71 gezeugten Kinder ins Spiel brachten. Sie ihrerseits reagierten dabei auf Stimmen, welche die Parteinahme der Pariser

[44] [O. Vorn.] Dupouy: *Les enfants du siège*, in: *Moniteur de la policlinique* 3.5 (1885), S. 2f.

[45] Paul Moreau de Tours: *La Folie chez les enfants*, Paris 1888, S. 40.

[46] Zur erinnerungspolitischen Situation in der frühen Dritten Republik vgl. Wolfgang Schivelbusch: *Die Kultur der Niederlage. Der amerikanische Süden 1865, Frankreich 1871, Deutschland 1918*, Berlin 2001 u. Colette E. Wilson: *Paris and the Commune, 1871–78. The Politics of Forgetting*, Manchester u. New York 2007.

Bevölkerung für die Commune als kollektive *folie* stigmatisierten.[47] Dagegen verwandte sich Legrand du Saulle wiederholt, indem er die Pariser Bevölkerung stattdessen als „leidend“ und „eingeschüchtert“ schilderte.[48] Und Féré prangerte mit den von ihm minutiös geschilderten Zeugungsumständen der Advokatentochter nicht die Invasion wahnhafter Kommunarden in eine bürgerliche Familie an, sondern betonte den *Schock*, vor dem niemand geschützt war. Beide verschoben das erinnerungspolitische Motiv: Nicht für revolutionären Wahn steht die Commune, sondern für ein traumatogenes Ereignis, das auf verletzliche Menschen trifft und Spuren in der Zukunft hinterlässt.[49]

In jedem Fall aber gilt: Indem ihre Eigenschaften als Niederschlag eines kollektiv geteilten Ereignisses zur Sprache kamen, wurden die *Enfants du siège* zu einer „Generation“[50]. Das war so voraussetzungsreich wie bedeutsam, übernahm es doch das Konzept der Generation im 19. Jahrhundert, die Konstellation von Erfahrungen revolutionärer Umbrüche einerseits und Sehnsüchten nach stabiler gesellschaftlicher Ordnung andererseits in sozial- und lebenswissenschaftlichen Diskursen zu bewältigen.[51] Im Konzept der Generation ließen sich Kontinuität und Wandel zusammendenken: Jede Generation ist spezifische Realisierung einer kontinuierlichen Qualität, die in der Generationenfolge weitergegeben wird und die transgenerationelle Identität einer Individualität stiftet, sei dies eine Gattung, eine Familie oder eine Nation. Zu eben dieser Bestimmung von Generation gehörte die dem juristischen Begriff des „Erbes“ nachgebildete lebenswissenschaftliche Konzeptualisierung von „Heredität“ als „Vorgang der Übernahme und Übergabe bei gleichzeitig möglichen Modifikationen“.[52]

Wenn aber transgenerationelle Kontinuität gewährleistet wird durch die Über- und Weitergabe einer Qualität, dann passiert sie eine ungesicherte Schwelle, und Diskontinuität ist die stets lauernde Gefahr, die im 19. Jahrhundert mit der Erkundung von Mechanismen generationeller Transmission bearbeitet wurde. Davon handelte im 19. Jahrhundert der Degenerationsdiskurs und in diesen Begriffen wurde die Generationsbedeu-

[47] Hier verbanden sich ältere Pathologisierungen revolutionärer Ereignisse mit einer neuartigen Psychologie der „Massen“. Vgl. Cartron: *Degeneration*, S. 158, Michael Gamper: *Masse lesen, Masse schreiben. Eine Diskurs- und Imaginationsgeschichte der Menschenmenge 1765–1930*, München 2007, S. 355–372; Bertrand Taithe: *Defeated flesh. Welfare, warfare and the making of modern France*, Manchester 1999, S. 190 u. Foucault: *Die Anormalen*, S. 198–202.

[48] Vgl. Henri Legrand du Saulle: *L'Etat mental des Parisiens pendant le Siège de Paris (1871)*, in: *Chronique médicale* 3 *(*1896), S. 77–80, 119–121 u. 147–151, hier S. 96. Vgl. auch ders.: *Délire*.

[49] Zur verkoppelten Geschichte von Traumakonzept und Sprache des Leidens: Didier Fassin u. Richard Rechtmann: *L'empire du traumatisme. Enquête sur la condition de victime*, Paris 2007.

[50] Explizit etwa bei Féré: *L'*Hérédité, S. 443.

[51] Hierzu und zum Folgenden Ohad S. Parnes: *On the Shoulders of Generations: The New Epistemology of Heredity in the Nineteenth Century*, in: *Heredity Produced. At the Crossroads of Biology, Politics, and Culture, 1500–1870*, hg. v. Staffan Müller-Wille u. Hans-Jörg Rheinberger, Cambridge u. London 2007, S. 315–347 u. Ohad S. Parnes, Ulrike Vedder u. Stefan Willer: *Das Konzept der Generation. Eine Wissenschafts- und Kulturgeschichte*, Frankfurt a. M. 2008.

[52] Parnes, Vedder u. Willer: *Konzept*, S. 207f.

tung der *Enfants du siège* auch explizit artikuliert. Nicht nur Dupouy formulierte seinen Einwand so; auch Féré nannte die *Enfants du siège* „kongenital degeneriert *(ab utero)*“[53]. Während er so die transmissive Relevanz von pränatalen Einflüssen betonte, unterschied er sie zugleich nochmals von „eigentlich“ hereditären Mechanismen. Das war auch im Kontext des Degenerationsdiskurses relevant: Denn Féré ebenso wie Legrand du Saulle, der seine Karriere als Assistent von Bénédicte Augustin Morel begonnen hatte, lag der Degenerationsbegriff nicht in der Variante nahe, die sich im letzten Drittel des 19. Jahrhunderts mit einer sozialdarwinistisch popularisierten Evolutionstheorie verband. Vielmehr dachten sie im Sinn der von Morel 1857 vorgenommenen Bestimmung von „Degenerationen“ als „pathologische Transformationen der Gattung“[54] infolge von in die Generationenfolge eingespeisten Einwirkungen pathogener „Milieus“.[55] Und genau darum ging es bei den *Enfants du siège*: um einen Einbruch in Kontinuität durch die Einwirkung kontingenter Umstände auf prokreatives Geschehen.

5 Schluss

So fielen in der Generationsbedeutung der *Enfants du siège* die Frage nach der Entstehung kongenitaler Pathologien, die Suche nach Mechanismen der Transmission und die politische Sorge um die Kontinuität der nationalen Gemeinschaft zusammen. Diese Sorge war umso virulenter, als der Generationsbegriff im Verlauf des 19. Jahrhunderts und im Zusammenhang mit dem Hereditätsbegriff besonders gegen Ende des Jahrhunderts futurisiert wurde.[56] Ein fatales Erbe des Vergangenen beschäftigte zunehmend hinsichtlich der Zukunft und genauso repräsentierten die *Enfants du siège* als Verkörperung eines umstrittenen historischen Erbes nicht nur die als prekär empfundene Gegenwart der jungen Dritten Republik, sondern überdies eine ungewisse Zukunft. Deren Verhängnisse waren antizipativ im Kind manifest, das als besonders empfindlich und störanfällig erschien.[57] Zentral dafür war just die zunehmend systematischer mit dem Konzept der Entwicklung und seiner Verschaltung von Vergangenheit, Gegenwart und Zukunft verbundene Erforschung von pränatalen – und in der entstehenden Entwicklungspsychologie auch postnatalen – Einflüssen. Hier lag das Verhältnis von Vergan-

53 Féré: *Sensation* (1887), S. 96.

54 Bénédicte Augustin Morel: *Traité des dégénérescences physiques, intellectuelles et morales de l'espèce humaine et des causes qui produisent ces variétés maladives*, Paris 1857, S. 47.

55 Zu Morels milieutheoretischem Degenerationsbegriff im Vergleich zu späteren evolutionstheoretisch gewendeten Inanspruchnahmen vgl. Anne Carol: *Histoire de l'eugénisme en France. Les médecins et la procréation XIXe–XXe siècle*, Paris 1995, S. 87–114 sowie Mendelsohn: *Medecine*, S. 43f. Zu Férés Anschlüssen an Morel vgl. Pinell: *Degeneration*, S. 246–250.

56 Zur Futurisierung des Generationsbegriffs vgl. Parnes, Vedder u. Willer: *Konzept*, S. 82ff; zur Assoziation des Vererbungsbegriffs mit Zukunft statt Vergangenheit im späten 19. Jahrhundert vgl. Rheinberger u. Müller-Wille: *Vererbung*, S. 129.

57 Vgl. Cartron: *Degeneration*, S. 168. Vgl. hierzu auch Dominique Ottavi: *De Darwin à Piaget. Pour une histoire de la psychologie de l'enfant*, Paris 2001, S. 31ff.

genheit, Gegenwart und Zukunft als ein historischer Zusammenhang recht eigentlich materiell beziehungsweise verkörperlicht vor.

In diesem Kontext lässt sich die Herausbildung einer pränatalen Pathologie – die selbst das Erleben von politischen Ereignissen erfasst – auch als ein Versuch begreifen, unter neuen Bedingungen und mit neuen Implikationen die Bedeutung kontingenter Umstände im prokreativen Prozess zu theoretisieren, die im altem Hereditätsbegriff der Erzeugung des Gleichen durch das Gleiche noch aufgegangen war und nun, im 19. Jahrhundert, eine geschichtliche Bedeutung annahm.[58] Indem sie die Gegenwart der Schwangeren und zeitlich begrenzt auch des prospektiven Vaters mit der Zukunft des Kindes verkoppelten, waren Empfängnis und Schwangerschaft nichts weniger als die organische Schwelle gesellschaftlicher Kontinuität und Diskontinuität. In der *kongenitalen Degeneration* eines Charles Féré war die Nation *ab utero* bedroht. Genau das klingt dort an, wo Dupouy seine Rehabilitation der Generation von 1870/71 schließt, indem er die französische Nation als solche – und deshalb auch in geschlechtsspezifischen Begriffen – ihrer Kontinuität versichert: „Sie werden", weiß er von diesen Kindern zu sagen, „Männer sein".

6 Literatur und Quellen

Al-Gailani, Salim: *Teratology and the Clinic. Monsters, Obstetrics and the Making of Antenatal Life in Edinburgh, c.1900*, PhD Diss., Cambridge 2010.

Armstrong, Elizabeth M.: *Conceiving Risk, Bearing Responsibility. Fetal Alcohol Syndrome & the Diagnosis of Moral Disorder*, Baltimore and London 2003.

Arni, Caroline: *Forschersinne und ontologische Praxis, oder: Der unsichtbare Fötus und das pränatale Subjekt,* in: *Visualisierung des Ungeborenen*, hg. v. Heiner Fangerau u. Daniel Hornuff, München (im Erscheinen).

Arni, Caroline: *Pränatale Zeiten. Das Ungeborene in den Wissenschaften vom Menschen*, Basel u. Berlin (im Erscheinen).

Arni, Caroline: *The Prenatal: Contingencies of Procreation and Transmission in the Nineteenth Century*, in: in: *Heredity Explored: Between Public Domain and Experimental Science, 1850–1930*, hg. v. Christina Brandt u. Staffan Müller-Wille, Cambridge 2016, S. 285–309.

Arni, Caroline: *Traversing Birth. Continuity and Contingency in Research on Development in Nineteenth-Century Life and Human Sciences*, in: *History and Philosophy of the Life Sciences* 37.2 (2015), S. 50–67.

[58] Damit gerät für das 20. Jahrhundert auch eine Genealogie nicht-genetischer Konzepte der Transmission in den Blick, die im Kontext der gegenwärtigen Umstellung vom genetischen Determinismus zur Epigenetik oder Postgenomik Beachtung verdient. Vgl. hierzu Rheinberger u. Müller-Wille: *Vererbung* u. Eva Jablonka u. Marion J. Lamb: *Changing Thought Styles: The Concept of Soft Inheritance in the 20th Century*, in: *Vérité, Widerstand, Development: At Work with / Arbeiten mit / Travailler avec Ludwik Fleck*, hg. v. Rainer Egloff u. Johannes Fehr, Zürich 2011, S. 119–156. Zu vormodernen Hereditätsvorstellungen vgl. Erna Lesky: *Die Zeugungs- und Vererbungslehren der Antike und ihr Nachleben*, Wiesbaden 1950 (= Abhandlungen der geistes- und sozialwissenschaftlichen Klasse 19).

Arni, Caroline: *Vom Unglück des mütterlichen ‚Versehens' zur Biopolitik des ‚Pränatalen'. Aspekte einer Wissensgeschichte der maternal-fötalen Beziehung*, in: *Biopolitik und Geschlecht*, hg. v. Eva Sänger u. Malaika Rödel, Münster 2012, S. 44–66.

Ballantyne, John William: *Manual of antenatal pathology and hygiene*, 2 Bde, Edinburgh 1902–1904.

Bennholdt-Thomsen, Anke u. Alfredo Guzzoni: *Zur Theorie des Versehens im 18. Jahrhundert. Ansätze einer pränatalen Psychologie*, in: *Klio und Psyche*, hg. v. Thomas Kornbichler, Pfaffenweiler 1990, S. 112–125.

Buklijas, Tatjana: *Food, Growth and Time: Elsie Widdowson's and Robert McCance's Research into Prenatal and Early Postnatal Growth*, in: *Studies in History and Philosophy of Biological and Biomedical Sciences* 47 (2014), Part B, S. 267–277.

Burdach, Karl Friedrich: *Die Physiologie als Erfahrungswissenschaft, Bd. 2*, Leipzig 1837 [1828].

Carbonel, Frédéric: *Le docteur Féré (1852–1907): une vie, une oeuvre, de la médecine aux sciences sociales*, in: *L'Information psychiatrique* 82.1 (2006), S. 59–69.

Carol, Anne: *Histoire de l'eugénisme en France. Les médecins et la procréation XIXe-XXe siècle*, Paris 1995.

Cartron, Laure: *Degeneration and 'Alienism' in Early Nineteenth-Century France*, in: *Heredity Produced. At the Crossroads of Biology, Politics, and Culture, 1500-1870*, hg. v. Staffan Müller-Wille u. Hans-Jörg Rheinberger, Cambridge u. London 2007, S. 155–174.

Cheung, Tobias: *What is an 'Organism'? On the Occurrence of a New Term and Its Conceptual Transformations 1680-1850*, in: *History and Philosophy of Life Sciences* 32, 2–3 (2010), S. 155–194.

Churchill, Frederick B.: *From Heredity Theory to Vererbung: The Transmission Problem, 1850-1915*, in: *Isis* 78.3 (1987), S. 336–364.

Courtin, Roger: *Charles Féré (1852-1907), médecin de Bicêtre, et la „Néo-psychologie"*, Paris 2007.

Duden, Barbara: *Zwischen ‚wahrem Wissen' und Prophetie. Konzeptionen des Ungeborenen*, in: *Geschichte des Ungeborenen. Zur Erfahrungs- und Wissenschaftsgeschichte der Schwangerschaft, 17.–20. Jahrhundert*, hg. v. ders., Jürgen Schlumbohm u. Patrice Veit, Göttingen 2002, S. 11–48.

Dupouy [o.Vorn.]: *Les enfants du siège*, in: *Moniteur de la policlinique* 3.5 (1885), S. 2f.

Enke, Ulrike: *Einleitung*, in: *Samuel Thomas Soemmerring. Schriften zur Embryologie und Teratologie*, hg. v. ders., Basel 2000, S. 1–110.

Fassin, Didier u. Richard Rechtmann: *L'empire du traumatisme. Enquête sur la condition de victime*, Paris 2007.

Féré, Charles: *Contribution à l'histoire du choc moral chez les enfants*, in: *Bulletin de la Société mentale de Belgique* 72 (1894), S. 333–340.

Féré, Charles: *Essai expérimental sur les rapports étiologiques, de l'infécondité, des monstruosités, de l'avortement, de la morti-natalité, du retard de développement et de la débilité congénitale*, in: *Teratologia. A Quarterly Journal of Antenatal Pathology* 2.4 (1895), S. 245f.

Féré, Charles: *L'Hérédité morbide*, in: *Revue des deux mondes* 126, 64.4 (1894), S. 437–452.

Féré, Charles: *La Famille névropathique. Théorie tératologique de l'hérédité et de la prédisposition morbide et de la dégénérescence*, Paris 1894.

Féré, Charles: *Les Enfants du Siège*, in: *Progrès médical* 12.13 (1884), S. 245f.

Féré, Charles: *Les stigmates fonctionnels de la dégénérescene*, in: *Journal des connaissances médicales pratiques et de pharmacologie* 64, 15.1 (1896), S. 186–188.

Féré, Charles: *Note relative aux réactions du foetus aux émotions de la mère*, in: *Comptes rendus des séances de la société de biologie et de ses filiales* 11.5 (1903), S. 74f.

Féré, Charles: *Sensation et mouvement. Contribution à la psychologie du fœtus*, in: *Revue philosophique de la France et de l'étranger* 24 (1886), S. 247–264.

Féré, Charles: *Sensation et mouvement. Etudes expérimentales de psycho-mécanique*, Paris 1887.

Féré, Charles: *Tératogénie expérimentale et pathologie générale*, in: *Cinquantenaire de la société de biologie. Volume jubilaire, publié par la société*, éd. par la Société de biologie, Paris 1899, S. 360–369.

Fischer, Jean-Louis: *Leben und Werk von Camille Dareste. 1822–1899. Schöpfer der experimentellen Teratologie*, Halle a. d. Saale 1994.

Fischer-Homberger, Esther: *Die traumatische Neurose. Vom somatischen zum sozialen Leiden*, Bern 1975.

Foucault, Michel: *Die Anormalen. Vorlesungen am Collège de France (1974–1975)*, Frankfurt a. M. 2003.

Gamper, Michael: *Masse lesen, Masse schreiben. Eine Diskurs- und Imaginationsgeschichte der Menschenmenge 1765–1930*, München 2007.

Gaudillière, Jean-Paul u. Ilana Löwy: *The hereditary transmission of human pathologies between 1900 and 1940. The good reasons not to become 'mendelian'*, in: *Heredity Explored: Between Public Domain and Experimental Science, 1850-1930*, hg. v. Christina Brandt u. Staffan Müller-Wille, Cambridge 2016, S. 311–335.

Hagner, Michael (Hg.): *Der falsche Körper. Beiträge zu einer Geschichte der Monstrositäten*, Göttingen 1995a.

Hagner, Michael: *Vom Naturalienkabinett zur Embryologie*, in: *Der falsche Körper. Beiträge zu einer Geschichte der Monstrositäten*, hg. v. dems., Göttingen 1995, S. 73–107.

Helduser, Urte: *Imaginationen des Monströsen. Wissen, Literatur und Poetik der „Missgeburt", 1600 – 1835*, Göttingen 2016.

Helduser, Urte: *Versehen und Vererbung: Zur Wissens- und Diskursgeschichte der mütterlichen Imagination im 18. Jahrhundert*, in: *Kulturen der Epigenetik: Vererbt, codiert, übertragen*, hg. v. Vanessa Lux u. Jörg Thomas Richter, Berlin 2014, S. 165–178.

Herschkorn, Paule: *Adolphe Pinard et l'enfant à naître. L'invention de la médecine fœtale*, in: *Devenir* 8.3 (1996), S. 77–87.

Herschkorn-Barnu, Paule: *Wie der Fötus einen klinischen Status erhielt. Bedingungen und Verfahren der Produktion eines medizinischen Fachwissens, Paris 1832–1848*, in: *Geschichte des Ungeborenen. Zur Erfahrungs- und Wissenschaftsgeschichte der Schwangerschaft, 17.–20. Jahrhundert*, hg. v. ders., Jürgen Schlumbohm u. Patrice Veit, Göttingen 2002, S. 167–203.

Hopwood, Nick: *Producing Development: The Anatomy of Human Embryos and the Norms of Wilhelm His*, in: *Bulletin of the History of Medicine* 74.1 (2000), S. 29–79.

Huet, Marie Hélène: *Monstrous Imagination*, Cambridge u. London 1993.

Jablonka, Eva u. Marion J. Lamb: *Changing Thought Styles: The Concept of Soft Inheritance in the 20th Century*, in: *Vérité, Widerstand, Development: At Work with / Arbeiten mit / Travailler avec Ludwik Fleck*, hg. v. Rainer Egloff u. Johannes Fehr, Zürich 2011, S. 119–156.

Jacob, François: *Die Logik des Lebenden. Eine Geschichte der Vererbung*, Frankfurt a. M. 2002 [1970].

Jordanova, Ludmilla: *Gender, generation and science: William Hunter's obstetrical atlas*, in: *William Hunter and the eighteenth-century medical world*, hg. v. W. F. Bynum u. Roy Porter, Cambridge u. a. 1985, S. 385–412.

Jourdan, [o. Vorn.]: *Imagination*, in: *Dictionaire des sciences médicales, Bd. 24*, Paris 1818, S. 15–85.

Koch, Ulrich: *Schockeffekte. Eine historische Epistemologie des Traumas*, Berlin 2014.

Landecker, Hannah: *Food as exposure: Nutritional epigenetics and the new metabolism*, in: *Biosocieties* 6.2 (2011), S. 167–194.

Legrand du Saulle, Henri: *Influence des événements politiques sur les caractères du délire et anomalies physiques et intellectuelles que l'on observe chez les enfants conçus pendant le siège de Paris*, in: *Le Practicien* 7 (1884), S. vii, 160–163 u. 184–186.

Legrand du Saulle, Henri: *L'Etat mental des Parisiens pendant le Siège de Paris (1871)*, in: *Chronique médicale* 3 *(*1896), S. 77–80, 119–121 u. 147–151.

Legrand du Saulle, Henri: *Le délire des persecutions. Etat mental des Parisiens pendant les évenements de 1870-1871*, Paris 1871.

Lesky, Erna: *Die Zeugungs- und Vererbungslehren der Antike und ihr Nachleben*, Wiesbaden 1950 (= Abhandlungen der geistes- und sozialwissenschaftlichen Klasse 19).

Lopéz-Beltrán, Carlos: *In the Cradle of Heredity; French Physicians and L'Hérédité Naturelle in the Early 19th Century*, in: *Journal of the History of Biology* 37.1 (2004), S. 39–72.

Malich, Lisa: *Zeitpfeile, Zeitfaltungen und Diskursanalyse: zu Kontinuitäten der Imaginationslehre*, in: *Berichte zur Wissenschaftsgeschichte* 34.4 (2011), S. 363–378.

Mendelsohn, J. Andrew: *Medicine and the Making of Bodily Inequality in Twentieth-Century Europe*, in: *Heredity and Infection. The History of Disease Transmission*, hg. v. Jean-Paul Gaudillière u. Ilana Löwy, London u. New York 2001, S. 21–79.

Micale, Mark S. u. Paul Lerner: *Trauma, Psychiatry, and History: A Conceptual and Historiographical Introduction*, in: *Traumatic Pasts. History, Psychiatry, and Trauma in the Modern Age, 1870–1930*, hg. v. dens., Cambridge 2001, S. 1–27.

Moreau de Tours, Paul: *La Folie chez les enfants*, Paris 1888.

Morel, Bénédicte Augustin: *Traité des dégénérescences physiques, intellectuelles et morales de l'espèce humaine et des causes qui produisent ces variétés maladives*, Paris 1857.

Mucchielli, Laurent: *Aux origines de la psychologie universitaire en France (1870–1900). Enjeux intellectuels, contexte politique, réseaux et stratégies d'alliance autour de la Revue philosophique de Théodule Ribot*, in: *Annals of Science* 55.3 (1998), S. 263–289.

Müller, Johannes: *Handbuch der Physiologie des Menschen, Bd. 2*, Coblenz 1840.

Müller, Johannes: *Zur Physiologie des Foetus*, in: *Zeitschrift für die Anthropologie*, 2. Vierteljahrsschrift (1824), S. 423–483.

Müller-Wille, Staffan u. Hans-Jörg Rheinberger: *Das Gen im Zeitalter der Postgenomik. Eine wissenschaftshistorische Bestandsaufnahme*, Frankfurt a. M. 2009.

Oppenheimer, Jane M.: *Some Historical Relationships between Teratology and Experimental Embryology*, in: *Bulletin of the History of Medicine* 42.2 (1968), S. 145–159.

Ottavi, Dominique: *De Darwin à Piaget. Pour une histoire de la psychologie de l'enfant*, Paris 2001.

Parnes, Ohad S., Ulrike Vedder u. Stefan Willer: *Das Konzept der Generation. Eine Wissenschafts- und Kulturgeschichte*, Frankfurt a. M. 2008.

Parnes, Ohad S.: *On the Shoulders of Generations: The New Epistemology of Heredity in the Nineteenth Century*, in: *Heredity Produced. At the Crossroads of Biology, Politics, and Culture, 1500-1870*, hg. v. Staffan Müller-Wille u. Hans-Jörg Rheinberger, Cambridge u. London 2007, S. 315–347.

Pinell, Patrice: *Degeneration Theory and Heredity Patterns between 1850 and 1900*, in: *Heredity and Infection. The History of Disease Transmission*, hg. v. Jean-Paul Gaudillière u. Ilana Löwy, London u. New York 2001, S. 245–259.

Preyer, William: *Specielle Physiologie des Fötus. Untersuchungen über die Lebenserscheinungen vor der Geburt*, Leipzig 1883.

Renzi, Silvia de: *Resemblance, Paternity, and Imagination in Early Modern Courts*, in: *Heredity Produced. At the Crossroads of Biology, Politics, and Culture, 1500-1870*, hg. v. Staffan Müller-Wille u. Hans-Jörg Rheinberger, Cambridge u. London 2007, S. 61–83.

Rheinberger, Hans-Jörg u. Staffan Müller-Wille (Hgg.): *Heredity Produced. At the Crossroads of Biology, Politics, and Culture, 1500-1870*, Cambridge u. London 2007.

Rheinberger, Hans-Jörg u. Staffan Müller-Wille: *Vererbung. Geschichte und Kultur eines biologischen Konzepts*, Frankfurt a. M. 2009.

Schivelbusch, Wolfgang: *Die Kultur der Niederlage. Der amerikanische Süden 1865, Frankreich 1871, Deutschland 1918*, Berlin 2001.

Smith, Justin E. H.: *Imagination and the problem of heredity in Cartesian embryology*, in: *The Problem of Animal Generation in Early Modern Philosophy*, hg. v. dems., Cambridge 2006, S. 80–102.

Taithe, Bertrand: *Defeated flesh. Welfare, warfare and the making of modern France*, Manchester 1999.

Watzke, Daniela: *Embryologische Konzepte zur Entstehung von Missbildungen im 18. Jahrhundert*, in: *Imagination und Sexualität*, hg. v. ders., Stefanie Zaun u. Jörn Steigerwald, Frankfurt a. M. 2004, S. 119–136.

Wellmann, Janina: *Die Form des Werdens. Eine Kulturgeschichte der Embryologie, 1760-1830*, Göttingen 2010.

Wilson, Colette E.: *Paris and the Commune, 1871–78. The Politics of Forgetting*, Manchester u. New York 2007.

Zürcher, Urs: *Monster oder Laune der Natur. Medizin und die Lehre von den Missbildungen 1780-1914*, Frankfurt a. M. u. New York 2004.

SALIM AL-GAILANI

"Antenatal affairs": Maternal Marking and the Medical Management of Pregnancy in Britain around 1900[1]

Can exposing a pregnant woman to unpleasant sights or inciting in her strong emotions "mark" her child-to-be as it develops in the womb? Such questions were a pervasive feature of both learned and vernacular discussion of reproduction before the 20th century. The assumed capacity of "maternal impressions" to interfere with the process of generation had long served to explain filial dissimilarity, been one source among many of "monstrous" births, and accounted for all manner of physical and behavioural traits in offspring. But already by the 18th century, natural philosophers and medical practitioners had come to regard the imagination as an unreliable explanation for such phenomena.[2] Historians typically assume that the emergence of the enlightened sciences of life around 1800 marginalized the longstanding notion of the maternal imagination to the status of a folk belief or superstition. The rejection of the doctrine of imagination was complicit, it has been argued, in the stabilization of biological approaches to inheritance and development by the end of the 19th century; in particular, the concept of heredity and embryological views of pregnancy.[3]

Around 1900, experts in both embryology and the new field of genetics routinely dismissed maternal marking as an "unscientific" "belief".[4] But while historians have noted that maternal impressions remained central to lay understandings of pregnancy into the 20th century, the persistence of the theory within medical discourse in this later period has scarcely been recognized. Moreover, historical writing on the period after 1800 has tended to distinguish rather too categorically between "expert" and "vernacu-

1 I am grateful to the editors, and to Nick Hopwood, for comments on earlier drafts of this chapter. This work was supported by the Wellcome Trust through enhancement and strategic awards in the history of medicine on the theme "Generation to Reproduction" (074298, 088708).

2 See Silvia de Renzi: *Resemblance, Paternity and Imagination in Early Modern Courts*, in: *Heredity Produced: At the Crossroads of Biology, Politics, and Culture, 1500–1870,* ed. by Staffan Müller-Wille and Hans-Jorg Rheinberger, Cambridge 2007, pp. 61–83.

3 See Carlos López-Beltrán: *Storytelling, Statistics and Hereditary Thought: The Narrative Support of Early Statistics*, in: *Studies in History and Philosophy of Science Part C: Studies in History and Philosophy of Biological and Biomedical Sciences* 37 (2006), pp. 41–58, Nick Hopwood: *Embryology*, in: *The Cambridge History of Science, vol. 6: The Modern Biological and Earth Sciences,* ed. by Peter Bowler and John Pickstone, Cambridge 2009, pp. 285–315 and Staffan Müller-Wille and Hans-Jörg Rheinberger: *A Cultural History of Heredity*, Chicago 2012, p. 93.

4 See Journal of Heredity: *Maternal Impressions* [Editorial], in: *Journal of Heredity* 6 (1915), pp. 512–518, here p. 512.

lar" views of pregnancy.[5] Such views, I suggest here, were both mutually constitutive and subject to constant renegotiation. Far from disappearing from medicine, maternal marking persisted and in fact attracted new interest towards the end of the 19th century. By revisiting these later medical and scientific discussions of the phenomenon, this chapter extends historical reassessments of the longstanding role the maternal imagination has played in shaping medico-social views about women's conduct and responsibilities in pregnancy.[6]

Focusing on Britain will help illuminate the significance of maternal marking in 19th- and early 20th-century medical discourses on pregnancy; first in didactic literature on childbearing and second in case reports published in professional journals. The remainder of the chapter concentrates on the Scottish obstetrician, John William Ballantyne (1861–1923), the key figure in the establishment of institutional antenatal care in Britain. Ballantyne, an acknowledged authority on pregnancy in all its aspects and a conspicuous presence in national debate about population decline, shaped the wider understanding of what he termed "antenatal affairs"[7]. The rationale for the medical supervision of pregnancy, I propose, arose from a subtle reworking of the theory of maternal impressions. This was shaped both by Ballantyne's career-long interest in teratology, the science of "monsters", and an evangelical commitment to temperance reform. Studying Ballantyne's writing on pregnancy illuminates how longstanding ideas about the maternal imagination around 1900 were integral to the emergence of "antenatal life" and "expectant motherhood" as medical and social categories.

1 Perceptions of pregnancy

In late January 1889, the department of midwifery at the University of Edinburgh, received a gift from a former student: a "monstrous" fetus for its museum. Monsters were prized for institutional collections and as the treasured centrepieces of medical practitioners' private cabinets. Like many such specimens exchanged between donors and collectors, this fetus came with a story attached.[8] Two years previously, a woman in the

5 See Philip Wilson: *Eighteenth-Century 'Monsters' and Nineteenth-Century 'Freaks': Reading the Maternally Marked Child*, in: *Literature and Medicine* 1 (2002), pp. 1–25, Leslie Reagan: *Dangerous Pregnancies: Mothers, Disabilities, and Abortion in Modern America*, Berkeley 2010 and Mary Fissell: *Making a Masterpiece: The Aristotle Texts in Vernacular Medical Culture*, in: *Right Living: An Anglo-American Tradition of Self-Help Medicine,* ed. by Charles Rosenberg, Baltimore 2003, pp. 59–87.

6 See Patricia Stokes: *Pathology, Danger, and Power: Women's and Physicians' Views of Pregnancy and Childbirth in Weimar Germany*, in: *Social History of Medicine* 13 (2000), pp. 359–380, Laura Gowing: *Common Bodies: Women, Touch and Power in Seventeenth-Century England*, New Haven 2003 and Reagan: *Dangerous Pregnancies*.

7 See John William Ballantyne: *The Future of Obstetrics*, in: *Transactions of the Obstetrical Society of Edinburgh* 32 (1907), pp. 3–28.

8 See Samuel Alberti: *Morbid Curiosities: Medical Museums in Nineteenth-Century Britain*, Oxford 2011.

early stages of her first pregnancy was frightened when a mischievous friend launched a dead frog at her while on a country walk. The woman had a "great horror" of these animals, and when she gave birth months later, "her nurse confirmed her [account] by saying that the child had the appearance of a frog." The experience continued to haunt the woman. Her second child, delivered stillborn and two months premature, "proved to be anencephalic": missing a major portion of the brain and cranial vault, giving the fetus its characteristic "frog-like" appearance.[9]

Such cases were hardly rare. Newspapers and medical journals abounded with similar reports of children misshapen by their mothers' wayward feelings, thoughts and desires, by memories, cravings, physical blows or visual impressions.[10] While controversies around the maternal imagination before 1800 are best known to historians, similar explanations for malformations also proliferated in 19th-century culture.[11] The "belief that the offspring are capable of being influenced in form, colour, and temperament by maternal impressions" was "firmly held" by animal breeders.[12] Showmen, meanwhile, frequently spun their advertising copy for "freaks" around tales of maternally impressed deformities.[13]

Recent scholarship on earlier periods has interpreted the maternal imagination alternately as a source of female power, and as a latent anti-feminist discourse, expressive of anxieties about women's influence over the process of generation. On the one hand, the theory in its early modern formulation acknowledged the right of women to demand respect, generosity and care during their pregnancies within the family and wider community. In some accounts, the doctrine of imagination not only affirmed the active maternal role in generation, but also rested on early modern women's authority to give voice to their experiences of pregnancy.[14] On the other hand, the belief that monstrous

9 See John William Ballantyne: *Topographical Anatomy of the New-Born Infant*, unpublished M.D. Thesis, Edinburgh 1889, p. 274.

10 See William Dabney: *Maternal Impressions*, in: *Cyclopædia of the Diseases of Children, Medical and Surgical*, vol. 1, ed. by John Keating, Edinburgh 1889, pp. 191–216 and Ballantyne: *Topographical Anatomy of the New-Born Infant.*

11 See Paul-Gabriel Boucé: *Imagination, Pregnant Women, and Monsters, in Eighteenth-Century England and France*, in: *Sexual Underworlds of the Enlightenment*, ed. by George Rousseau and Roy Porter, Manchester 1987, pp. 86–100, Marie-Hélène Huet: *Monstrous Imagination*, Cambridge 1993 and Wilson: *Eighteenth-Century 'Monsters' and Nineteenth-Century 'Freaks'*, pp. 1–25.

12 See James Cossar Ewart: *The Experimental Study of Variation*, in: *Nature* 64 (1901), pp. 482–487.

13 See Nadja Durbach: *The Spectacle of Deformity: Freak Shows and Modern British Culture,* Berkeley 2009, pp. 33–57 and Heather McHold: *Diagnosing Difference: The Scientific, Medical, and Popular Engagement with Monstrosity in Victorian Britain*, PhD Thesis, Illinois 2002.

14 See Roy Porter: *The Secrets of Generation Display'd: "Aristotle's Masterpiece" in Eighteenth-Century England*, in: *Eighteenth Century Life* 9 (1985), pp. 1–21 and Ulinka Rublack: *Pregnancy, Childbirth and the Female Body in Early Modern Germany*, in: *Past and Present* 150 (1996), pp. 84–110.

progeny could result from the disorder of the mother's emotions, thoughts and desires proclaimed the unruly and corrupting nature of the female imagination.[15]

Historians and literary scholars have also identified continuities between the "older belief" in maternal impressions and the expansion of medical control of women's bodies in the form of what the feminist philosopher Rosi Braidotti has termed "a nexus of stifling interdicts [and] imperatives" around pregnancy.[16] From a different perspective, historian Leslie Reagan has interpreted the resilience of notions of maternal marking more positively as symptoms of women's identities as caregivers, and their roles as observers and custodians of family health. In this view, maternal marking should not be seen as a disembodied theory imposed upon women by male medicine, but as anxieties that arose from "mothers' attentive monitoring of their own bodies and the world"[17]. At least for those pregnancies that were wanted, concerns about maternal marking were emblematic of women's hopes and fears about the wellbeing of their future children.

However we regard maternal marking historically, the theory in all its guises was inextricably part of the way laypeople and medical practitioners discussed, monitored, understood and experienced pregnancy well into the 20th century. Guidance on the matter was a fixture of a burgeoning advice literature for women of all classes on matters of childbearing. Such texts were by no means always favourable to the theory. The leading Victorian health manuals for expectant mothers in fact typically rejected the most "unphilosophical and absurd" ideas; in particular, the alleged power of the mother to imprint like-for-like impressions on her offspring. These guides reassured readers, for instance, that "the mere sight of deformed persons by a pregnant woman will not cause like deformities in their offspring"[18]. But although some experts dismissed the notion of like-for-like impressions, most urged pregnant women to avoid unpleasant sights and mental disturbances. Such ideas were a fundamental part of how many in the 19th century, medical practitioners and laypeople alike, understood the risks of pregnancy.

Pregnancy, according to one mid-century obstetrician, was regarded as a period of heightened nervous irritability, "rendering the female much more excitable and easily effected by external agencies"[19]. Longstanding ideas about the inseparability of state of mind and corporeal health and the intimate relationship between the body and the outside world underpinned advice about the domestic environment, dietary regimens, exercise, clothing and bathing.[20] The expectant mother "should keep her mind free from all

15 See Huet: *Monstrous Imagination* and Margrit Shildrick: *Maternal Imagination: Reconceiving First Impressions*, in: *Rethinking History* 4 (2000), p. 243–260.

16 See Rosi Braidotti: *Signs of Wonder and Traces of Doubt: On Teratology and Embodied Differences*, in: *Between Monsters, Goddesses, and Cyborgs: Feminist Confrontations with Science, Medicine, and Cyberspace,* ed. by Nina Lykke and Rosi Braidotti, New Jersey 1996, pp. 135–152, here p. 149. See also Marika Seigel: *The Rhetoric of Pregnancy*, Chicago 2014.

17 Reagan: *Dangerous Pregnancies*, p. 9.

18 Thomas Bull: *Hints to Mothers*, London 1877, p. 48.

19 William F. Montgomery: *An Exposition of the Signs and Symptoms of Pregnancy,* second edition, London 1856, p. 29.

20 See Henry Pye Chavasse: *Advice to a Wife on the Management of her Own Health*, London 1843 and Bull: *Hints to Mothers*.

harass and care […] if she wishes to bear a healthy child", warned another long-running advice book targeted at a working-class readership.[21] Many health guides therefore urged pregnant women to abstain from too much "brain work" and from reading newspapers or novels.[22] These views rested on engrained assumptions about women's physiology: their supposed "emotionality", "plasticity", "irritability" and "suggestibility".[23] As *Baby* magazine explained, the "delicacy" and "sensitivity" of the "tender and gentle sex" allowed an "inexplicable kind of sympathy" between the expectant mother, her "unborn offspring" and the wider world.[24]

Maternal marking, then, is best understood as a flexible explanatory framework for birthmarks, deformities and character traits that drew on enduring ideas about the body, health and the inherent dangers of childbearing. Such advice was framed by gendered assumptions about women's status as mothers, and their responsibilities to home and family. Victorian pregnancy literature not only emphasized that maintaining her own health and wellbeing during pregnancy was part of a mother's "sacred duty" to her future child.[25] It also consolidated the status of maternal marking as belonging to a family of ideas that have reinforced an understanding of mothers as unreliable and potentially dangerous without proper guidance.[26] But while didactic writing on health for mothers offered an important 19th-century arena for discussing the phenomenon, it was not the only one.

2 Superstition or science?

By the mid-19th century, there were already well-established anatomical and physiological arguments against maternal marking. In a key text on mammalian embryology, the German anatomist Theodor Bischoff insisted that the theory could be rejected outright as a cause of malformations on account of known physiological laws. In particular, there is no nerve link between mother and fetus; in multiple pregnancies one twin could be born deformed and the other normal; malformations often occur in organs the mother does not know and cannot see; most monstrosities occur during an early

21 See Henry Allbutt: *The Wife's Handbook*, sixteenth edition, London 1891.

22 See Florence Stacpoole: *Handbook of Housekeeping for Small Incomes,* London 1898, p. 218 and Ada Ballin: *The Expectant Mother: A Complete Guide to the Care of her Health and the Preparations for the Infant*, London 1904, p. 13.

23 Havelock Ellis: *Man and Woman: A Study of Human Secondary Sexual Characters,* fourth edition, London 1904, pp. 340f.

24 See Beatrice de Bertouch: *Prenatal Influences*, in: *Baby: The Mother's Magazine* 15 (1902), pp. 93–94.

25 See Anon.: *The New Home; Or, Wedded Life, Its Duties, Cares and Pleasures*, London 1864 and Anon.: *On Behalf of the Little Ones*, in: *Shafts* February (1895), pp. 372–373.

26 See Gowing: *Common Bodies*, p. 148.

period in pregnancy, when the woman is unlikely to aware that she is pregnant.[27] Many 19th-century British anatomists echoed Bischoff in asserting that these "known laws" provided "unanswerable" reasons for dismissing a theory "long abandoned by all biologists"[28]. Sceptics ridiculed the "post hoc propter hoc" reasoning of new mothers who linked the physical appearance and character traits of their children retrospectively to their experiences during pregnancy, and reprimanded adherents of maternal impressions for failing to distinguish between coincidence and cause.[29]

But while scepticism of maternal marking was probably the dominant position in the late 19th-century sciences, voices in favour were by no means marginal. Proponents tended to agree that existing knowledge could not explain maternal impressions physiologically, but also that this was no reason to banish the phenomenon from scientific enquiry.[30] Since what counted as proper science was always contingent, as Alison Winter has put it, "scientific claims could have radically different status […] depending on where they were read or heard and by whom"[31].

So while some regarded maternal marking as an "unwarranted belief" or "old women's fable", others saw an opportunity to rehabilitate a controversial theory as a legitimate object of scientific enquiry.[32] This was especially evident in medicine, with case reports of the phenomena still inundating professional journals and societies.[33] While anatomists and physiologists who were more expert in embryology largely dismissed maternal impressions, support for the theory was most apparent among obstetricians and general practitioners. Practitioners "engaged in midwifery practice" presented themselves as "specially adapted" to comment on maternal impressions because of their direct access to matters relating to pregnancy and childbirth and the testimony of their female patients.[34] Some obstetricians joined anatomists in deriding maternal impressions as a fanciful superstition, but others were prepared to declare their support for the

27 See Theodor Bischoff: *Entwicklungsgeschichte, mit besonderer Berücksichtigung der Missbildungen*, in: *Handwörterbuch der Physiologie mit Rücksicht auf physiologische Pathologie,* ed. by R. Wagner, Braunschweig 1842, pp. 860–928, here p. 883.

28 Bertram Windle: *Teratological Evidence as to the Heredity of Acquired Conditions*, in: *Journal of the Linnean Society* 13 (1890), p. 447–502.

29 See Edwin Ray Lankester: *Diversions of a Naturalist,* London 1915, p. 396.

30 At this time, promoters of psychical research deployed similar arguments to defend the potential for studying spiritualism in a scientific manner. See Walter Heape: *Sex Antagonism,* London 1913, pp. 141–145 and Richard Noakes: *Spiritualism, Science and the Supernatural in mid-Victorian Britain*, in: *The Victorian Supernatural,* ed. by Nicola Brown, Carolyn Burdett and Pamela Thurschwell, Cambridge 2004, pp. 23–43.

31 Alison Winter: *The Construction of Orthodoxies and Heterodoxies in the Early Victorian Life Sciences*, in: *Victorian Science in Context*, ed. by Bernard Lightman, Chicago 1997, pp. 24–50, here p. 43.

32 See Alfred Meadows: *A Case of Monstrosity*, in: *Transactions of the Obstetrical Society of London* 7 (1865), pp. 84–93, here p. 93

33 See Lancet: *Royal Medical and Chirurgical Society* [Editorial], in: *Lancet* 111 (1878), pp. 50f.

34 See James Clapperton: *Maternal Impressions*, in: *British Medical Journal* 1 (1875), pp. 169–170, here p. 169.

theory by publishing what they described as "well authenticated cases" of the phenomenon.

In the 18th century, deliberations on the role of the maternal imagination were part of a web of medical and natural philosophical arguments that engaged with "fundamental questions about life, matter and spirit"[35]. Yet 19th-century medical comment on maternal impressions in Britain was almost entirely restricted to the presentation of evidence in anecdotal form, as singular cases or collections of similar cases. By publishing reports of maternal impressions, practitioners participated in the longstanding Hippocratic tradition of representing patient encounters and structuring medical knowledge in the form of case narratives.[36] Reporters of such cases rarely attempted to explain maternal impressions physiologically. Instead, the narrative itself performed the work of establishing causal sequences between impression and claimed effect in each individual case.

19th-century medical engagement with maternal impressions tended to centre on the "authenticity" of a given case, determined by the reliability of the reporter's clinical observations and the quality of the witnesses and evidence concerned. Each case, proponents argued, should be judged on its own merits, while never being sufficient in and of itself to elucidate general laws. As one obstetrician claimed in 1889: "of late the *facts* concerned with cases have been reported without being obscured by theories and conjectures: hence these cases are far more valuable"[37]. In this view, the empirically-derived singularity was superior to any sceptical position on maternal impressions, deemed "valueless at the present day, because the arguments they contain are based not upon facts, but upon theories"[38]. The "facts" of a report referred to the story that was attached, causally, to the deformity; but denuding the narrative of any theoretical speculations or conjecture was an essential rhetorical device for establishing the "well-authenticated" case as an epistemic category. In obstetrical society meetings, such reports were praised for addressing a subject "that was generally left to women, but which certainly deserved scientific investigation"[39]. Such claims supported an understanding of science as empirical and clinically-derived, free from what were held to be the prejudiced ideas and dogma of physiology.

Support for maternal marking among obstetricians underscores the heterogeneous character of British medicine in the late 19th century. Clinicians' antipathy for physiology might seem peculiar, especially given this discipline's growing status as the most prestigious of the laboratory sciences. Yet, as many historians of medicine have stressed, the ascendency of the laboratory disciplines was more uneven and contested

[35] Mary Terrall: *Material Impressions: Conception, Sensibility and Inheritance*, in: *Vital Matters: Eighteenth-Century Views of Conception, Life and Death,* ed. by Helen Deutsch and Mary Terrall, Toronto 2012, pp. 109–129, here p. 125.

[36] See López-Beltrán: *Storytelling, Statistics and Hereditary Thought*, pp. 41–58.

[37] Dabney: *Maternal Impressions*, here p. 195.

[38] Ibid.

[39] Meadows: *A Case of Monstrosity*, here p. 93.

than is often assumed.[40] Outside elite institutions, experimental disciplines such as physiology did not exclusively define the parameters "medical science". For many, clinical experience remained the most important arbiter.

Reporters of maternal impressions therefore routinely emphasized the primacy of empirical experience over theoretical knowledge. The most common trope in published case reports was the assertion that the "modus operandi" of maternal impressions was beyond the scope of current scientific knowledge.[41] It was "useless to speculate on points of fact about which we know nothing," argued one supporter of the theory, but "nor should the fact that maternal impressions sometimes produce deformities be rejected because we cannot understand how they act"[42]. A *Lancet* editorial agreed that it was "difficult, if not impossible in the present state of our knowledge to explain its *rationale*."[43] A common complaint was that sceptics were too quick to reject empirical observations because such occurrences violated their interpretations of natural law. Medical practitioners could thus rely only upon the evidence of their own observations to adjudicate.

3 Maternal impressions in "antenatal pathology"

In 1890 John William Ballantyne, then recently graduated from the Edinburgh medical school, delivered the first of two papers on maternal impressions to the city's prestigious Obstetrical Society. This subject, he observed, was "again pushing its way to the front". Extensive surveys of recent British, American and European medical journals had apparently convinced him that the theory had reacquired scientific legitimacy in the previous two decades or so, "attracting serious attention on the part of obstetricians," in particular.[44] An ambitious academic physician specializing in midwifery, gynaecology and paediatrics, Ballantyne was on his way to establishing himself as the leading British authority on "teratology", the sub-discipline of anatomy principally concerned with the taxonomy of "monsters". Primarily a practising physician, he spent the best part of his career attempting to redefine a recondite branch of anatomy as a

40 See Christopher Lawrence: *Incommunicable Knowledge: Science, Technology and the Clinical Art in Britain, 1850–1914*, in: *Journal of Contemporary History* 20 (1985), pp. 503–520, John Harley Warner: *Ideals of Science and their Discontents in Late Nineteenth-Century American Medicine*, in: *Isis* 82 (1991), pp. 454–478 and Harry Marks: *'Until the Sun of Science ... The True Apollo of Medicine has Risen': Collective Investigation in Britain and America, 1880–1910*, in: *Medical History* 50 (2006), pp. 147–166.

41 William Duncan: *Have Maternal Impressions Any Effect On The Foetus In Utero?*, in: *Lancet* 156 (1900), p. 1266.

42 Dabney: *Maternal Impressions*, here p. 215.

43 Lancet: *Maternal Impressions And Deformities In Children* [Editorial], in: *Lancet* 139 (1892), pp. 212f, here p. 213.

44 See John William Ballantyne: *Maternal Impressions*, in: *Edinburgh Medical Journal* 36 (1891), pp. 624–635, here p. 624.

clinically relevant discipline.[45] Managing the thorny issue of maternal impressions would prove a pervasive, and problematic, feature of Ballantyne's struggle to constitute what he called "antenatal pathology" as a reformed teratology and persuade others of its worth.

Monsters were at the centre of Enlightenment debates over generation, described as keys to understanding laws of development.[46] Predominantly French and German comparative anatomists built a new science of teratology in the 1820s and 1830s, ambitiously seeking to order all human and animal monsters into a single classificatory system.[47] Ballantyne rode a wave of renewed scientific interest in the field in the late 19th century as museums of anatomy and pathology sought to expand and catalogue their collections of specimens and experimental physiologists manipulated animal embryos to create monsters in the laboratory.[48] Medical men had long sought out monsters at freak shows and fairs and exhibited "rare and interesting cases" at professional societies or in journals.[49] Ballantyne was exceptional, however, in using his identity as a clinician, and specifically as an obstetrician, not only to assert special expertise in teratology but also to attempt to reform the field.

In Britain, as elsewhere, anatomists were the dominant figures in teratology and sought to dissuade clinicians from publishing on monsters. They did so by dismissing their contributions as inadequate, and too often distorted by an ill-judged commitment to such "stupid superstitions" as maternal impressions. Far better, they argued, to hand over rare specimens to anatomists, who were the true experts.[50] In order to justify his work in a field led by anatomists, Ballantyne highlighted the obstetrician's advantage that only he could compare the health of the mother during pregnancy with that of her fetus or child. He claimed that the obstetrician's familiarity with his patient, her family and her social circumstances enabled him to construct a pathological genealogy for any given case. Ballantyne argued that the systematic collection of case histories by obstetricians in conjunction with post-mortem dissection of fetal material should provide the foundations of a new discipline. Breaking down the traditional distinctions between fetal deformities and diseases, and between inherited and environmental defects would make "antenatal pathology" relevant to clinicians.

Ballantyne's very earliest interventions in the field concerned maternal impressions, and he would repeatedly return to this issue as he sought to define the aims and parameters of antenatal pathology. In the early 1890s, Ballantyne joined a growing number of obstetricians attempting to claim scientific legitimacy for maternal impressions by ac-

45 See Salim Al-Gailani: *Teratology and the Clinic: Monsters, Obstetrics and the Making of Antenatal Life in Edinburgh c.1900.* PhD Diss., Cambridge 2010.

46 See Michael Hagner: *Enlightened Monsters*, in: *The Sciences in Enlightened Europe,* ed. by William Clark, Jan Golinski and Simon Schaffer, Chicago 1999, pp. 175–217.

47 See Toby Appel: *The Cuvier-Geoffroy Debate: French Biology in the Decades before Darwin*, Oxford 1987.

48 See Alberti: *Morbid Curiosities*, pp. 103–124.

49 See Durbach: *The Spectacle of Deformity.*

50 See John Cleland: *Evolution, Expression, and Sensation: Cell Life and Pathology*, Glasgow 1881 and John Cleland: *Rational Teratology*, in: *British Medical Journal* ii (1888), p. 348.

cumulating large quantities of "authenticated" cases.[51] Like other 19th-century reporters of maternal impressions, Ballantyne emphasized the primacy of empirical experience over theoretical knowledge. By combining historical testimony with the ongoing observations of "trustworthy" witnesses, he insisted that the history of maternal impressions could be investigated "scientifically". The key for Ballantyne was the analysis of "well-authenticated facts" documented by discerning observers: "it is intended that strict scientific accuracy should be employed in the inquiry into and the marshalling of the facts observed." "The apparently extraordinary character of the phenomena witnessed," he insisted, was "in itself no argument against their truth if the sources of information are reliable"[52].

Ballantyne's 1891 paper was sufficiently sympathetic to maternal impressions to suggest he supported the theory. This was certainly how he was heard by colleagues at the Obstetrical Society, who willingly supplied him with cases of the phenomenon from their own clinical experience. There was an obvious incentive to encourage such anecdotes: Ballantyne's long-term project relied upon medical colleagues to supply him with specimens for dissection and cataloguing with clinical notes and case reports. Moreover, understanding the pathology of the fetus through the lens of maternal marking was central to the affirmation of a particular set of investigative tools possessed by all medical practitioners, suited to clinically-derived and collectively-driven research. Soliciting and presenting cases of maternal impressions to the Society made Ballantyne's project visible as a collective enterprise in a way that met the expectations of his audience and legitimated obstetricians as producers of "authenticated" knowledge. The promotion of empirical knowledge gathering in antenatal pathology placed Ballantyne at the centre of a supply network, and offered a model for the systematization of clinical cases to rival the anatomical tradition in 19th-century teratology.

Over the next decade, however, Ballantyne would moderate his earlier support for the theory. "From the standpoint of the student of antenatal pathology," he claimed in 1901, "the theory of maternal impressions is to be regarded as a great misfortune." This was because clinicians were often so preoccupied with "tracing a resemblance back to some bird, beast, or fish" that they ignored the "evident and manifest anatomical and pathological details of the specimen"[53]. By the publication of his landmark *Manual of Antenatal Pathology and Hygiene* in 1904, Ballantyne acknowledged that it was virtually "impossible" to accept the theory of maternal marking in its most literal form; that is, that a "definite impression upon a pregnant woman's mind often or ever cause[s] a defect in the foetus closely resembling the thing producing the impression"[54]. Ballantyne stopped short, however, of rejecting the possibility of maternal marking so categorically as most contemporary anatomists. Instead, he was prepared to sanction a

51 See Ballantyne: *Maternal Impressions*, pp. 624–635.

52 Ibid., pp. 625 and 629.

53 John William Ballantyne: *Maternal Impressions*, in: *Green's Encyclopaedia Medica, Vol. 7,* ed. by John William Ballantyne and Alexander Goodall, Edinburgh 1901, pp. 344–345, here p. 344.

54 John William Ballantyne: *Manual of Antenatal Pathology and Hygiene: The Embryo,* Edinburgh 1904, p. 104.

more general interpretation of the theory. “There can be no doubt”, he argued, “that prolonged or strongly marked mental states of the mother may affect the development of the foetus in her uterus”, but in non-specific and unpredictable ways.[55]
This position was relatively widely held by physiologists and alienists, and was consistent with contemporary theories on the influence of mind over body.[56] The leading late 19th-century text on the role of the imagination in health and disease rejected “absurd stories about ‘mother’s marks’”, but nevertheless wrote in favour of the “modifying action” of the maternal emotions on the blood. It was presumed that these changes could also lead, through vascular and nutritive disturbances, to irregularities in fetal development.[57] For Ballantyne, this general concept of “mental influence” was a useful compromise that he could present as less capricious and more physiologically plausible than the theory of maternal impressions in its “far-fetched” form. It obviated the need for reporting physicians to trace resemblances between “impression” and “effect” without discarding maternal marking as an explanatory framework altogether. Most importantly, this interpretation could be accommodated within broader arguments that Ballantyne was then beginning to make about the possibility of improving fetal outcomes through the hygiene of pregnancy.

4 “A gospel of hope”

Like many commentators around 1900, Ballantyne assumed that British economic competitiveness and military strength rested on a plentiful supply of healthy babies, and feared the consequences of a declining birth rate and high infant mortality. As pessimism about the alleged deterioration of the national stock gained ground, the biological rhetoric of eugenics permeated public discourse with anxieties about sex and reproduction. A plethora of pressure groups, voluntary associations and municipal bodies competed to improve the race.[58] Campaigners promoted many different strategies to build a better population. Ballantyne’s was for doctors to reach babies before they were born, through the medical supervision of pregnancy.

55 See ibid., p. 127.

56 Fay Bound Alberti: *Matters of the Heart: History, Medicine, and Emotion*, Oxford 2010, pp. 140–156.

57 See Daniel Hack Tuke: *Illustrations of the Influence of the Mind Upon the Body in Health and Disease: Designed to Elucidate the Action of the Imagination,* London 1872, pp. 278–283.

58 See Geoffrey R. Searle: *The Quest for National Efficiency: A Study of British Politics and Political Thought, 1899–1914,* Berkeley 1971, Anna Davin: *Imperialism and Motherhood*, in: *History Workshop Journal* 5 (1978), pp. 9–65, Greta Jones: *Social Hygiene in Twentieth-Century Britain,* London 1986, Daniel Pick: *Faces of Degeneration: A European Disorder c.1848–c.1918*, Cambridge 1989 and Dorothy Porter: *‘Enemies of the Race’: Biologism, Environmentalism and the Public Health Profession in Edwardian England*, in: *Victorian Studies* 34 (1991), pp. 159–178.

By the late 19th century, it had become more common for wealthy women to consult an obstetrician when they recognized they were pregnant. But few women had any formal contact with a medical practitioner before confinement. Serious medical interest in the supervision of pregnancy began only around 1900, attracting publicity especially as a means of preventing infant mortality. Early initiatives in "antenatal" or "prenatal" care developed separately in France, Britain, North America, Australia and New Zealand, but were strongly informed by one another as obstetricians began to participate actively in infant health and welfare campaigns in their respective countries.[59]

Ballantyne's 1901 appeal in the *British Medical Journal* for the establishment of a "pre-maternity hospital" described the innovation for which he is best known. This widely discussed article argued for dedicated institutions for ill pregnant women, offering a means of "scientifically investigating" "prenatal diagnosis and treatment ... on a large scale and in a systematized fashion"[60]. A pre-maternity ward was established later that year at the Edinburgh Royal Maternity Hospital, where Ballantyne was physician. In 1915, the hospital began to offer the outpatient clinics that would serve as the model for statutory antenatal care in Britain. The institutional history of these initiatives has been recounted elsewhere; while developments in Edinburgh did not occur in isolation, Ballantyne was recognized internationally as the "great apostle" and leading advocate for the organized medical supervision of pregnancy.[61] Far less studied are the arguments undergirding his efforts to promote antenatal care, which should be seen as engaging with earlier concerns with maternal marking. They were also framed by Ballantyne's commitment to the evangelically informed "public morals" movement.

Historians have recognized the significance of evangelicalism to medical practice in the later 19th century. Evangelicalism had long provided metaphors for pain, sickness and recovery and institutional resources for medicine in the form of hospital philanthropy. By the end of the century, the liberal Protestant embrace of medical science as a partner to Christian mission,[62] together with the growth of populist social purity movements,[63] reasserted the place of evangelicalism in British medicine. Ballantyne belonged

[59] See Ann Oakley: *The Captured Womb: A History of the Medical Care of Pregnant Women*, Oxford 1984 and Richard Meckel: *Save the Babies: American Public Health Reform and the Prevention of Infant Mortality, 1850–1929*, Baltimore 1990, pp. 159–177.

[60] John William Ballantyne: *A Plea for a Pro-Maternity Hospital*, in: *British Medical Journal* 1 (1901), pp. 813–814.

[61] See Oakley: *The Captured Womb*, Clare Hanson: *A Cultural History of Pregnancy: Pregnancy, Medicine and Culture, 1750–2000*, Basingstoke 2006, Salim Al-Gailani: *Pregnancy, Pathology and Public Morals: Making Antenatal Care in Early Twentieth-Century Edinburgh*, in: *Western Maternity and Medicine, 1880–1990*, ed. by Janet Greenlees and Linda Bryder, London 2013, pp. 31–46 and Seigel: *The Rhetoric of Pregnancy*, pp. 35–50.

[62] See C. Peter Williams: *Healing and Evangelism: The Place of Medicine in Later Victorian Protestant Missionary Thinking*, in: *In The Church and Healing*, ed. by W. J. Sheils, Oxford 1982, pp. 271–285 and Pamela Klassen: *Spirits of Protestantism: Medicine, Healing, and Liberal Christianity*, Berkeley 2011.

[63] See Frank Mort: *Dangerous Sexualities: Medico-Moral Politics in England since 1830*, London and New York 2000 [1987].

to a large network of evangelical doctors in the Scottish capital, active especially in local missions to promote working-class religious worship and improve "public morals".[64] For Ballantyne's circle, the latter primarily meant addressing the perceived scourge of alcohol and venereal disease, which they regarded as responsible for a range of social problems. Like other temperance reformers, Ballantyne argued that persuading the working classes to "lead a simple, self-controlled life" through Christian mission was the only remedy for moral and physical degeneration, disease, crime and poverty.[65]

What Ballantyne termed "antenatal hygiene" became a recurrent theme as the declining birth rate was made an issue of national concern after 1900.[66] Fusing teratological science with temperance reform, antenatal hygiene hinged on an understanding of pregnancy that laid particular importance on the environment, especially the "morbid influences" of alcohol and syphilis. Research in teratology persuaded him to argue against the dominant view that the mother's placenta and womb offered protection from these toxins. Instead, Ballantyne proposed that the maternal environment "profoundly affected" the fetus, "for good or evil, for health or disease"[67]. He insisted further that every child had "the right to be engendered by self-respecting individuals, to be conceived in soberness, and to be developed under healthy conditions of intrauterine life". Such rhetoric was increasingly commonly deployed in a national discourse on depopulation. The distinctiveness of antenatal hygiene was Ballantyne's insistence upon the necessity of carrying "to the infant yet unborn some of the benefits of modern medicine and hygiene"[68]. This meant enabling qualified medical practitioners to provide "scientific" health advice to pregnant women about diet, exercise, clothing and mental and sexual hygiene and above all educating the medical profession and the wider public in the "value of antenatal life"[69].

Amid supercharged debates about heredity, syphilis, alcoholism and infant mortality, Ballantyne promoted the work of French advocates of "intrauterine puériculture"[70] – the general principle that medical, charitable and governmental assistance to pregnant women would improve quality of both individuals and the population as a whole – within Anglo-American medicine. Like "puériculture", antenatal hygiene was underpinned

64 See Helen Russell: *J.W. Ballantyne M.D., F.R.C.P.Edin., F.R.S.E. 1861–1923,* Edinburgh 1971.

65 See Scotsman: *Improvement of Public Morals: Conference in Edinburgh*, in: *The Scotsman* 8 February (1911), p. 7 and William F. Bynum: *Alcohol and Degeneration in Nineteenth-Century European Medicine and Psychiatry*, in: *British Journal of Addiction* 79 (1984), pp. 59–70.

66 See John William Ballantyne: *On Antenatal Therapeutics*, in: *British Medical Journal* 1 (1899), pp. 889–893, here p. 889.

67 John William Ballantyne: *Expectant Motherhood: Its Supervision and Hygiene,* London 1914, p. xiv.

68 John William Ballantyne: *Manual of Antenatal Pathology and Hygiene: The Foetus,* Edinburgh 1902, p. 15.

69 Ballantyne: *Expectant Motherhood*, p. 268.

70 Adolphe Pinard: *Note Pour Servir à L'Histoire de la Puériculture Intra-utérine*, in: *Bulletin de l'Académie de Médecine* 34 (1895), pp. 593–597.

by the "neo-Lamarckian" belief in the possibility of offsetting the worst results of heredity by manipulating the environment, before and after birth, widely held in France and elsewhere.[71] As William Schneider has noted, such arguments were attractive to the pronatalist French medical and educational establishment because they were both optimistic in their prospects for change and supportive of work in health and social reform.[72] Antenatal hygiene similarly appealed to those groups in Britain seeking to promote the goals and values of both preventive medicine and temperance reform against the challenge of negative eugenics.

Addressing a national audience increasingly preoccupied with population decline, Ballantyne argued that by "clean living", expectant mothers could guarantee their own and their offspring's redemption from sin and physical degradation.[73] He opposed those eugenicists who he believed placed too great an emphasis on irreversible morbid heredity at the expense of medical and moral improvement. Favouring the temperance language of "dereliction" that could be ameliorated through social intervention, he insisted that it was "better to try to turn the weeds into flowers rather than to suppress them"[74]. Just as functions of dereliction – alcoholism, prostitution, venereal disease, insanity and vagrancy – could be treated and often prevented "postnatally", so they could be prevented antenatally. These arguments became especially valuable tools against the hereditarian strictures of those eugenicists who accused the medical practitioner of "busying himself in preserving weedy lives and in counteracting the benefit of the survival only of the fittest". For reformers opposed to the perceived "fatalism" of negative eugenics, antenatal hygiene could be framed as a "gospel of hope".[75]

In its distinctive concern with making "expectant motherhood" the object of medical and social intervention, "antenatal hygiene" assimilated pre-existing ideas about the risks of pregnancy and maternal marking with the goals of temperance reform. For Ballantyne, "antenatal life" was vulnerable to its environment, and this meant the mother's thoughts and feelings, as well as her actions. *Expectant Motherhood*, his own antenatal health guide published in 1914, outlined innumerable activities which women needed to avoid during pregnancy; not least alcohol, an unsuitable diet, vigorous exercise, overexertion and sexual intercourse, but also "all mental excitement and emotional disturbances"[76]. The pregnant woman, he warned, "should be protected from all horrible, tragic, unpleasant, and gruesome sights, from the hearing of accounts of disasters of all kinds"[77].

71 See Jean-Paul Gaudillière and Ilana Löwy: *Heredity and Infection: The History of Disease Transmission,* London 2001, pp. 7f. and Sara Dubow: *Ourselves Unborn: A History of the Fetus in Modern America*, Oxford 2011, pp. 10–37.

72 See William Schneider: *Quality and Quantity: The Quest for Regeneration in Twentieth-Century France,* Cambridge 1990, pp. 55–83.

73 See Ballantyne: *Expectant Motherhood*, pp. 236–277.

74 Ballantyne: *Manual of Antenatal Pathology and Hygiene: The Embryo*, p. 466.

75 See Ballantyne: *On Antenatal Therapeutics*.

76 Ballantyne: *Expectant Motherhood*, p. 203.

77 Ibid., here p. 199.

Yet there were also duties expectant mothers needed to perform from the moment of conception. Those who wished to reverse the taint of "morbid heredity" could find redemption in clean living, but it was incumbent upon all expectant mothers to embrace the ideal of antenatal nurture for the good of their future child and the nation. For Ballantyne, spiritual health and physical health, and medical care and Christian mission were inseparable. A key goal of medical mission – to embody the relationship between evangelism and healing – underlay not only the philosophy of antenatal hygiene, but also its practice. This meant using antenatal clinics to discourage pregnant women from alcohol and employing prayer to aid the "preservation of the unborn embryo"[78]. In Ballantyne's account, antenatal hygiene both imposed stringent demands upon pregnant women and constructed medical practitioners as advocates for and protectors of the unborn.

Ballantyne's views on pregnancy, heredity and hygiene developed in an evangelical context that saw individual spiritual salvation as the path to social improvement. As the recognized pioneer of antenatal hygiene, Ballantyne joined a diverse coalition of intellectuals, social welfare campaigners, public health officials, medical practitioners and clerics who aimed to regenerate the nation's moral life by positive education.[79] These broad social and moral reform movements drove new understandings of expectant motherhood and antenatal life in the early 20th century, while reconfiguring older ones about the capacity of pregnant women to shape their unborn children. Ballantyne's antenatal hygiene was pivotally important for providing a framework in which antenatal care could enter public discourse in Britain, its Empire and beyond as a novel strategy in preventive medicine. But rather than representing a radical departure, it also borrowed from an older tradition of maternal marking.

We should recognize this lineage not least because later promoters of antenatal care in Britain and elsewhere would harden their stance. By the 1920s, much "official" prenatal advice to prospective parents – if it engaged with the issue at all – aimed to dispel such "fondly cherished" "superstitions".[80] Yet while advocates of antenatal care "dismissed as untrue" the "whole doctrine of 'maternal impression', as it used to be propounded", they could still insist on the relationship between the psychic well-being of the expectant mother and the health of her unborn baby. Since "a woman in mental distress is not capable of rendering to her child the benefits which are the right of all children", it was "the business of antenatal clinics to interest themselves in securing for their patients comfort of the spirit as well as comfort of the body"[81].

78 John William Ballantyne: *Alcohol and Antenatal Child Welfare*, in: *British Journal of Inebriety* 14 (1916), pp. 98f., here p. 98 and John William Ballantyne: *1903–1904, Autobiography*. Unpublished Manuscript Acc. 13189, MS National Library of Scotland, vol. 29, f. 4, p. 119.

79 See Jones: *Social Hygiene in Twentieth-Century Britain*, Pick: *Faces of Degeneration* and Mort: *Dangerous Sexualities*.

80 See Carolyn Conant van Blarcom: *Obstetrical Nursing; A Text-book on the Nursing Care of the Expectant Mother, the Woman in Labor, the Young Woman and her Baby,* New York 1926, pp. 115f. and Reagan: *Dangerous Pregnancies*, pp. 7–17.

81 Times: *Baby Week*, in: *The Times*, 4 July (1925), p. 15.

5 Conclusion

This chapter has sought to demonstrate the complexity of medical engagement with concepts of the maternal imagination around 1900, and the need to be more sensitive to the terms in which these discussions were conducted. Historians have acknowledged the resilience of ideas about maternal marking into the 20th century, but have tended to distinguish too strongly between expert and lay views. Many medical practitioners and scientists were undoubtedly hostile to what they ridiculed as "old women's fables", and especially attempts to trace like-for-like resemblances between impression and effect. But this controversial theory did not exist in any straightforward relationship with "orthodox" science as its other. Most anatomists and physiologists, the recognized authorities in embryology and heredity, considered maternal marking an outdated superstition scarcely worthy of discussion. Yet obstetricians, in particular, were able to constitute an alternative "expert" voice on the matter by invoking the authority of clinical experience in a context in which embryology was still a weakly established medical discipline and heredity continued to be understood as open to the influence of the environment.[82] Even around 1900, there was still space for a significant diversity of views.

In the early 20th century, "antenatal care" was made a cornerstone of the theory and practice of obstetrics and maternal and child welfare. Many social policy commentators in Britain and beyond came to regard the organized medical supervision of pregnant women, alongside such measures as improving domestic hygiene and the quality of infant nutrition, as essential for restoring national efficiency. Closer analysis of the most important British voice in the movement for antenatal care shows how this innovation emerged from a reappraisal of maternal marking in conjunction with the idioms of eugenics, temperance and infant welfare. We should see Ballantyne's engagement with maternal impressions and the hygiene of pregnancy as setting the agenda for a public health institution, antenatal care, that would become mainstream. Yet this was arguably just one of many trajectories for maternal marking, forms of which either persisted or resurfaced in new guises later in the 20th century.[83] While it is tempting to interpret 20th-century discourses on maternal marking as vestiges of much older views, we should also recognize the ways these have been reworked.

6 Bibliography

Alberti, Fay Bound: *Matters of the Heart: History, Medicine, and Emotion*, Oxford 2010.

Alberti, Samuel: *Morbid Curiosities: Medical Museums in Nineteenth-Century Britain*, Oxford 2011.

Al-Gailani, Salim: *Pregnancy, Pathology and Public Morals: Making Antenatal Care in Early Twentieth-Century Edinburgh*, in: *Western Maternity and Medicine, 1880–1990*, ed. by Janet Greenlees and Linda Bryder, London 2013, pp. 31–46.

82 See Hopwood: *Embryology*, pp. 285–315 and Gaudillière and Löwy: *Heredity and Infection*.

83 See Ziv Eisenberg: *Clear and Pregnant Danger: The Making of Prenatal Psychology in Mid-Twentieth-Century America*, in: *Journal of Women's History* 22 (2010), pp. 112–135.

Al-Gailani, Salim: *Teratology and the Clinic: Monsters, Obstetrics and the Making of Antenatal Life in Edinburgh c.1900*, PhD Diss., Cambridge 2010.

Allbutt, Henry: *The Wife's Handbook*, 16th edition, London 1891.

Anon.: *On Behalf of the Little Ones*, in: *Shafts* February (1895), pp. 372f.

Anon.: *The New Home; Or, Wedded Life, Its Duties, Cares and Pleasures*, London 1864.

Appel, Toby: *The Cuvier-Geoffroy Debate: French Biology in the Decades before Darwin*, Oxford 1987.

Ballantyne, John William: *1903–1904. Autobiography*. Unpublished Manuscript Acc. 13189, MS National Library of Scotland, vol. 29, f. 4.

Ballantyne, John William: *A Plea for a Pro-Maternity Hospital*, in: *British Medical Journal* 1 (1901), pp. 813f.

Ballantyne, John William: *A Series of Thirteen Cases of Alleged Maternal Impression*, in: *Edinburgh Medical Journal* 37 (1892), pp. 1025–1034.

Ballantyne, John William: *Alcohol and Antenatal Child Welfare*, in: *British Journal of Inebriety* 14 (1916), pp. 98f.

Ballantyne, John William: *Expectant Motherhood: Its Supervision and Hygiene*, London 1914.

Ballantyne, John William: *Manual of Antenatal Pathology and Hygiene: The Foetus*, Edinburgh 1902.

Ballantyne, John William: *Manual of Antenatal Pathology and Hygiene: The Embryo,* Edinburgh 1904.

Ballantyne, John William: *Maternal Impressions*, in: *Edinburgh Medical Journal* 36 (1891), pp. 624–635.

Ballantyne, John William: *Maternal Impressions*, in: *Green's Encyclopaedia Medica. Vol. 7,* ed. by John William Ballantyne and Alexander Goodall. Edinburgh 1901, pp. 344f.

Ballantyne, John William: *On Antenatal Therapeutics*, in: *British Medical Journal* 1 (1899), pp. 889–93.

Ballantyne, John William: *The Future of Obstetrics*, in: *Transactions of the Obstetrical Society of Edinburgh* 32 (1907), pp. 3–28.

Ballantyne, John William: *Topographical Anatomy of the New-Born Infant*, unpublished M.D. Thesis, Edinburgh 1889.

Ballin, Ada: *The Expectant Mother: A Complete Guide to the Care of her Health and the Preparations for the Infant*, London 1904.

Bischoff, Theodor: *Entwicklungsgeschichte, mit besonderer Berücksichtigung der Missbildungen*, in: *Handwörterbuch der Physiologie mit Rücksicht auf physiologische Pathologie,* ed. by R. Wagner, Braunschweig 1842, pp. 860–928.

Boucé, Paul-Gabriel: *Imagination, Pregnant Women, and Monsters, in Eighteenth-Century England and France*, in: *Sexual Underworlds of the Enlightenment*, ed. by George Rousseau and Roy Porter, Manchester 1987, pp. 86–100.

Braidotti, Rosi: *Signs of Wonder and Traces of Doubt: On Teratology and Embodied Differences*, in: *Between Monsters, Goddesses, and Cyborgs: Feminist Confrontations with Science, Medicine, and Cyberspace,* ed. by Nina Lykke and Rosi Braidotti, New Jersey 1996, pp. 135–152.

Bull, Thomas: *Hints to Mothers*, London 1877.

Bynum, William F.: *Alcohol and Degeneration in Nineteenth-Century European Medicine and Psychiatry*, in: *British Journal of Addiction* 79 (1984), pp. 59–70.

Chavasse, Henry Pye: *Advice to a Wife on the Management of her Own Health*, London 1843.

Clapperton, James: *Maternal Impressions*, in: *British Medical Journal* 1 (1875), pp. 169–170.

Cleland, John: *Evolution, Expression, and Sensation: Cell Life and Pathology*, Glasgow 1881.

Cleland, John: *Rational Teratology*, in: *British Medical Journal* ii (1888), p. 348.

Dabney, William: *Maternal Impressions*, in: *Cyclopædia of the Diseases of Children, Medical and Surgical*, vol. 1, ed. by John Keating, Edinburgh 1889, pp. 191–216.

Davin, Anna: *Imperialism and Motherhood*, in: *History Workshop Journal* 5 (1978), pp. 9–65.

De Bertouch, Beatrice: *Prenatal Influences*, in: *Baby: The Mother's Magazine* 15 (1902), pp. 93f.

De Renzi, Silvia: *Resemblance, Paternity and Imagination in Early Modern Courts*, in: *Heredity Produced: At the Crossroads of Biology, Politics, and Culture, 1500–1870,* ed. by Staffan Müller-Wille and Hans-Jorg Rheinberger, Cambridge 2007, pp. 61–83.

Dubow, Sara: *Ourselves Unborn: A History of the Fetus in Modern America,* Oxford 2011.

Duncan, William: *Have Maternal Impressions Any Effect On The Foetus In Utero?*, in: *Lancet* 156 (1900), p. 1266.

Durbach, Nadja: *The Spectacle of Deformity: Freak Shows and Modern British Culture,* Berkeley 2009.

Eisenberg, Ziv: *Clear and Pregnant Danger: The Making of Prenatal Psychology in Mid-Twentieth-Century America*, in: *Journal of Women's History* 22 (2010), pp. 112–135.

Ellis, Havelock: *Man and Woman: A Study of Human Secondary Sexual Characters,* fourth edition, London 1904.

Ewart, James Cossar: *The Experimental Study of Variation*, in: *Nature* 64 (1901), pp. 482–487.

Fissell, Mary: *Making a Masterpiece: The Aristotle Texts in Vernacular Medical Culture*, in: *Right Living: An Anglo-American Tradition of Self-Help Medicine,* ed. by Charles Rosenberg, Baltimore 2003, pp. 59–87.

Gaudillière, Jean-Paul and Ilana Löwy: *Heredity and Infection: The History of Disease Transmission,* London 2001.

Gowing, Laura: *Common Bodies: Women, Touch and Power in Seventeenth-Century England,* New Haven 2003.

Hagner, Michael: *Enlightened Monsters*, in: *The Sciences in Enlightened Europe,* ed. by William Clark, Jan Golinski and Simon Schaffer, Chicago 1999, pp. 175–217.

Hanson, Clare: *A Cultural History of Pregnancy: Pregnancy, Medicine and Culture, 1750–2000,* Basingstoke 2006.

Heape, Walter: *Sex Antagonism,* London 1913.

Hopwood, Nick: *Embryology*, in: *The Cambridge History of Science, vol. 6: The Modern Biological and Earth Sciences,* ed. by Peter Bowler and John Pickstone. Cambridge 2009, pp. 285–315.

Huet, Marie-Hélène*: Monstrous Imagination,* Cambridge 1993.

Jones, Greta: *Social Hygiene in Twentieth-Century Britain,* London 1986.

Journal of Heredity: *Maternal Impressions* [Editorial], in: *Journal of Heredity* 6 (1915), pp. 512–518.

Klassen, Pamela: *Spirits of Protestantism: Medicine, Healing, and Liberal Christianity,* Berkeley 2011.

Lancet: *Maternal Impressions And Deformities In Children* [Editorial], in: *Lancet* 139 (1892), pp. 212f.

Lancet: *Royal Medical and Chirurgical Society* [Editorial], in: *Lancet* 111 (1878), p. 50f.

Lankester, Edwin Ray: *Diversions of a Naturalist,* London 1915.

Lawrence, Christopher: *Incommunicable Knowledge: Science, Technology and the Clinical Art in Britain, 1850–1914*, in: *Journal of Contemporary History* 20 (1985), pp. 503–520.

López-Beltrán, Carlos: *Storytelling, Statistics and Hereditary Thought: The Narrative Support of Early Statistics*, in: *Studies in History and Philosophy of Science Part C: Studies in History and Philosophy of Biological and Biomedical Sciences* 37 (2006), pp. 41–58.

Marks, Harry: *'Until the Sun of Science ... The True Apollo of Medicine has Risen': Collective Investigation in Britain and America, 1880–1910*, in: *Medical History* 50 (2006), pp. 147–166.

McHold, Heather: *Diagnosing Difference: The Scientific, Medical, and Popular Engagement with Monstrosity in Victorian Britain,* PhD Thesis, Illinois 2002.

Meadows, Alfred: *A Case of Monstrosity*, in: *Transactions of the Obstetrical Society of London* 7 (1865), pp. 84–93.

Meckel, Richard: *Save the Babies: American Public Health Reform and the Prevention of Infant Mortality, 1850–1929,* Baltimore 1990.

Montgomery, William F.: *An Exposition of the Signs and Symptoms of Pregnancy,* second edition, London 1856.

Mort, Frank: *Dangerous Sexualities: Medico-Moral Politics in England since 1830,* London and New York 2000 [1987].

Müller-Wille, Staffan and Hans-Jörg Rheinberger: *A Cultural History of Heredity,* Chicago 2012.

Noakes, Richard: *Spiritualism, Science and the Supernatural in mid-Victorian Britain*, in: *The Victorian Supernatural,* ed. by Nicola Brown, Carolyn Burdett and Pamela Thurschwell, Cambridge 2004, pp. 23–43.

Oakley, Ann: *The Captured Womb: A History of the Medical Care of Pregnant Women,* Oxford 1984.

Pick, Daniel: *Faces of Degeneration: A European Disorder c.1848–c.1918,* Cambridge 1989.

Pinard, Adolphe: *Note Pour Servir à L'Histoire de la Puériculture Intra-utérine*, in: *Bulletin de l'Académie de Médecine* 34 (1895), pp. 593–597.

Porter, Dorothy: *'Enemies of the Race': Biologism, Environmentalism and the Public Health Profession in Edwardian England*, in: *Victorian Studies* 34 (1991), pp. 159–178.

Porter, Roy: *The Secrets of Generation Display'd: "Aristotle's Masterpiece" in Eighteenth-Century England*, in: *Eighteenth Century Life* 9 (1985), pp. 1–21.

Reagan, Leslie: *Dangerous Pregnancies: Mothers, Disabilities, and Abortion in Modern America,* Berkeley 2010.

Rublack, Ulinka: *Pregnancy, Childbirth and the Female Body in Early Modern Germany*, in: *Past and Present* 150 (1996), pp. 84–110.

Russell, Helen: *J.W. Ballantyne M.D., F.R.C.P.Edin., F.R.S.E. 1861–1923,* Edinburgh 1971.

Schneider, William: *Quality and Quantity: The Quest for Regeneration in Twentieth-Century France,* Cambridge 1990.

Scotsman: *Improvement of Public Morals: Conference in Edinburgh*, in: *The Scotsman*, 8 February (1911), p. 7.

Searle, Geoffrey R.: *The Quest for National Efficiency: A Study of British Politics and Political Thought, 1899–1914,* Berkeley 1971.

Seigel, Marika: *The Rhetoric of Pregnancy,* Chicago 2014.

Shildrick, Margrit: *Maternal Imagination: Reconceiving First Impressions*, in: *Rethinking History* 4 (2000), pp. 243–260.

Stacpoole, Florence: *Handbook of Housekeeping for Small Incomes,* London 1898.

Stokes, Patricia: *Pathology, Danger, and Power: Women's and Physicians' Views of Pregnancy and Childbirth in Weimar Germany*, in: *Social History of Medicine* 13 (2000), pp. 359–380.

Terrall, Mary: *Material Impressions: Conception, Sensibility and Inheritance*, in: *Vital Matters: Eighteenth-Century Views of Conception, Life and Death,* ed. by Helen Deutsch and Mary Terrall, Toronto 2012, pp. 109–129.

Times: *Baby Week*, in: *The Times*, 4 July (1925), p. 15.

Tuke, Daniel Hack: *Illustrations of the Influence of the Mind Upon the Body in Health and Disease: Designed to Elucidate the Action of the Imagination,* London 1872.

Van Blarcom, Carolyn Conant: *Obstetrical Nursing; A Text-book on the Nursing Care of the Expectant Mother, the Woman in Labor, the Young Woman and her Baby,* New York 1926.

Warner, John Harley: *Ideals of Science and their Discontents in Late Nineteenth-Century American Medicine*, in: *Isis* 82 (1991), pp. 454–478.

Williams, C. Peter: *Healing and Evangelism: The Place of Medicine in Later Victorian Protestant Missionary Thinking*, in: *In The Church and Healing*, ed. by W. J. Sheils, Oxford 1982, pp. 271–285.

Wilson, Philip: *Eighteenth-Century 'Monsters' and Nineteenth-Century 'Freaks': Reading the Maternally Marked Child*, in: *Literature and Medicine* 1 (2002), pp. 1–25.

Windle, Bertram: *Teratological Evidence as to the Heredity of Acquired Conditions*, in: *Journal of the Linnean Society* 13 (1890), pp. 447–502.

Winter, A.: *The Construction of Orthodoxies and Heterodoxies in the Early Victorian Life Sciences*, in: *Victorian Science in Context*, ed. by Bernard Lightman, Chicago 1997, pp. 24–50.

Urte Helduser

„nur durch die Empfänglichsten pflanzen sich die Eindrücke auf das Kind fort": Vorgeburtliche Erziehung und literarische Sensibilität um 1900

In seinem Tagebuch hält Harry Graf Kessler am 11. Dezember 1906 über ein Gespräch mit Hugo von Hofmannsthal fest, dieser halte seine spezifische dichterische Sensibilität für ein Produkt der „Umstände" seiner familiären Prägung, speziell seiner „Zeugung" und seiner „Geburt". Kessler notiert, Hofmannsthal

> sei gerade während des Bankkrachs von [18]73, in dem sein Vater sein ganzes Vermögen verloren habe, empfangen worden. Auf der Hochzeitsreise in Neapel habe sein Vater das Telegramm erhalten, dass er ruiniert sei. Er glaube, dass die besondre Sensibilbität [!] der Nerven, die diese Umstände bei seiner Mutter und seiner eigenen Geburt erzeugt hätten, das sei, was ihn zum Dichter gemacht habe.[1]

Kesslers Tagebucheintrag ist ein eindrückliches Dokument für die Virulenz der Vorstellung pränataler Prägungen um 1900. Die schriftstellerische Begabung Hofmannsthals wird als Effekt eines mütterlichen Versehens dargestellt. Prägnant rekurriert die Schilderung auf die tradierten Merkmale des Versehens als eines schicksalsartigen Ereignisses, eines unvorhersehbaren, von außen kommenden Eindrucks auf die mütterliche Imagination, der sich dem Ungeborenen einprägt.

Allerdings geht es nicht, wie in zahllosen Fallgeschichten des Versehens aus dem 17. und 18. Jahrhundert, um einen visuellen Eindruck, und das Resultat des Versehens besteht auch nicht in einem Monster. Statt in einer Deformation der äußeren Gestalt des Kindes manifestiert sich der Schock über den finanziellen Ruin des Vaters offenbar in einer psychischen Prägung, die Hofmannsthal gewissermaßen zum Dichter determiniert habe.

Hinzu kommt, dass Hofmannsthal das singuläre Ereignis auf der Hochzeitsreise der Eltern mit einer grundsätzlichen familiären Disposition, einer „Blutsfrage" in Verbindung bringt und – so Kesslers Bericht – feststellt, dass seine „Ahnen, für ihn offenbar, einen sehr starken Einfluss auf seine Entwicklung zum Dichter gehabt hätten"[2]. Hofmannsthal geht offensichtlich von einem Phänomen der Vererbung aus. Dieses wiederum erläutert Hofmannsthal allerdings, indem er auch die „das Pathologische streifende

[1] Harry Graf Kessler: *Das Tagebuch: 1880–1937. Bd. 4: 1906–1914,* hg. v. Jörg Schuster, Stuttgart 2005, S. 220.

[2] Ebd.

Sensibilität"[3] seiner Mutter als Produkt eines weiteren Versehens darstellt. Seine Mutter sei nämlich

> während der Revolution von [18]48 geboren, als ihre Eltern, die Schwarzgelb waren, vor den Kugeln des Pöbels in den Keller flüchten mussten. Daher habe offenbar die das Pathologische streifende Sensibilität seiner Mutter gestammt.[4]

Hofmannsthals Bestimmung zum Dichter ist also durch ein doppeltes Versehen hervorgerufen, sie ist aber zugleich auch im biologischen Verständnis ‚vererbt': eben eine „Blutsfrage".

In Kesslers Ausführungen über Hofmannsthal werden somit zwei zunächst unterschiedliche Vorstellungen transgenerationeller Weitergabe – *Vererbung* einerseits und *Versehen* andererseits – miteinander überblendet. Verbunden werden damit zwei Aspekte, die sich zumindest bis in das 18. Jahrhundert konträr gegenüberstehen. Konstitutiv für die tradierte Vorstellung des Versehens ist nämlich gerade die mit diesem Phänomen verbundene Außerkraftsetzung von Vererbung im Sinne einer Weitergabe physischer Merkmale. Das durch die Wirkung der mütterlichen Imagination entstandene Monster ist schon bei Aristoteles gerade durch seine *Abweichung* von der Gestalt der Eltern bestimmt.[5] Demgegenüber ist jetzt – bei Hofmannsthal – diese Prägung eine *Weitergabe* mütterlicher Merkmale, sie betrifft eine regelrechte Familienähnlichkeit. Die auf diese Weise erfahrene Prägung besteht zudem in einer *psychischen* Prägung, nicht mehr in einer monströsen äußeren Gestalt.

Das Beispiel Hofmannsthals macht Verschiebungen im Diskurs über das Versehen seit dem 18. Jahrhundert deutlich, denen ich im Folgenden nachgehen möchte: *Erstens* transformiert sich die Vorstellung vom Versehen in die einer Prägung, einer Formung also, die nicht auf ein singuläres Ereignis zurückführbar ist, sondern auf einer kontinuierlichen oder zumindest wiederkehrenden Einwirkung beruht. Hierbei handelt es sich nicht um eine physische Deformation, sondern um eine psychische Prägung. *Zweitens* wird die Prägung zu einem Phänomen von Vererbung und stellt nicht mehr länger ihren Gegensatz dar. *Drittens* ist die Prägung nicht nur durch ein individuelles Erlebnis gegeben, sondern mit einer kollektiven Erfahrung verbunden. Für Hofmannsthal werden in Kesslers Darstellung die politisch-gesellschaftlichen Konflikte des 19. Jahrhunderts zu pränatal prägenden Ereignissen, namentlich die Revolution von 1848 und die ökonomische Krise der Gründerzeit-Ära, als deren Ausgangspunkt der Wiener Börsenkrach von 1873 gilt.

Alle drei Tendenzen tragen dazu bei, das Phänomen des Versehens in einen für die Moderne spezifischen Kontext zu überführen, den der Biopolitik. Um 1900 tritt das umkämpfte Wissen um den pränatalen Wirkungszusammenhang in den Kontext eines Diskurses über Vererbung und ‚Züchtung', wie er im Anschluss an die Evolutionstheo-

3 Ebd.

4 Ebd.

5 Vgl. Christian G. Bien: *Der ‚Bruch' in Aristoteles' Darstellung des Zeugungsbeitrags von Mann und Frau*, in: *Medizinhistorisches Journal* 33.1 (1998), S. 3–17, hier S. 12f.

rie Darwins durch jetzt populär werdende eugenische Bestrebungen vorangetrieben wird.

Damit wird, wie ich im Folgenden darstellen möchte, die im Fall Hofmannsthals anklingende Schicksalshaftigkeit des Versehens in die Möglichkeit der gezielten Gestaltung von Nachkommen überführt. Zwar sind diese Tendenzen nicht völlig neu, sie schließen vielmehr an seit der Antike mit dem Wissen über die mütterliche Imagination tradierte Ideen der Kallipädie an, aber diese Vorstellungen erhalten nun im Zuge des Konzepts der Degeneration eine neue Bedeutung. Im kulturellen Diskurs der Moderne um 1900 liegt die Faszinationskraft des Versehens in der Spannung zwischen der mit dieser Wirkung verbundenen determinierenden Macht einerseits und der Möglichkeit der Verfügbarmachung dieser Wirkung in einem produktiven biopolitischen Sinn andererseits.

Ich möchte diese Verschiebungen im Folgenden anhand der Debatte um das mütterliche Versehen und den Überlegungen zu einer „vorgeburtlichen Erziehung" in den Blick nehmen. Mit der 1896 zuerst erschienenen und bis in die 1920er Jahre mehrfach aufgelegten Schrift *Die vorgeburtliche Erziehung als Mittel zur Menschenzüchtung* des spiritistischen Philosophen Carl du Prel möchte ich ein prägnantes Beispiel für die Reaktivierung der Idee des mütterlichen Versehens in einem biopolitischen Projekt untersuchen und seiner Situierung im kulturellen Diskurs um 1900 nachgehen.

1 Mütterliches Versehen: Wissen und Literatur seit dem 18. Jahrhundert

Wissenschaftsgeschichtlich gilt das Versehen spätestens mit der Etablierung des Fachs Teratologie um 1800 und der Durchsetzung der Epigenesis-Lehre als erledigt.[6] Diese Erledigung gestaltet sich jedoch als eine intensiv geführte Kontroverse über die Wirkungsweise der mütterlichen Imagination und ihre mögliche Rolle bei der Entstehung sogenannter „Missgeburten". Aus der Retrospektive lässt sich daher für das 18. und 19. Jahrhundert eher von einer „diskursiven Explosion" (Foucault) um das Versehen sprechen. Noch bis in das frühe 20. Jahrhundert werden in medizinischen Fachzeitschriften entsprechende Fallgeschichten publiziert, die die Möglichkeit des Versehens gegen alle theoretischen Einwände der Teratologen beweisen sollen. Zunehmend wird nun über die Möglichkeit einer experimentellen Verifizierung oder Falsifikation des Versehens diskutiert. Damit gerät das Versehen in den Bereich der biopolitischen Regulierung, neben die Vorstellung des passiv erlittenen Schicksalsschlags mit monströsen Folgen tritt jetzt auch das Nachdenken über die mit dem Phänomen verbundenen produktiven Möglichkeiten.

Dieser Umschlag von einer negativen Sicht auf die monströsen Folgen der mütterlichen Einbildungskraft zu ihrer positiven Nutzung artikuliert sich bereits in Lessings,

[6] Ulrike Enke: *Einleitung. Vorstellung über Zeugung und Embryonalentwicklung in der Geschichte der Medizin, Vorstellung über die Entstehung von Mißgeburten, Soemmerrings Werk*, in: Samuel Thomas Soemmerring: *Werke. Bd. 11. Schriften zur Embryologie und Teratologie*, bearb. u. hg. v. ders., Basel 2000, S. 1–110.

auch um 1900 vielzitierten Bemerkung aus der *Laokoon*-Schrift. Lessings Klage darüber, dass sich „bei uns [...] die zarte Einbildungskraft der Mütter nur in Ungeheuern zu äußern [scheint]", verbindet sich mit der Forderung nach einer Reaktivierung der kallipädischen Möglichkeiten der Imagination, die die „bildenden Künste" in der griechischen Antike hatten: „Erzeigten [damals] schöne Menschen schöne Bildsäulen, so wirkten diese hinwiederum auf jene zurück, und der Staat hatte schönen Bildsäulen schöne Menschen mit zu verdanken."[7] Über eine individuelle Gestaltung des eigenen Nachwuchses hinaus richtet Lessings Interesse sich auf die Wirkung der Imagination auf den „Charakter der Nation" und verbindet sich mit der biopolitischen Forderung nach einer „Aufsicht des Gesetzes"[8] hierüber.

Bleibt es zunächst bei Spekulationen, so entfaltet sich auf diese Weise, wie Caroline Arni gezeigt hat, über das mütterliche Versehen eine „Biopolitik des ‚Pränatalen'"[9]. Die Debatte um das Versehen führt zu einer Auseinandersetzung mit der Schwangerschaft als Phase der „nine long, long month"[10] der Entwicklung des Lebens, in denen das Ungeborene der psycho-physischen Dynamik des Mutterleibs ausgesetzt ist. Gerade die medizinische Anthropologie und Psychologie diskutieren jetzt zunehmend auch seelische Prägungen.[11] Anstelle der Einbildungskraft rückt nun die emotionale Verfassung der Mütter in den Mittelpunkt des Interesses. Auch dezidierte Kritiker der Imaginationstheorie wie James Blondel[12], Albrecht von Haller oder Johann Friedrich Meckel[13] betonen nämlich die Wirkung der mütterlichen Affekte auf das Ungeborene. So stellt etwa Haller fest:

> Es ist daher sehr wahrscheinlich, daß auch [!] eine sehr heftige Unruhe der Mutter, auch in der Frucht eine große Unruhe erfolgen könne, und daß von Blattern, Blattern und von Krämpfen Krämpfe entstehen, davon die Merkmale in der Frucht von einem übermäßigen Schrecken der Mutter noch zu sehen gewesen seyn sollen. Ich will auch den Berichten ihren Werth lassen, da die Frucht aus einerlei Ursache, und sogar Jahre lang, den Nervenkrampf empfunden, so wie ein Kind davon ein immerwährendes Händezittern behalten

7 Gotthold Ephraim Lessing: *Laokoon oder über die Grenzen der Malerei und der Poesie*, in: *Werke. Bd. 6: Kunsttheoretische und kunsthistorische Schriften*, hg. v. Herbert G. Göpfert, München 1974, S. 7–187, hier S. 19.

8 Ebd.

9 Caroline Arni: *Vom Unglück des mütterlichen ‚Versehens' zur Biopolitik des ‚Pränatalen': Aspekte einer Wissensgeschichte der maternal-fötalen Beziehung*, in: *Biopolitik und Geschlechterverhältnisse,* hg. v. Eva Sänger u. Malaika Rödel, Münster 2012, S. 44–65.

10 Laurence Sterne: *Tristram Shandy: An authoritative text, the author on the novel, criticism,* ed. by Howard Anderson, New York u. London 1980, S. 3.

11 Vgl. Anke Bennholdt-Thomsen u. Alfredo Guzzoni: *Zur Theorie des Versehens im 18. Jahrhundert: Ansätze einer pränatalen Psychologie*, in: *Klio und Psyche,* hg. v. Thomas Kornbichler, Pfaffenweiler 1990, S. 112–125.

12 James Blondel: *The strength of the imagination in pregnant women examin'd, and the opinion, that marks and deformities in children arise from thence, demonstrated to be a vulgar error*, London 1727, S. 11.

13 Johann Friedrich Meckel: *Handbuch der pathologischen Anatomie. Bd. 1*, Leipzig 1812, S. 41.

> hat. Man pfleget auch die Furchtsamkeit Jakobs des ersten und dessen Abscheu für einen entblößten Degen, weil dessen Mutter den Degen über einen Italiener, dem sie gewogen war, hatte ziehen sehen, hier als ein Exempel anzuführen.[14]

Trotz seines wissenschaftlichen Feldzugs gegen das Versehenstheorem beglaubigt Haller damit eine Erzählung über den Sohn Maria Stuarts, den späteren schottisch-englischen König Jakob I., die neben der von Heliodor überlieferten Geschichte der als weißes Kind schwarzer Eltern geborenen äthiopischen Prinzessin Chariklea zu den legendären historischen Versehensfällen gehört.

An die Stelle der mütterlichen Imagination tritt für Haller die psychische und emotionale Konstitution der Mutter, die im Fall Jakobs I. ebenso wie im eingangs zitierten, von Kessler geschilderten Fall Hofmannsthals direkt auf den Sohn übertragen wird. In den Blick gerät damit eine tendenziell pathologische mütterliche Konstitution, die im 19. Jahrhundert durch eine Hysterisierung des Weiblichen vorangetrieben wird.

Das von Haller erwähnte Beispiel Jakobs I. bezieht seine Attraktion natürlich aus dem (bei Haller eher diskret bleibenden) erotischen Subtext, der mit der historischen Gestalt Maria Stuarts verbunden ist. Der gleiche Konnex von erotischem Begehren und Tod des Liebhabers mit dem Versehen taucht in E.T.A. Hoffmanns literarischen Versehens-Schilderungen auf, am prominesten in der Erzählung *Das Fräulein von Scuderi*.[15] Die zunehmende Sexualisierung des Versehens kommt vor allem in literarischen Texten zum Ausdruck. Geht es im Fall von Goethes *Wahlverwandtschaften* (1809) um das auf die abwesenden Geliebten beider Eltern gerichtete Begehren während der Zeugung des Kindes, so rücken spätere Beispiele mit der Sexualität auch eine Suggestibilität der sich versehenden Mütter in den Blick. In Prosper Mérimées Erzählung *Lokis* (1869) überträgt die Mutter eine hysterische Nervosität auf ihren Sohn. In Henrik Ibsens Drama *Die Frau vom Meer* (1888) scheinen die Augen des Kindes denen des fernen ersten Liebhabers der Mutter zu ähneln. In Arthur Schnitzlers Brieferzählung *Andreas Thameyers letzter Brief* (1902) wird das vermeintliche Versehen an einem „unheimlichen Schwar-

[14] Albrecht von Haller: *Anfangsgründe der Phisiologie des menschlichen Körpers: Bd. 8: Von der menschlichen Frucht. Dem Leben und Tode der Menschen. Aus dem Lateinischen übersezzt, und heraus gegeben von Johann Samuel Halle*, Berlin u. Leipzig 1776, S. 224.

[15] Zum „Versehen" in Hoffmanns Erzählung vgl. Burkhard Dohm: *Das unwahrscheinliche Wahrscheinliche: Zur Plausibilisierung des Wunderbaren in E.T.A. Hoffmanns „Das Fräulein von Scuderi"*, in: *Deutsche Vierteljahrsschrift für Literaturwissenschaft und Geistesgeschichte* 73.2 (1999), S. 289–318; Maximilian Bergengruen: *Ehebrecher, Verbrecher und Liebende in E.T.A. Hoffmanns ‚Das Fräulein von Scuderi'*, in: *Monster: Zur ästhetischen Verfassung eines Grenzbewohner*, hg. v. Roland Borgards, Christiane Holm u. Günter Oesterle, Würzburg 2010, S. 219–237; Anette Keck: *Ausgesetzte Niederkunft: Genealogische Figuren der Ankunft im 20. Jahrhundert*, in: *Ankünfte an der Epochenschwelle um 1900*, hg. v. Aage Ansgar Hansen-Löve, Annegret Heitmann u. Inka Mülder-Bach, München u. a. 2009, S. 141–158; zum Motiv-Komplex des Versehens in verschiedenen Texten Hoffmanns vgl. Urte Helduser: *Imaginationen des Monströsen: Wissen, Literatur und Poetik der ‚Missgeburt' 1600–1835*, Göttingen 2016, S. 344f.

zen"[16] der Gattin Thameyers bei einem Besuch des Tiergartens als Verschleierung eines Ehebruchs inszeniert.[17] Gerade aus der Infragestellung des Versehens im naturwissenschaftlichen Wissen und der offensichtlichen Unentscheidbarkeit dieser Frage beziehen die literarischen Texte ihre Faszinationskraft, thematisch wird hier die Spannung zwischen rationalem Zweifel und vermeintlicher Evidenz der Fallgeschichte, die auch die medizinische Diskussion bestimmt.

2 Versehen und pränatale Prägung um 1900

Wie Kesslers Tagebuchbericht über Hofmannsthals Prägungsvorstellung zeigt, gehört das mütterliche Versehen um 1900 zum Bestand des kulturellen Wissens und beschäftigt auch die literarische Moderne. Die umfangreiche medizinische, ethnologische und populärwissenschaftliche Diskussion wird auch in den literarischen Zeitschriften ausgetragen.[18] Umgekehrt scheint gerade literarischen Fallgeschichten nun die Funktion zu-

[16] Arthur Schnitzler: *Andreas Thameyers letzter Brief*, in: Arthur Schnitzler: *Gesammelte Werke: Die erzählenden Schriften. Bd. 1,* hg. v. Robert O. Weiss. Frankfurt a. M. 1961, S. 513–520, S. 517.

[17] Vgl. dazu den Beitrag von Volker Mergenthaler in diesem Band.

[18] Zur wissenschaftlichen Debatte vgl. Theodor Roth: *Ueber das Versehen und mechanische Einwirkungen auf Schwangere und über deren Einfluss auf die normale Ausbildung des Embryos*, in: *Archiv für pathologische Anatomie und Physiologie und klinische Medizin* 91.3 (1883), S. 571–574; Torggler: *Physiologie der Schwangerschaft*, in: *Jahresbericht über die Fortschritte auf dem Gebiete der Geburtshilfe und Gynäkologie* VI (1892), S. 37–59; J[ulius] Preuß: *Vom Versehen der Schwangeren: Eine historisch-kritische Studie*, Berlin 1892; Max Bartels: *Isländischer Brauch und Volksglauben in Bezug auf die Nachkommenschaft*, in: *Zeitschrift für Ethnologie* 32 (1900), S. 52–86; Fritz Kahn: *Das Versehen der Schwangeren in Volksglaube und Dichtung (Diss. med.)*, Frankfurt a. M. 1912; [Jakob K.] Kuhn-Kelly: *Über das Problem des sogen. Versehens der Frauen (Muttermale) und Mutmaßliches über Vererbung und Beeinflussung des Kindes in körperlicher und seelischer Beziehung vor der Geburt: Beobachtungen und persönliche Erlebnisse aus 20jähriger Kinder- und Jugendfürsorgepraxis an Hand von einschlägigen Beispielen*, Langensalza 1916; Fritz Brandenberg: *Über das Problem des sogenannten Versehens der Frauen*, Langensalza 1917; [Hermann] Rohleder: *Das Versehen der Schwangeren*, in: *Archiv für Frauenkunde und Eugenetik, Sexualbiologie und Vererbungslehre* 6 (1920), S. 86–96; Otto Bunnemann: *Über das Versehen vom Standpunkte einer monistischen Biologie*, in: *Zeitschrift für Sexualwissenschaft* 10 (1926), S. 297–304. Zum Stand der medizinischen Diskussion des frühen 20. Jahrhunderts vgl. die medizinischen Dissertationen von Otto Bossert: *Ein Beitrag zur Lehre vom Versehen (med. Diss. masch.)*, Stuttgart 1912; Robert Feucht: *Das Versehen der Schwangeren: Eine geschichtlich-kritische Studie*, Tübingen 1923; Carl Günther: *Über die Geschichte und das Wesen des Versehens der Schwangeren (Diss. med.)*, Erlangen 1936; Franz Pürzer: *Ueber das Versehen der schwangeren Frau (Diss. med.)*, München 1937. Zum Konzept des ‚vorgeburtlichen Lebens' des britischen Arztes John William Ballantyne vgl. den Beitrag von Salim Al-Gailani in diesem Band. In literarischen Zeitschriften erscheint neben den im Folgenden behandelten Schriften Bjørnsons und du Prels etwa auch ein kritischer Beitrag Wilhelm Bölsches zum Motiv der Imagination in den *Wahlverwandtschaften*, vgl.

zukommen, dem Versehen Evidenz zu verschaffen. In dem Maße, in dem die empirische Verifikation beziehungsweise Falsifikation des Versehens scheitern muss, kommt den literarischen Texten eine beglaubigende Funktion zu. So betont der als „Frauenarzt“ firmierende Verfasser der Studie *Das Versehen der Frauen in Vergangenheit und Gegenwart*, Gerhard von Welsenburg:

> Wer im Sinne von Goethe's Wahlverwandtschaften – wo diese Ansicht mit der dem großen Menschenkenner eigentümlichen Tiefe durchgeführt ist – einen Einfluß innerer Gedankenbildung im Momente des Beischlafs auf die physische und psychische Bildung der Frucht annehmen will, der wird vom physiologischen Standpunkte weder zu widerlegen sein noch wird ihm seine Ansicht bestätigt werden können.[19]

Unter dem Pseudonym Welsenburg verbirgt sich der als Sexualwissenschaftler bekannt gewordene Mediziner Iwan Bloch. Seine zuerst 1899 und dann 1920 nochmals aufgelegte Publikation ist für die Bedeutung der Versehensthematik im kulturellen Diskurs des ausgehenden 19. Jahrhunderts symptomatisch. In seiner umfassenden historisch-systematischen Darstellung des medizinischen kulturellen Wissens über die mütterliche Imagination werden nicht nur die einschlägigen Theoretiker seit der Antike berücksichtigt, sondern ausdrücklich auch die kritischen Positionen der Teratologen des 18. und 19. Jahrhunderts wie Blondel oder Haller. Welsenburg schließt sich der teratologischen Kritik an den ‚Übertreibungen‘ der frühneuzeitlichen Monstren-Berichte an und betont die „Einflüsse des Zeitgeistes auf den Glauben an das Versehen“[20]. Allerdings sieht er in der universalen Verbreitung der Vorstellung, wie sie auch in den literarischen Zeugnissen dokumentiert ist, einen Beleg für seine Richtigkeit.[21] Welsenburgs Überzeugtheit von der Existenz des Phänomens beruht ganz wesentlich auf Carl du Prels Abhandlung über *vorgeburtliche Erziehung*, mit der Welsenburg sich ausführlich auseinandersetzt.

3 „Vorgeburtliche Erziehung“ und „Menschenzüchtung“ (Carl du Prel)

Du Prels zunächst unter dem Titel *Menschenzüchtung* in Maximilian Hardens Zeitschrift *Die Zukunft* publizierte Schrift erscheint in den folgenden drei Jahrzehnten unter anderem als Anhang zu einem Band über die „Arische Sexualreligion“[22] sowie in erwei-

Wilhelm Bölsche: *Goethes ‚Wahlverwandtschaften‘ im Lichte moderner Naturwissenschaft*, in: *Die Gesellschaft* 5.2 (1889), S. 1330–1340.

[19] Gerhard von Welsenburg [= Iwan Bloch]: *Das Versehen der Frauen in Vergangenheit und Gegenwart und die Anschauungen der Aerzte, Naturforscher und Philosophen darüber*, Leipzig 1920, S. 121.

[20] Welsenburg*: Das Versehen*, Vorwort, o. S.

[21] Welsenburg*: Das Versehen*, S. 1.

[22] Ferdinand Maximilian Sebaldt von Werth: *DIS, die arische „Sexual-Religion“: Als Volksveredelung in Zeugen, Leben und Sterben. Bilder von Fidus. Mit einem Anhang über ‚Menschenzüchtung‘ von Freiherr Carl du Prel*, Leipzig 1897.

terter Form als Monografie unter dem Titel *Die vorgeburtliche Erziehung als Mittel zur Menschenzüchtung, ein Beitrag zur Lösung der socialen Frage* 1899 und erneut 1926.[23]

Die Bedeutung von du Prels Schrift liegt zum einen darin, dass dieser mit der spiritistischen Lehre eine neue Erklärung für die Wirkungsweise des Versehens liefert und somit das Versehen zugleich an ein kulturelles Faszinosum des 19. Jahrhunderts bindet, das nicht zuletzt auch die Autoren der literarische Moderne in seinen Bann zieht.[24] Bedeutsam ist du Prels Schrift zum anderen aber auch, weil er die Wirkung des Versehens für ein umfassendes (Menschen-)Züchtungsprojekt nutzbar machen will. Aus der Verknüpfung von darwinistischer Lehre und Spiritismus entwickelt du Prel die Idee einer „Veredelung der Menschenrace“[25] mittels pränataler Prägung.

Damit kommt dem Versehen außerdem eine ganz neue kulturelle Bedeutung zu: Während die zeitgenössischen medizinischen Erklärungsmodelle des Versehens dieses auf ein allenfalls marginales Phänomen zu reduzieren suchen, wird es in du Prels Lehre zu einem kulturell entscheidenden Faktor individueller Entwicklung und zu einer kollektiven Schicksalsfrage aufgewertet. Im Versehen entdeckt er einerseits eine Ursache für zeitgenössische Degenerationserscheinungen, aber andererseits auch ein Schlüsselinstrument einer Art ‚Human Enhancement‘[26].

Aus dem Spiritismus ergibt sich für du Prel die bislang ausstehende Erklärung für die „von der Wissenschaft lange geleugnete Tatsache“[27] des Versehens. Die Übertragung zwischen Mutter und Kind beruhe nämlich nicht, wie bisher diskutiert, auf einer Nervenverbindung oder einem gemeinsamen Blutkreislauf zwischen Mutter und Kind, sondern auf dem von dem Naturforscher Karl Reichenbach ‚entdeckten‘ „Od“, einer in Lichtstrahlen erkennbaren magnetischen Kraft. Das „Od“ ermögliche eine Übertragung von Bewusstseinszuständen, wie sie auch im spiritistischen Verfahren der Hypnose wirksam werden.

Das Versehen beruhe auf dem gleichen Wirkungszusammenhang wie die als Stigmatisation bezeichneten, durch (Auto-)Suggestion hervorgerufenen körperlichen Erscheinungen in Form der ‚Wundmale Christi‘, wie sie die berühmten Somnambulen,

[23] Ausführlich referiert wird du Prels Schrift von Max Seiling in der Zeitschrift *Die neue Heilkunst* (vgl. Max Seiling: *Die vorgeburtliche Erziehung*, in: *Die neue Heilkunst* 7.5 (1900), S. 33–34), Seilings Artikel wird wiederum in der *Wiener Rundschau* besprochen (vgl. Anonym: *Rezension des Aufsatzes von Max Seiling über die ‚Vorgeburtliche Beeinflussung‘ (Neue Heilkunst 5/1900)* in: *Wiener Rundschau* 4 (1900), S. 179–180).

[24] Vgl. Priska Pytlik: *Okkultismus und Moderne: Ein kulturhistorisches Phänomen und seine Bedeutung für die Literatur um 1900*, Paderborn 2005.

[25] Carl du Prel: *Die vorgeburtliche Erziehung als Mittel zur Menschenzüchtung: Ein Beitrag zur Lösung der socialen Frage*, Jena 1899, Vorrede, o. S.

[26] Zur aktuellen Debatte um ‚Human Enhancement‘ und ihren literatur- und kulturgeschichtlichen Traditionen vgl. den Sammelband von Christopher Coenen u. a. (Hgg.): *Die Debatte über ‚Human Enhancement‘: Historische, philosophische und ethische Aspekte der technologischen Verbesserung des Menschen*, Bielefeld 2010.

[27] du Prel: *Die vorgeburtliche Erziehung*, S. 5.

etwa die Nonne Anna Katharina Emmerick aufwiesen.[28] Mit dem Reichenbachschen „Od“ als „Träger“[29] der hier wirkenden Kraft liege nun der häufig bestrittene naturwissenschaftliche Beleg für diese Phänomene vor.[30] Dient du Prel die ‚Entdeckung‘ des Ods als Beweis für den psychophysischen Wirkungszusammenhang von Stigmatisation und Versehen, so werden nun im Zirkelschluss die üblichen, auch literarischen Fallgeschichten aufgezählt, die die Evidenz dieses Wirkungszusammenhangs belegen sollen.[31] Du Prel führt aber auch zahlreiche anekdotische Versehens-Erzählungen von Zeitgenossen an, darunter den autobiografischen Bericht des norwegischen Schriftstellers Bjørnstjerne Bjørnson, der 1895 in der *Neuen deutschen Rundschau* erschienen war und in dem dieser Fälle des mütterlichen Versehens in seiner eigenen Familie geschildert hatte.[32]

Die Wirkungsweise des mütterlichen Versehens ist für du Prel Ausgangspunkt einer produktiven Nutzbarmachung im Rahmen eines gezielten und regelhaften Prägens, nicht nur der Physis, sondern auch der Psyche. Wie schon Lessing formuliert er den Umschlag vom Problem zur Gestaltungsmöglichkeit:

> Pflanzt sich beim Versehen eine schädliche Einwirkung von der Mutter auf den Fötus fort, so muß selbstverständlich ein Versehen auch im guten Sinn möglich sein, und muß, zur Kunst erhoben, zum Vorteil des Fötus angewendet werden können. Damit ist eine Grundlage für das Problem der Menschenzüchtung gewonnen, die, wenn körperlicher, so auch in moralischer und geistiger Hinsicht möglich sein muß, je nach Eindrücken, die wir der Phantasie der Mutter zuführen.[33]

[28] Ebd. Vgl. zum Phänomen der Stigmatisation bei Emmerick und anderen historischen Frauengestalten auch Burkhard Dohm: *Prophetin, Hexe, Hysterika: Deutungsmuster des Weiblichen vom Pietismus zur Moderne*, in: *Euphorion* 101.1 (2007), S. 103–130, hier S. 104. Ausführlich diskutiert du Prel Versehen und Stigmatisierung als Beispiele für die Wirkung des „Od“ in seiner Schrift *Die Magie als Naturwissenschaft* (vgl. Carl du Prel: *Die Magie als Naturwissenschaft: Teil II: Die magische Psychologie*, Jena 1899). Zu du Prels Spiritismus-Theorie (ohne Bezug auf das Versehen und die „Menschenzüchtung“) vgl. Priska Pytlik: *‚Bürger zweier Welten‘: Metaphysischer Individualismus und die Neubewertung von Diesseits und Jenseits. Carl du Prels Spiritismus-Theorie*, in: *Gespenster. Erscheinungen, Medien, Theorien*, hg. v. Moritz Baßler, Bettina Gruber u. Martina Wagner-Egelhaaf, Würzburg 2005, S. 141–152 sowie zu literarischen Rezeption du Prels um 1900: Georg Braungart: *Spiritismus und Literatur um 1900*, in: *Ästhetische und religiöse Erfahrungen der Jahrhundertwenden II: Um 1900,* hg. v. Georg Braungart, Gotthard Fuchs u. Manfred Koch, Paderborn u. a. 1998, S. 85–92. Zum Spiritismus um 1900 vgl. auch Burkhard Dohm: *Neue Heilslehren in der Literatur um 1900: Zu Rodenbachs Roman ‚Das tote Brügge‘ (‚Bruges-La-Morte‘)*, in: *Der Deutschunterricht* 52.2 (2000), S. 5–14.

[29] du Prel: *Die vorgeburtliche Erziehung*, S. 6.

[30] Zum Versehen als Phänomen des um 1800 diskutierten animalischen Magnetismus vgl. Dohm: *Das unwahrscheinliche Wahrscheinliche*, S. 304. Bereits der Philosoph Eduard von Hartmann führt das Versehen ebenfalls (wie du Prel) im Kontext von Phänomenen der Stigmatisierung an und diskutiert den zeitgenössischen medizinischen Forschungsstand (Eduard von Hartmann: *Philosophie des Unbewussten*, Berlin 1870, S. 145f.)

[31] Vgl. du Prel: *Die vorgeburtliche Erziehung*, S. 11–24.

[32] Vgl. Bjørnstjerne Bjørnson: *Fragen*, in: *Neue deutsche Rundschau* VI.8 (1895), S. 798–801.

[33] du Prel: *Die vorgeburtliche Erziehung*, S. 8.

Grundlage der „Menschenzüchtung" ist damit eine „vorgeburtliche Erziehung", die ebenso „nach zwei Seiten vorgenommen werden" muss:

> Einerseits müssen wir alle Mütter in der kritischen Periode vor allen Eindrücken bewahren, vor welchen der Fötus organisch und psychisch ungünstig beeinflußt würde. Andererseits – und dies ist die positive Aufgabe – müssen wir die Mütter solchen Eindrücken aussetzen, die, sei es durch ihre Intensität oder Häufigkeit, einen günstigen Niederschlag auf den Fötus herbeiführen. Es muß also […] dafür gesorgt werden, daß die Mütter im ungünstigen Sinne sich niemals versehen, im günstigen Sinne dagegen beständig.[34]

Mit der Hypnose hat du Prel nun ein spezielles Instrumentarium für die gezielte Stimulierung der mütterlichen Imagination gefunden: „Das Versehen [...] muß – daran zweifelt kein Hypnotiseur – [...] künstlich durch Fremdsuggestion bewirkt werden können."[35] Auch hier dient als Vorbild die Stigmatisation bei Mystikerinnen durch Autosuggestion: „Wenn die Stigmatisierung des eigenen Leibes möglich ist, muß die des Fötus umso leichter sein, weil sich auf ihn die organisirende Thätigkeit der Mutter zuspitzt."[36] Diese Möglichkeit der „Erziehung" mittels Fremdsuggestion sei sogar noch postnatal in den ersten Lebensmonaten möglich.[37] Die besondere Bedeutung der vorgeburtlichen Erziehung durch Suggestion sieht du Prel darin, dass sie „auch in Bezug auf intellektuelle und moralische Anlagen angewendet werden kann"[38], vor allem auch künstlerische Begabungen könnten „vorgeburtlich gezüchtet werden"[39].

Die Notwendigkeit eines solchen Unternehmens begründet du Prel mit einer Kulturdiagnose. Im Einklang mit der Darwinschen Entwicklungslehre und der Degenerationstheorie entwirft er das Szenario eines durch die gesellschaftliche und technische Modernisierung hervorgerufenen Niedergangs. Das ‚survival of the fittest' sei durch die modernen technisierten Kriege gefährdet, indem diese „gerade in der gesündesten Jugend der Nationen" Opfer forderten und so einer „indirekten Auslese der für die Fortpflanzung minder Tauglichen gleich[kommen], was zu einer langsamen Degeneration der Race"[40] führe. Auch die „geschlechtliche Zuchtwahl" werde durch kulturelle und soziale Schranken in ihrer natürlichen Funktion der Selektion behindert, „wodurch die Menschheit für ihr Verderben gezüchtet wird"[41].

[34] Ebd., S. 16.
[35] Ebd., S. 7.
[36] Ebd.
[37] Vgl. ebd., S. 6. Die Möglichkeit einer postnatalen Prägung findet sich z.B. auch in Arthur Schnitzlers Erzählung *Der Sohn*. Hier sucht eine Mutter die Gewalttätigkeit ihres Sohnes damit zu erklären, dass sie selbst versucht hatte, diesen als Neugeborenen zu töten (Arthur Schnitzler: *Der Sohn* [1892], in: Arthur Schnitzler: *Gesammelte Werke. Die erzählenden Schriften. 2 Bände. Bd. 1*, hg. v. Robert O. Weiss, Frankfurt a. M. 1961, S. 90–98, hier S. 97).
[38] du Prel: *Die vorgeburtliche Erziehung*, S. 16.
[39] Ebd., S. 25.
[40] Ebd., S. 8f.
[41] Ebd., S. 9.

Hinzu kommen die von Versehenstheoretikern von jeher beklagten negativen Einflüsse auf das Ungeborene durch den Lebenswandel der Frauen des Bürgertums. Diese gefährdeten ihren Nachwuchs durch Vergnügungssucht und geistlose Schundlektüre, wobei du Prel hier explizit auf „Die Moderne" als „Krankheitsheerd"[42] abzielt. Als weiteren zeittypischen Faktor negativer Prägung des Ungeborenen benennt er schließlich die „Hochzeitsreise mit ihrem Eisenbahngehetz"[43], genau das Phänomen also, auf das laut Kesslers Tagebuchnotiz auch Hofmannsthals pränatale Prägung zurückgeht.

Bei den „Frauen aus dem Volk" hingegen führe das unmittelbare Involviertsein in den „Kampf ums Dasein", insbesondere die Fabrikarbeit, zur Gefährdung der Nachkommenschaft. Die Verarmung großer Teile der Bevölkerung bedeute den Niedergang der „Rasse", da die gesellschaftlichen Konflikte unmittelbar pränatal prägend seien: „So muß aber auch der Klassenhaß gegen die besser Situierten im Verlaufe der Generationen immer mehr gesteigert werden, weil er durch die Mütter in der fötalen Periode immer neue Nahrung erhält"[44]. Voraussetzung für die „Lösung der socialen Frage" sei somit die Rückkehr zu tradierten Geschlechterrollen, damit Frauen die Erfüllung ihrer „erhabnen" Aufgabe als Mütter auch in der vorgeburtlichen Erziehung wieder wahrnehmen könnten.

Lessings Forderung nach einer politischen Regulierung der Imagination zur Reaktivierung ihrer ästhetischen und kallipädischen Möglichkeiten wird von du Prel in den zivilisationskritischen Schlagworten des späten 19. Jahrhunderts reformuliert: Um dem „allmählichen Niedergang der Race"[45] entgegenzuwirken, sei ein auf der „vorgeburtlichen Erziehung nach wissenschaftlichen Principien"[46] beruhendes Verfahren zur „systematische[n] Menschenzüchtung" erforderlich, im Interesse der „Gesellschaft und de[s] Staat[s] im eminenten Sinn" müsse dies auch mittels „Gesetzgebung"[47] geregelt werden.

Entscheidend für dieses biopolitische Projekt ist die Berufung auf seine wissenschaftlichen Grundlagen. Die Erkenntnis über die Wirkungsweise der Versehens ermögliche es, „aus diesem natürlichen Muster feststehende Grundsätze ab[zu]leiten und bewußt an[zu]wenden", um auf diese Weise „wieder einmal ein Perikleisches Zeitalter zu erreichen"[48].

Du Prels Schrift dürfte wesentlich zur Popularität des Schlagworts der „vorgeburtlichen Erziehung" beigetragen haben, das bis in die 1930er Jahre und darüber hinaus in zahlreichen Publikationen auftaucht.[49] Du Prel übernimmt den Begriff offensichtlich aus

42 Ebd., S. 20f.
43 Ebd.
44 Ebd., S. 21.
45 Ebd., S. 30.
46 Ebd., S. 18.
47 Ebd., S. 17.
48 Ebd., S. 31.
49 Vgl. exemplarisch: Reinhold Gerling: *Das Versehen der Frauen und die vorgeburtliche Erziehung*, Oranienburg 1906, Anna Martens: *Die Verwirklichung des Friedensreiches auf Erden durch bewusste Zeugung und vorgeburtliche Erziehung: Ein Führer für angehende Eltern zur Veredelung kommender Geschlechter*, Dresden 1925, Marie-Therese Buchner: *Vorgeburt-*

dem Französischen, nämlich aus dem von ihm auch zitierten Band *Éducation antèrieure* von Auguste Frarière.[50] Verwendet wird der Begriff auch bereits in einer 1876 in deutscher Übersetzung erschienenen Schrift des Amerikaners Henry Wright.[51] Trotz ihrer jeweils unterschiedlichen weltanschaulichen Verortung ist allen drei Publikationen die Aufladung des Versehens zu einem kollektiven gesellschaftspolitischen Projekt gemeinsam. Die Verantwortung des Einzelnen für die Nachkommenschaft ist nicht mehr auf die individuelle Vorsorge für die eigene Familiengenealogie beschränkt, sondern steht im Dienst einer Gemeinschaft: des Staates, der Nation oder der ‚Rasse'.

Dieser Aufladung korrespondiert auch eine Verschiebung auf der Seite der Fallgeschichten. Auch Berichte über Vorfälle des Versehens sind nun zunehmend nicht mehr auf individuelle Ereignisse beschränkt (wie das Erschrecken der Schwangeren durch die Begegnung mit einem Tier oder einem verkrüppelten Bettler), sondern der prägende Moment steht zunehmend mit gesellschaftlichen Ereignissen oder sozialen Verhältnissen in Verbindung, wie auch im eingangs zitierten Fall Hofmannsthals. Ähnliche Fälle des Versehens im Zusammenhang mit historischen Ereignissen wie in der Familiengeschichte Hofmannsthals zählt auch Welsenburg auf, etwa im Zusammenhang mit der Pariser Juli-Revolution von 1848 oder während der „Bombardements in Straßburg"[52]. Um eine solche kollektive Prägungserfahrung handelt es sich schließlich auch bei den von Caroline Arni untersuchten „enfants du siège", der während der deutschen Belagerung von Paris und der Pariser Commune 1870/71 gezeugten Kinder, bei denen eine Häufung körperlicher und psychischer ‚Anomalien' auffiel.[53]

Mit der Kollektivierung des auf dem Versehen basierenden Prägungsgedankens ist du Prels „Menschenzüchtungs"-Programm Teil der um 1900 aufkommenden Ideen der Eugenik.[54] Gegenüber dem ‚Mainstream' der sich um 1900 entfaltenden eugenischen Bewegung hat du Prels Konzept der ‚vorgeburtlichen Erziehung' einen eher esoterischen Status. Seine Schrift steht im Kontext der okkulten Strömungen der Jahrhundertwende im Umkreis der völkischen Bewegung neben Publikationen wie der des Ario-

liche Erziehung, München 1935, Nikolaus Müller: *Eugenik: Ein Wegweiser zur vorgeburtlichen Erziehung des Kindes*, Bern 1953 u. K. O. Schmidt: *Vorgeburtliche Erziehung: Ihre Praxis und ihre Bedeutung für die Ehe, die Kleinkind-Erziehung und die Genialisierung des Menschen*, München 1972.

50 Vgl. Auguste Frarière: *Éducation antèrieure: Recherches sur les Influences maternelles*, Paris 1855.

51 Vgl. Henry Wright: *The Empire of the Mother Over the Character and Destiny of the Race*, Boston 1866 u. ders.: *Über die vorgeburtliche Erziehung oder über den Einfluss der Mutter auf den Charakter und das künftige Schicksal ihres Sprösslings während seines vorgeburtlichen Lebens*, Leipzig 1876.

52 Welsenburg: *Das Versehen*, S. 161.

53 Vgl. den Beitrag von Arni in diesem Buch. Zur aktuellen Diskussion um die prägende Wirkung historischer Ereignisse in der Forschung zur Epigenetik vgl. den Beitrag von Tatjana Buklijas in diesem Band.

54 Vgl. Peter Weingart, Jürgen Kroll u. Kurt Bayertz: *Rasse, Blut und Gene: Geschichte der Eugenik und Rassenhygiene in Deutschland*, Frankfurt a. M. 1988, S. 127–138.

sophen Lanz von Liebenfels, in dessen Ostara-Reihe 1911 ein Heft mit dem Titel *Kallipädie oder die Kunst der bewussten Kinderzeugung* erscheint.

Die Spezifik von du Prels Konzept liegt darin, dass dieser anders als etwa Verfechter der ‚Rassenhygiene' keine direkte Regulierung der Fortpflanzung vorsieht, sondern in der pränatalen Prägung den Schlüssel zu einer ‚Verbesserung' der „Menschenrace" erkennt. Zwar hält du Prel auch Maßnahmen wie die „Entmannung" von Kriminellen und „Anarchisten" für zweckmäßig,[55] um deren Reproduktion zu verhindern, der Schlüssel für sein Projekt der Menschenzüchtung liegt aber in der ‚vorgeburtlichen Erziehung'.

Dennoch schließt Du Prels Theorie unmittelbar an die zeitgenössische Vererbungsdiskussion und das Problem der Vererbbarkeit von Erworbenen an. Im Versehen liegt für ihn eine Möglichkeit der direkten Regulierung der transgenerationellen Weitergabe jenseits der Dichotomie von *nature* und *nurture*. Vererbung und Versehen stellen nach du Prel keine Gegensätze dar, vielmehr handele es sich hierbei um „Probleme inniger Verwandtschaft"[56]. Nicht nur das Versehen lasse sich nämlich mit dem Theorem des Ods erklären, sondern dieses wirke als „formbildende Kraft", die sich in der Ähnlichkeit der Kinder mit ihren Eltern genauso wie im Versehen zeige.[57] Das Od biete somit auch die Erklärung für die für Physiologen immer noch ‚rätselhafte' Frage der Weitergabe von Merkmalen der Eltern auf die Kinder.[58]

Auch für Welsenburg liegt die „große Consequenz und Folgerichtigkeit"[59] von du Prels Theorie in ihrem Beitrag zur zeitgenössischen Vererbungsdebatte.[60] Welsenburg begründet dies allerdings, indem er du Prels Ansatz mit einer anderen zeitgenössischen Theorie des Versehens in Verbindung bringt, auf die du Prel selbst nicht eingeht. Welsenburg verweist auf das Phänomen der ‚Telegonie' oder Fernzeugung,[61] das von Zoologen, Medizinern und Biologen des 19. Jahrhunderts vor allem anhand des spektakulären Falls der Stute des Lord Morton erörtert wurde.[62] Dieser hatte in den *Philosophical Transactions* der Britischen Royal Society berichtet, dass eine Araber-Stute, nachdem sie zunächst mit dem Hengst eines „Quaggas" (einer mittlerweile ausgestorbenen Zebra-Art) gepaart worden sei, auch bei späteren Paarungen mit Araber-Hengsten

55 du Prel: *Die vorgeburtliche Erziehung*, S. 31.

56 Ebd., S. 14.

57 Damit befindet er sich im Einklang mit der seit dem siebzehnten Jahrhundert wegweisenden Lehre Malebranches, in der die Wirkung der mütterlichen Imagination ebenfalls Bestandteil einer Vererbungstheorie ist, vgl. Helduser: *Imaginationen des Monströsen*, S. 64–73.

58 Vgl. du Prel: *Die vorgeburtliche Erziehung*, S. 14.

59 Welsenburg: *Das Versehen*, S. 95.

60 Vgl. ebd., S. 123.

61 Vgl. ebd., S. 95.

62 Vgl. den Überblick von Agnes Bluhm: *Telegonie: Versehen*, in: *Handwörterbuch der Sexualwissenschaft*, hg. v. Max Marcuse, Bonn 1923, S. 458–459 sowie die grundlegende kulturgeschichtliche Studie zur „Telegonie" von Karl Stanzel: *Telegonie – Fernzeugung: Macht und Magie der Imagination*, Köln u. Weimar 2008. Zur Telegonie bei Zola, Ibsen und Strindberg vgl. Marvin Carlson: *Ibsen, Strindberg, and Telegony*, in: *Publications of the Modern Language Association of America* 100.5 (1985), S. 774–782.

immer wieder Fohlen zur Welt gebracht habe, deren Fell Spuren der Färbung des Quaggas aufwiesen.[63] Dieser Fall dient im 19. Jahrhundert als Paradebeispiel für die auch als „Infektionstheorie" bezeichnete Variante der Imaginationstheorie, wonach eine Frau äußere Merkmale ihres ersten Sexualpartners an die mit späteren Partnern gezeugten Nachkommen weitergebe.[64] „Eine weiße Frau, die zuerst Kinder von einem Neger hat, kann später Kinder von einem weißen Vater gebären, und doch werden diese Kinder unfragliche Eigentümlichkeit der Negerrasse an sich tragen"[65], liest man 1912 in einem Beitrag über *Das Versehen der Schwangeren* in der Zeitschrift *Geschlecht und Gesellschaft*. Ihre Brisanz erhält diese Theorie vor allem im Kontext der Rassentheorie. Das zeigt sich bei Otto Weininger in dessen Furore machender Dissertation *Geschlecht und Charakter* von 1903. Die Telegonie ist bei Weininger mit dem rassistischen Phantasma einer drohenden Rassenmischung, der Vorstellung der möglichen ‚Infektion' der weißen, ‚arischen Rasse' durch ‚niedere' – schwarze, semitische – verbunden.[66] Das Phänomen bedient somit eine Kernthese der Rassentheorie Gobineaus, der in der Mischung der Rassen die Ursache für den Untergang der seiner Ansicht nach höchststehenden ‚arischen Rasse' sieht.[67] Hier liegt ein Unterschied zu du Prel, der nicht rassentheoretisch argumentiert, bzw. von einer „Menschenrace" im Singular ausgeht. Die Gemeinsamkeit zwischen der Theorie du Prels und der Theorie der ‚Fernzeugung' liegt jedoch, wie Welsenburg feststellt, in der Überblendung von Vererbung und Versehen, Welsenburg spricht deshalb von Phänomenen „nicht genealogischer Vererbung"[68]. Während jedoch das Phänomen der Telegonie gerade das Problem der Verwischung genealogischer Linien mit sich bringt und Vaterschaft zu einer „armseligen Täuschung"[69] degradiert, erkennt du Prel in der ‚Verwandtschaft' von Vererbung und Versehen gerade die Möglichkeit ihrer Regulierung.

Welche Bedeutung die Frage von Versehen und Telegonie für die zeitgenössische Vererbungsdiskussion erhält, zeigt der von du Prel zitierte autobiografische Artikel des norwegischen Schriftstellers Bjørnstjerne Bjørnson in der *Neuen deutschen Rundschau*. Bjørnson geht es um die Frage einer Vererbung von Erworbenem. Mit dem Insistieren auf der Möglichkeit des Versehens sucht er den Vererbungstheoretiker August Weismann zu widerlegen, der mit seiner Keimplasmatheorie jegliche Weitergabe erworbener

[63] Vgl. Earl of Morton: *A Communication of a Singular Fact in Natural History*, in: *Philosophical Transactions of the Royal Society of London* 111 (1821), S. 20–22.

[64] Vgl. Welsenburg: *Das Versehen*, S. 122–123.

[65] Max R. Funke: *Das Versehen bei Schwangeren*, in: *Geschlecht und Gesellschaft* 7 (1912), S. 532–541, S. 532.

[66] Vgl. Otto Weininger: *Geschlecht und Charakter: Eine prinzipielle Untersuchung*, München 1997, S. 307. Zu Weiningers Auseinandersetzung mit der wissenschaftlichen Diskussion des Versehens vgl. Changa Sengoopta: *Otto Weininger: Sex, Science, and Self in Imperial Vienna*, Chicago 2000, S. 124–137 sowie Barbara Beßlich: *‚Versehen und Telegonie' in Otto Weiningers ‚Geschlecht und Charakter': Mit einem Seitenblick auf Weiningers Anleihen bei Goethe, Ibsen und Zola*, in: *KulturPoetik* 4.1 (2004), S. 19–36.

[67] Vgl. Weingart et. al.: *Rasse, Blut und Gene*, S. 94.

[68] Welsenburg: *Das Versehen*, S. 95.

[69] Weininger: *Geschlecht und Charakter*, S. 307.

Merkmale und auch jegliche Vorstellungen einer ‚Fernzeugung' bestritten hatte.[70] Weismann, dessen Theorie als Meilenstein der Vererbungslehre und endgültige Widerlegung der mit Lamarck verbundenen Auffassung von der Vererbbarkeit erworbener Eigenschaften gilt, wird von Bjørnson vor allem wegen seiner Vordenkerrolle für eine ‚negative Eugenik' kritisiert:

> Vermag des einzelnen Individuums Selbstentwickelung nichts auf den Nachkommen zu übertragen, so ist es ja ganz natürlich, dass ‚in Zukunft einmal' an alle Kinder ein und dasselbe Mass gelegt wird: ist er oder sie gesund an Körper, so dürfen sie leben; sind sie's nicht, dann fort mit ihnen![71]

Das Phänomen des Versehens und die daraus folgende Möglichkeit der Weitergabe des Erworbenen dienen Bjørnson als Einwand gegen Praktiken der Selektion, wie sie im Umfeld der Rassenhygiene-Bewegung nicht zuletzt unter Berufung auf Weismann verfochten wurden.[72] Mit dem Für und Wider des Versehens sind also unmittelbare biopolitische Konsequenzen verknüpft: Die vorgeburtliche Erziehung du Prels stellt sich als ‚positive' Alternative zur negativen Eugenik der „Weismannianer"[73] dar.

4 Künstlerische Sensibilität und vorgeburtliche Erziehung

Damit komme ich zurück zum Fall Hofmannsthals. Dieser steht nämlich im direkten Zusammenhang mit den dargestellten Vererbungsmodellen.

Hofmannsthals durch Kessler überlieferte Einschätzung der eigenen familiären Prägung fällt laut Kesslers Tagebuch-Bericht im Rahmen eines Gesprächs, das die beiden am Abend des 11. Dezember 1906 gemeinsam mit Walter Rathenau führen, in dem es um die Rassentheorie Gobineaus gegangen sei. Laut Kesslers Aufzeichnungen habe Rathenau unter Berufung auf Gobineau die These einer Polarität ‚schwarzer' und ‚weißer Rassen' verfochten und dieses benutzt, um über zeitgenössische Personen zu urteilen.[74] Hofmannsthals Schilderung seiner familiären Prägung erfolgt nun „[i]n diesem Zusammenhang"[75].

[70] Vgl. August Weismann,: *Das Keimplasma: Eine Theorie der Vererbung*, Jena 1892, S. 504–507.

[71] Bjørnson: *Fragen*, S. 801.

[72] Zu diesen Konsequenzen der Vererbungstheorie Weismanns für die „eugenische Idee" vgl. Weingart et. al.: *Rasse, Blut und Gene*, S. 84f. Zur kulturgeschichtlichen Bedeutung der Debatte für die Vererbungsdiskussion um 1900 vgl. Stefan Willer: *Erbfälle: Theorie und Praxis kultureller Übertragung in der Moderne*, München 2013, S. 68–82.

[73] Bjørnson: *Fragen*, S. 799.

[74] Wörtlich heißt es bei Kessler: „Trotz meiner Einwendungen, dass die RassenFragen [!] viel zu kompliziert und noch viel zu ungeklärt seien, um daraus so allgemeine apodiktische Sätze abzuleiten, könne er nicht anders als die Welt so sehen; erst in dieser Polarität von Blond und Schwarz werde sie ihm verständlich. Der menschliche Geist denke nun einmal in Gegensätzen und brauche daher solche Polaritäten. Für ihn gebe es überall diesen Gegensatz zwischen Blond und Schwarz, zwischen Sonnen Anbetern und Phallus Anbetern, zwischen Denen, die

In Kesslers Überlieferung nimmt Hofmannsthal eine Selbstdeutung vor, die dem von Rathenau propagierten Fatalismus der „Blutsfrage" wenn nicht direkt widerspricht, so diesen doch in einem prägnanten Sinn verschiebt. Mit dem Verweis auf den Einfluss seiner „Ahnen" folgt Hofmannsthal dem Abstammungsdiskurs, ersetzt jedoch die „Blutsfrage" durch die pränatal erworbene Prägung. Dabei werden – ähnlich wie bei du Prel ‚Ererbtes' und ‚Erworbenes' überblendet.[76]

Diese Verschiebung hat eine wichtige Bedeutung für die Identitätskonstruktion Hofmannsthals. Zwar scheint seine pränatale Prägung durch (groß-)mütterliches Versehen einen ähnlich schicksalshaften Charakter zu haben wie die Vererbung via ‚Blut'. Allerdings verlagert diese Deutung die Determiniertheit von der „Rasse" auf ein gesellschaftliches und kollektives Geschehen, die Revolutionen und ökonomischen Krisen des 19. Jahrhunderts. Damit verweist er auf Faktoren, die auch in du Prels Sicht in der Moderne eine negative Prägung der Nachkommenschaft bewirken. Hofmannsthals Selbstkonstruktion entgeht damit dem rassentheoretischen Modell Gobineaus und transformiert die Abstammungsfrage in eine „sociale Frage".[77]

Zugleich nimmt er aber eine Wendung des Prägungsmodells vor, die das kollektive Moment wieder in die Individualität zurückführt, nämlich mit dem exklusiven Bild des durch das ‚Schicksal' der Prägung ‚auserwählten' Dichters. Damit ist eine Form der ‚Auslese' verbunden, die sich geradezu als Umkehr des ‚Survival of the fittest' lesen lässt: Die pathologische mütterliche Nervosität – im zeitgenössischen Verständnis das Degenerationsphänomen schlechthin – wird in eine künstlerische Begabung transformiert.[78]

Rekurriert diese Erzählung auf tradierte Mythen der Dichter-Geburt – man denke etwa an Goethes Verweis auf die günstige Sternenkonstellation am Tag seiner Geburt,[79] so scheint es um 1900 geradezu zur dichterischen Selbstkonstruktion zu gehören, die

‚transzendental' (er meint mystisch) und Denen, die materiell empfinden. Des ‚Transzendentalen' (mystischen) seien die orientalischen, dunklen Rassen, Aegypter (mit Hebräern und Babyloniern) und Chinesen (mit Japanern) durchaus unfähig. Das sei eine Blutsfrage." (Kessler: *Tagebuch*, S. 220)

75 Ebd.

76 Dass Hofmannsthal und Kessler du Prels Schriften kannten, ist wahrscheinlich. Es geht hier aber nicht um den Nachweis eines Rezeptionsverhältnisses, sondern um die Korrespondenzen der Prägungskonzepte um 1900.

77 Vgl. den Untertitel von du Prels Schrift: *Die vorgeburtliche Erziehung als Mittel zur Menschenzüchtung. Ein Beitrag zur Lösung der socialen Frage.* Hofmannsthal unterläuft damit auch antisemitische Deutungsmuster in Bezug auf seine eigene jüdische ‚Abstammung'. Vgl. hierzu auch Ulrich Weinzierl: *Hofmannsthal: Skizzen zu seinem Bild*, Frankfurt a. M. 2007, S. 28. Gobineaus Rassentheorie wird vor allem durch Houston Stewart Chamberlains Schrift *Die Grundlagen des 19. Jahrhunderts* (1899) antisemitisch ausformuliert.

78 Zu dieser Verschiebung bei Hofmannsthal und in der Wiener Moderne vgl. Urte Helduser: *Geschlechterprogramme: Konzepte der literarischen Moderne um 1900*, Köln u. Weimar 2005, S. 288–325.

79 Vgl. Johann Wolfgang Goethe: *Aus meinem Leben. Dichtung und Wahrheit*, in: *Goethes Werke. Hamburger Ausgabe Bd. 9: Autobiographische Schriften, Bd. 1, textkrit. durchges. von Lieselotte Blumenthal,* hg. v. Erich Trunz, München 1981, S. 10.

eigene Begabung als Produkt einer solchen Prägung zu deuten. Ganz ähnlich, wenn auch mit ironischem Unterton, berichtet Arthur Schnitzler in seiner Autobiographie *Jugend in Wien* von seiner in diesem Fall unmittelbar postnatalen Prägung zum Schriftsteller, dadurch dass er als Neugeborener nur wenige Stunden nach seiner Geburt für eine Weile auf dem Schreibtisch des Vaters abgelegt worden sei.[80] Ein literarisches Vorbild hat dieses Motiv darüber hinaus in E.T.A. Hoffmanns durch mütterliches Versehen geprägtem Goldschmiedekünstler Cardillac.

Auch in Bezug auf diese Auffassung finden sich direkte Parallelen zu du Prels Prägungskonzept. Auch du Prel betont nämlich gerade die Möglichkeiten der pränatalen Prägung im Bereich der Kunst und der musisch-ästhetischen Bildung des Ungeborenen:

> Es giebt genug Frauen mit angeborenem Talent zur Musik, Poesie, Malerei und Schriftstellerei, und sie hätten es in der Hand, diese Anlagen durch Pflege in der fötalen Periode bei ihren Kindern in gesteigerter Reife aufleben zu lassen. Jene Künste, die sich an die Phantasie und das Gefühl wenden, eignen sich vorzugsweise zur Vererbung; da nun die wirkende Kraft bei der Vererbung dieselbe ist, wie bei der vorgeburtlichen Erziehung, könnten gerade die vererbungsfähigen Anlagen mit großem Erfolg vorgeburtlich gesteigert werden.[81]

In der künstlerischen Begabung fallen Vererbung und vorgeburtliche Erziehung zusammen, weil hier genau die Anlage, die eine Prägung erst ermöglicht, die ‚Sensibilität', direkt weitergegeben wird. Die Vorstellung, dass Mütter nicht selbst Künstlerinnen sind, aber über eine entsprechende Anlage verfügen,[82] die sie mittels ihrer besonderen ‚Rezeptivität' prägend einsetzen und so an die (männlichen) Kinder weitergeben, entspricht relativ genau der Erzählung über Hofmannsthals pränatale Prägung durch die besondere ‚Sensibilität der Nerven' seiner Mutter, die direkt auf den Sohn übergegangen sein müsse.

Wenn du Prel feststellt, „jede […] receptive Anlage kann, wenn in der Fötusperiode gepflegt, im Kinde aufleben"[83], so zielt er darauf, das ‚angeborene weibliche' mütterliche Vermögen einer ‚empfangenden' Imagination zur intellektuellen und musischen Entwicklung der Nachkommen einzusetzen und so „zur Weiterentwickelung der Kunst, oder Naturwissenschaft, oder Philosophie"[84] nutzbar zu machen. Damit ist es schließlich die „Phantasie"[85], mit anderen Worten die Imagination selbst, die hier „vererbt" wird, um in diesem Prozess der transgenerationellen Weitergabe von einer (weiblichen) physiologischen Disposition in eine (männliche) künstlerische Kapazität transformiert zu werden. Du Prel formuliert den Zusammenhang aus, den Hofmannsthal in der durch Kessler vermittelten Selbstdeutung zum Ausdruck bringt.

80 Vgl. Schnitzler, Arthur: *Jugend in Wien: Eine Autobiographie*, Frankfurt a. M. 1981, S. 12.
81 du Prel: *Die vorgeburtliche Erziehung*, S. 18.
82 Prominenteste Beispiele hierfür sind für du Prel wie für viele andere Autoren Johann Sebastian Bach oder Wolfgang Amadeus Mozart, vgl. ebd.
83 du Prel: *Die vorgeburtliche Erziehung*, S. 19.
84 Ebd.
85 Ebd., S. 18.

Genau diese Ausrichtung auf die künstlerische Begabung ermöglicht es, die pränatale Prägung mit der Idee einer Auslese zu verbinden, denn, so auch der Dichter Bjørnson, „nur durch die Empfänglichsten, die Feinstbesaiteten pflanzen sich die Eindrücke auf das Kind fort"[86].

In der (impliziten) Anwendung dieser Vorstellung auf die eigene ‚Geprägtheit' gelingt es Hofmannsthal, das von Rathenau pejorativ eingesetzte deterministische rassentheoretische Schema in eine bei aller Ambivalenz doch positiv konnotierte Prägung zu transformieren.

Die in Kesslers Tagebuch vermittelte Identitätskonstruktion Hofmannsthals macht deutlich, worin die Attraktivität des Versehensmotivs im kulturellen Diskurs um 1900 auch jenseits seiner schulmedizinischen Erledigung liegt: Das Versehen in Form einer Prägung kann sich in zeitgenössische Diskurse eines biologischen Determinismus einschreiben und diese zugleich unterlaufen. Die Verschiebung vom Schicksal zur produktiven (Selbst-)Gestaltung ist auch mit einer genderbezogenen Operation verbunden: Steht, wie Marie-Hélène Huet dargestellt hat, die Verwerfung der mütterlichen Imagination um 1800 im Zusammenhang mit der Aufwertung der Imagination als künstlerische Kapazität des autonomen romantischen Künstlers,[87] so wird um 1900 mittels Versehen die Sensibilität von einer primär weiblichen Veranlagung zur (männlich codierten) künstlerischen Kapazität erhoben. Die tradierte Vorstellung vom Versehen ist nicht nur ein zentrales Motiv der literarischen Moderne, sondern inspiriert darüber hinaus ihr leitendes ästhetisches Konzept.

5 Literatur und Quellen

Anonym: *Rezension des Aufsatzes von Max Seiling über die ‚Vorgeburtliche Beeinflussung' (Neue Heilkunst 5/1900)* in: *Wiener Rundschau* 4 (1900), S. 179–180.

Arni, Caroline: *Vom Unglück des mütterlichen ‚Versehens' zur Biopolitik des ‚Pränatalen': Aspekte einer Wissensgeschichte der maternal-fötalen Beziehung"*, in: *Biopolitik und Geschlechterverhältnisse,* hg. v. Eva Sänger u. Malaika Rödel, Münster 2012, S. 44–65.

Bartels, Max: *Isländischer Brauch und Volksglauben in Bezug auf die Nachkommenschaft*, in: *Zeitschrift für Ethnologie* 32 (1900), S. 52–86.

Bennholdt-Thomsen, Anke u. Alfredo Guzzoni: *Zur Theorie des Versehens im 18. Jahrhundert: Ansätze einer pränatalen Psychologie*, in: *Klio und Psyche*, hg. v. Thomas Kornbichler, Pfaffenweiler 1990, S. 112–125.

Bergengruen, Maximilian: *Ehebrecher, Verbrecher und Liebende in E.T.A. Hoffmanns ‚Das Fräulein von Scuderi'*, in: *Monster: Zur ästhetischen Verfassung eines* Grenzbewohners, hg. v. Roland Borgards, Christiane Holm u. Günter Oesterle, Würzburg 2010, S. 219–237.

Beßlich, Barbara: *‚Versehen und Telegonie' in Otto Weiningers ‚Geschlecht und Charakter': Mit einem Seitenblick auf Weiningers Anleihen bei Goethe, Ibsen und Zola*, in: *KulturPoetik* 4.1 (2004), S. 19–36.

Bien, Christian G: *Der ‚Bruch' in Aristoteles' Darstellung des Zeugungsbeitrags von Mann und Frau*, in: *Medizinhistorisches Journal* 33.1 (1998), S. 3–17.

86 Bjørnson: *Fragen*, S. 800.

87 Vgl. Marie-Hélène Huet: *Monstrous Imagination,* Cambridge, Mass. 1993.

Bjørnson, Bjørnstjerne: *Fragen*, in: *Neue deutsche Rundschau* VI.8 (1895), S. 798–801.

Blondel, James Augustus: *The strength of imagination in pregnant women examin'd, and the opinion, that marks and deformities in children arise from thence, demonstrated to be a vulgar error*, London 1727.

Bluhm, Agnes: *Telegonie: Versehen*, in: *Handwörterbuch der Sexualwissenschaft*, hg. v. Max Marcuse, Bonn 1923, S. 458–459.

Bölsche, Wilhelm: *Goethes ‚Wahlverwandtschaften' im Lichte moderner Naturwissenschaft*, in: *Die Gesellschaft* 5.2 (1889), S. 1330–1340.

Bossert, Otto: *Ein Beitrag zur Lehre vom Versehen (Diss. med.)*, Stuttgart 1912.

Brandenberg, Fritz: *Über das Problem des sogenannten Versehens der Frauen*, Langensalza 1917.

Braungart, Georg: *Spiritismus und Literatur um 1900*, in: *Ästhetische und religiöse Erfahrungen der Jahrhundertwenden II: Um 1900,* hg. v. Georg Braungart, Gotthard Fuchs u. Manfred Koch, Paderborn u. a. 1998, S. 85–92.

Buchner, Marie-Therese: *Vorgeburtliche Erziehung*, München 1935.

Bunnemann, Otto: *Über das Versehen vom Standpunkte einer monistischen Biologie*, in: *Zeitschrift für Sexualwissenschaft* 10 (1926), S. 297–304.

Carlson, Marvin: *Ibsen, Strindberg, and Telegony*, in: *Publications of the Modern Language Association of America* 100.5 (1985), S. 774–782.

Coenen, Christopher u. a. (Hgg.): *Die Debatte über ‚Human Enhancement': Historische, philosophische und ethische Aspekte der technologischen Verbesserung des Menschen,* Bielefeld 2010.

Dohm, Burkhard: *Das unwahrscheinliche Wahrscheinliche: Zur Plausibilisierung des Wunderbaren in E.T.A. Hoffmanns Das Fräulein von Scuderi*, in: *Deutsche Vierteljahrsschrift für Literaturwissenschaft und Geistesgeschichte* 73.2 (1999), S. 289–318.

Dohm, Burkhard: *Neue Heilslehren in der Literatur um 1900: Zu Rodenbachs Roman ‚Das tote Brügge' (‚Bruges-La-Morte')*, in: *Der Deutschunterricht* 52.2 (2000), S. 5–14.

Dohm, Burkhard: *Prophetin, Hexe, Hysterika: Deutungsmuster des Weiblichen vom Pietismus zur Moderne*, in: *Euphorion* 101.1 (2007), S. 103–130.

du Prel, Carl: *Die Magie als Naturwissenschaft: Teil II: Die magische Psychologie*, Jena 1899.

du Prel, Carl: *Die vorgeburtliche Erziehung als Mittel zur Menschenzüchtung: Ein Beitrag zur Lösung der socialen Frage*, Jena 1899.

Earl of Morton: *A Communication of a Singular Fact in Natural History*, in: *Philosophical Transactions of the Royal Society of London* 111 (1821), S. 20–22.

Enke, Ulrike: *Einleitung. Vorstellung über Zeugung und Embryonalentwicklung in der Geschichte der Medizin, Vorstellung über die Entstehung von Mißgeburten, Soemmerrings Werk*, in: Samuel Thomas Soemmerring: *Werke. Bd. 11. Schriften zur Embryologie und Teratologie*, bearb. u. hg. v. ders., Basel 2000, S. 1–110.

Feucht, Robert: *Das Versehen der Schwangeren: Eine geschichtlich-kritische Studie*, Tübingen 1923.

Frarière, Auguste: *Éducation antèrieure: Recherches sur les Influences maternelles*, Paris 1855.

Funke, Max R.: *Das Versehen bei Schwangeren*, in: *Geschlecht und Gesellschaft* 7 (1912), S. 532-541.

Gerling, Reinhold: *Das Versehen der Frauen und die vorgeburtliche Erziehung*, Oranienburg 1906.

Goethe, Johann Wolfgang: *Aus meinem Leben. Dichtung und Wahrheit*, in: *Goethes Werke. Hamburger Ausgabe Bd. 9: Autobiographische Schriften, Bd. 1, textkrit. durchges. von Lieselotte Blumenthal,* hg. v. Erich Trunz, München 1981.

Günther, Carl: *Über die Geschichte und das Wesen des Versehens der Schwangeren (Diss. med.)*, Erlangen 1936.

Haller, Albrecht von: *Anfangsgründe der Phisiologie des menschlichen Körpers: Bd. 8: Von der menschlichen Frucht. Dem Leben und Tode der Menschen. Aus dem Lateinischen übersezzt, und heraus gegeben von Johann Samuel Halle*, Berlin u. Leipzig 1776.

Hartmann, Eduard von: *Philosophie des Unbewussten*, Berlin 1870.

Helduser, Urte: *Geschlechterprogramme: Konzepte der literarischen Moderne um 1900*, Köln u. Weimar 2005.

Helduser, Urte: *Imaginationen des Monströsen: Wissen, Literatur und Poetik der ‚Missgeburt' 1600–1835,* Göttingen 2016.

Huet, Marie-Hélène: *Monstrous Imagination,* Cambridge, Mass. 1993.

Kahn, Fritz: *Das Versehen der Schwangeren in Volksglaube und Dichtung (Diss. med.)*, Frankfurt a. M. 1912.

Keck, Anette: *Ausgesetzte Niederkunft: Genealogische Figuren der Ankunft im 20. Jahrhundert*, in: *Ankünfte an der Epochenschwelle um 1900,* hg. v. Aage Ansgar Hansen-Löve, Annegret Heitmann u. Inka Mülder-Bach, München u. a. 2009, S. 141–158.

Kessler, Harry Graf: *Das Tagebuch: 1880–1937. Bd. 4: 1906–1914,* hg. v. Jörg Schuster, Stuttgart 2005.

Kuhn-Kelly, [Jakob K.]: *Über das Problem des sogen. Versehens der Frauen (Muttermale) und Mutmaßliches über Vererbung und Beeinflussung des Kindes in körperlicher und seelischer Beziehung vor der Geburt: Beobachtungen und persönliche Erlebnisse aus 20jähriger Kinder- und Jugendfürsorgepraxis an Hand von einschlägigen Beispielen*, Langensalza 1916.

Lessing, Gotthold Ephraim: *Laokoon oder über die Grenzen der Malerei und der Poesie*, in: *Werke. Bd. 6: Kunsttheoretische und kunsthistorische Schriften*, hg. v. Herbert G. Göpfert, München 1974, S. 7–187.

Martens, Anna: *Die Verwirklichung des Friedensreiches auf Erden durch bewusste Zeugung und vorgeburtliche Erziehung: Ein Führer für angehende Eltern zur Veredelung kommender Geschlechter*, Dresden 1925.

Meckel, Johann Friedrich: *Handbuch der pathologischen Anatomie. Bd. 1*, Leipzig 1812.

Müller, Nikolaus: *Eugenik: Ein Wegweiser zur vorgeburtlichen Erziehung des Kindes*, Bern 1953.

Preuß, J[ulius]: *Vom Versehen der Schwangeren: Eine historisch-kritische Studie*, Berlin 1892.

Pürzer, Franz: *Ueber das Versehen der schwangeren Frau (Diss. med.)*, München 1937.

Pytlik, Priska: *‚Bürger zweier Welten': Metaphysischer Individualismus und die Neubewertung von Diesseits und Jenseits. Carl du Prels Spiritismus-Theorie*, in: *Gespenster. Erscheinungen, Medien, Theorien*, hg. v. Moritz Baßler, Bettina Gruber u. Martina Wagner-Egelhaaf, Würzburg 2005, S. 141–152.

Pytlik, Priska: *Okkultismus und Moderne: Ein kulturhistorisches Phänomen und seine Bedeutung für die Literatur um 1900*, Paderborn 2005.

Rohleder, [Hermann]: *Das Versehen der Schwangeren*, in: *Archiv für Frauenkunde und Eugenetik, Sexualbiologie und Vererbungslehre* 6 (1920), S. 86–96.

Roth, Theodor: *Ueber das Versehen und mechanische Einwirkungen auf Schwangere und über deren Einfluss auf die normale Ausbildung des Embryos*, in: *Archiv für pathologische Anatomie und Physiologie und klinische Medizin* 91.3 (1883), S. 571–574.

Schmidt, K. O.: *Vorgeburtliche Erziehung: Ihre Praxis und ihre Bedeutung für die Ehe, die Kleinkind-Erziehung und die Genialisierung des Menschen*, München 1972.

Schnitzler, Arthur: *Andreas Thameyers letzter Brief*, in: Arthur Schnitzler: *Gesammelte Werke: Die erzählenden Schriften. Bd. 1*, hg. v. Robert O. Weiss, Frankfurt a. M. 1961, S. 513–520.

Schnitzler, Arthur: *Der Sohn* [1892], in: Arthur Schnitzler: *Gesammelte Werke. Die erzählenden Schriften. Bd. 1*, hg. v. Robert O. Weiss, Frankfurt a. M. 1961, S. 90–98.

Schnitzler, Arthur: *Jugend in Wien: Eine Autobiographie*, Frankfurt a. M. 1981.

Sebaldt von Werth, Ferdinand Maximilian: *DIS, die arische „Sexual-Religion": Als Volksveredelung in Zeugen, Leben und Sterben. Bilder von Fidus. Mit einem Anhang über ‚Menschenzüchtung' von Freiherr Carl du Prel*, Leipzig 1897.

Seiling, Max: *Die vorgeburtliche Erziehung*, in: *Die neue Heilkunst* 7.5 (1900), S. 33–34.

Sengoopta, Changa: *Otto Weininger: Sex, Science, and Self in Imperial Vienna*, Chicago 2000.

Stanzel, Franz K: *Telegonie – Fernzeugung: Macht und Magie der Imagination*, Köln u. Weimar 2008.

Sterne, Laurence: *Tristram Shandy: An authoritative text, the author on the novel, criticism*, ed. by Howard Anderson, New York u. London 1980.

Torggler: *Physiologie der Schwangerschaft*, in: *Jahresbericht über die Fortschritte auf dem Gebiete der Geburtshilfe und Gynäkologie* VI (1892), S. 37–59.

Weingart, Peter, Jürgen Kroll u. Kurt Bayertz: *Rasse, Blut und Gene: Geschichte der Eugenik und Rassenhygiene in Deutschland*, Frankfurt a. M. 1988.

Weininger, Otto: *Geschlecht und Charakter: Eine prinzipielle Untersuchung*, München 1997.

Weinzierl, Ulrich: *Hofmannsthal: Skizzen zu seinem Bild*, Frankfurt a. M. 2007.

Weismann, August: *Das Keimplasma: Eine Theorie der Vererbung*, Jena 1892.

Welsenburg, Gerhard von [= Iwan Bloch]: *Das Versehen der Frauen in Vergangenheit und Gegenwart und die Anschauungen der Aerzte, Naturforscher und Philosophen darüber,* Leipzig 1920.

Willer, Stefan: *Erbfälle: Theorie und Praxis kultureller Übertragung in der Moderne*, München 2013.

Wright, Henry: *The Empire of the Mother Over the Character and Destiny of the Race*, Boston 1866.

Wright, Henry: *Über die vorgeburtliche Erziehung oder über den Einfluss der Mutter auf den Charakter und das künftige Schicksal ihres Sprösslings während seines vorgeburtlichen Lebens*, Leipzig 1876.

Volker Mergenthaler

„Sie hat sich versehen" – Wohin die Spur der Untreue Andreas Thameyer und die Leserinnen und Leser seines letzten Briefes führt

1 *Andreas Thameyers letzter Brief*, die Lehre vom Versehen der Schwangeren und ihr Stellenwert um 1900

Andreas Thameyers letzter Brief wäre, hätte man es denn mit einem faktualen Text zu tun, als erschütterndes Zeugnis einzustufen. Mit dem Brief[1] nimmt sein Verfasser nämlich – so jedenfalls wird es suggeriert – Abschied von der Welt, um mit seinem Tod für die in Frage gestellte Ehre seiner Gattin einzustehen. Der Brief ist aber, und für seinen Verfasser gilt das gleichermaßen, nicht authentisch, sondern fingiert. Seine ersten Leserinnen und Leser sind darüber nicht im Zweifel gelassen worden, als der kurze Text im Juli 1902 in der Wiener Wochenzeitschrift *Die Zeit* erschien, denn er wurde im „Feuilleton-Theil" abgedruckt, an derjenigen Stelle des Blattes also, die üblicherweise für literarische Texte, für „Romane, Novellen und Skizzen aus der Feder der hervorragendsten Dichter"[2] reserviert ist, in den beiden zuvor publizierten Nummern etwa für „Gladius Dei. Von Thomas Mann"[3]. Außerdem trägt er den (für mit dem Literaturbetrieb vertraute Leserinnen und Leser) ausreichend distinkten, Literatur anzeigenden Vermerk „Von Arthur Schnitzler"[4].

1 Mit den Implikationen der Briefform setzt sich bereits eingehend auseinander: Bénédicte Abraham: *Discours de la folie raisonnante dans Andreas Thameyers letzter Brief*, in: *Crises allemandes d l'identité / Deutsche Identitätskrisen*, hg. v. Michel Vanoosthuyse, Montpellier 1998, S. 35–43, besonders S. 36f.

2 Diese Hinweise finden sich auf der nicht paginierten Rückseite des Umschlags, auf dem *Die Zeit* in eigener Sache wirbt (*Reise- und Bade-Abonnement auf die Wiener Wochenschrift „Die Zeit"*, in: *Die Zeit* 32.408 (1902), Umschlagrückseite, o. P.).

3 Thomas Mann: *Gladius Dei*, in: *Die Zeit* 32.406 (1902), S. 31f. u. 32.407 (1902), S. 46–48.

4 Arthur Schnitzler: *Andreas Thameyers letzter Brief*, in: *Die Zeit* 32.408 (1902), S. 63f., hier S. 63a. Der Autorname Schnitzler verweist zu dieser Zeit bereits auf eine beachtliche Zahl literarischer Publikationen. Vgl. z.B. Franz Brümmer: *Lexikon der deutschen Dichter und Prosaisten des neunzehnten Jahrhunderts*, 4. Aufl., *Bd. 3*, Leipzig o. J. [1896], S. 467, Adalbert von Hanstein: *Das jüngste Deutschland. Zwei Jahrzehnte miterlebter Literaturgeschichte*, Leipzig 1901, S. 311, Adolf Bartels: *Geschichte der deutschen Litteratur. Jn zwei Bänden. Zweiter Band. Das neunzehnte Jahrhundert*, Leipzig 1902, S. 677 u. Rudolf von Gottschall: *Die deutsche Nationallitteratur des neunzehnten Jahrhunderts. Litteraturhistorisch und kritisch dargestellt*, 7. Aufl., *Bd. 4*, Breslau 1902, S. 739f. Erheblich mehr Veröffentlichungen unter dem Namen „Arthur Schnitzler" sind zu dieser Zeit freilich im Bereich der Medizin zu verzeichnen. Sie erscheinen allerdings ausschließlich in medizinischen Fachzeitschriften und

Der Abschiedsbrief nun kommt auf ein einschlägiges Problemfeld zu sprechen, auf dasjenige nämlich des Versehens der Schwangeren.[5] Im orthodoxen, schulmedizinischen Diskurs der Jahrhundertwende, so scheint es,[6] ist dieser Sachverhalt, ist das Versehen der Schwangeren entschieden als Irrationalismus rubriziert. „Wennschon", so unterrichtet 1898 der Zoologe Otto vom Rath in Form einiger *Bemerkungen über das Versehen und die Telegonie* die Mitglieder der Naturforschenden Gesellschaft zu Freiburg,

> die Sage vom Versehen bei den Männern der Wissenschaft eigentlich schon längst als unhaltbar erklärt und begraben worden ist, halte ich eine kurze Besprechung dieser Hypothese keineswegs für überflüssig, da ich mich zu meinem größten Erstaunen im Laufe der letzten Jahre davon überzeugt habe, dass an die Möglichkeit des Versehens immer noch, nicht nur allgemein vom großen Publikum, sondern auch von vielen Ärzten und Naturforschern geglaubt wird.[7]

Zurückzuführen ist dies auf ein mit der Theorie des Versehens verknüpftes erkenntnistheoretisches Problem: Ihre Stichhaltigkeit lässt sich unter den Bedingungen gesicherten medizinischen Wissens zur Zeit um 1900 nämlich weder unter Beweis stellen noch widerlegen. Da es, wie Julius Preuss am Ende seiner 1892 publizierten *historisch-kritischen Studie* über das *Versehen der Schwangeren* resümiert, bisher keine „sorgfältig

(mit einer Ausnahme: 1904) im Zeitraum 1879 bis 1894. Vgl. hierzu die verdienstvolle Zusammenstellung von Thomé (Arthur Schnitzler: *Medizinische Schriften*, hg. v. Horst Thomé, Wien u. Darmstadt 1988). Zur Rezeption Schnitzlers bis zum Erscheinen von „Andreas Thameyers letztem Brief" vgl. die von Richard H. Allen (*An Annotated Arthur Schnitzler Bibliography. Editions and Criticism in German, French, and English 1879–1965*, Chapel Hill o. J., S. 101f.) ermittelten Rezensionen und Darstellungen. Ich zitiere nach Schnitzler 1902; „a" und „b" bezeichnen die jeweilige Spalte.

5 Auf diesen Sachverhalt gehen ausführlich ein: Peter Schnyder: *Im Netz der Bedeutung. Arthur Schnitzlers Erzählung ‚Andreas Thameyers letzter Brief' in kulturwissenschaftlicher Perspektive*, in: *Akten des X. Internationalen Germanistenkongresses Wien 2000. „Zeitenwende – Die Germanistik auf dem Weg vom 20. ins 21. Jahrhundert"*, hg. v. Peter Wiesinger, *Bd. 6*, Bern u. a. 2002, S. 419–425 und Achim Aurnhammer: *Arthur Schnitzlers intertextuelles Erzählen*, Berlin u. Boston 2013, S. 120–131 sowie in Ansätzen: Bernard Dieterle: *‚Keineswegs kann ich weiterleben'. Figurationen des Schreibens bei Arthur Schnitzler*, in: *Modern Austrian Literature* 30.1 (1997), S. 20–38, hier S. 23.

6 Barbara Beßlich gelangt zu der Einschätzung, „dass diese Theorien um 1900 keineswegs als so absurd und unglaubhaft galten, wie sie heutigem Verständnis nach klingen" (*Mütter im Visier. ‚Versehen' und ‚Telegonie' in Otto Weiningers Geschlecht und Charakter – mit einem Seitenblick auf Weiningers Anleihen bei Goethe, Ibsen und Zola*, in: *KulturPoetik* 4.1 (2004), S. 19–36, hier S. 22). Ein differenzierteres Bild entwirft die Abhandlung von Franz K. Stanzel, deren Kapitel „Das wissenschaftliche Debakel der Telegonie und ihre literarische Renaissance um 1900" (*Telegonie – Fernzeugung. Macht und Magie der Imagination*, Wien, Köln u. Weimar 2008, S. 57–62) der Lehre vom Versehen eine durch „pseudowissenschaftliche Vorgaben" (ebd., S. 58) befeuerte „literarische Renaissance" (ebd., S. 57) bescheinigt.

7 Otto vom Rath: *Bemerkungen über das Versehen und die Telegonie*, in: *Berichte der Naturforschenden Gesellschaft zu Freiburg i. B.* 10 (1898), S. 333–359, hier S. 334.

beobachtete[n] Beweisfälle“[8] gibt, dreht sich die unermüdlich geführte Auseinandersetzung über das Versehen im Wesentlichen um Erzählungen und Berichte, die die einen aufwendig zum wissenschaftlichen Beweis zu promovieren, die andern mit demselben Eifer zu falsifizieren suchen. Medizinische Fakten sind Mangelware, Erzählungen dagegen, so klagt Preuss, „besitzen wir in ungeheurer Zahl“[9]. Was die Schulmedizin als defizitär bezeichnet, erweist sich in kultur- und literaturwissenschaftlicher Perspektive als ungemein ergiebig, insofern selbst diejenigen „Berichte“ noch aussagekräftig sind, die notorisch das von Preuss benannte basale „Schema“ reproduzieren. Es lautet: „Ich wurde zu einem Kinde gerufen, das[10] diese oder jene Missbildung zeigte, die Mutter erzählte mir, dass sie sich versehen habe“[11]. Für eine wissenschaftliche Untersuchung sind Erzählungen dieses Typs freilich „nicht einwandsfrei“, sie „beweisen“ aber, wie Preuss zwar enttäuscht, doch ungemein hellsichtig feststellt, „dass die Mutter von der Realität des V[ersehens] überzeugt ist und der“ ihren Bericht ins Feld führende „Beobachter auch“[12]. Nicht in streng wissenschaftlicher, in medizinischer oder biologischer Hinsicht etwa, wohl aber als Zeugnisse kultureller Selbstbeschreibung sind die Berichte in hohem Maße erhellend – und als solche rückt *Andreas Thameyers letzter Brief* sie in den Blick.[13]

2 Die Leseempfehlungen des „Doctor Walther Brauner“ oder: Warum Thameyers Kind „eine so eigenthümliche Hautfarbe hat“

Thameyer, ein im Wiener Bezirk Hernals[14] lebender 34-jähriger „Beamter in der österreichischen Sparcassa“[15], gehört selbst, wiewohl medizinischer Laie, zu den eifrigen

8 J[ulius] Preuss: *Vom Versehen der Schwangeren. Eine historisch-kritische Studie*, in: *Berliner Klinik* 51 (1892), S. 1–50, hier S. 48.

9 Ebd., S. 48. Zu einer ähnlichen Einschätzung gelangt August Blencke: „Die Literatur ist voll von solchen Fällen“ (*Ueber congenitalen Femurdefect*, in: *Zeitschrift für orthopädische Chirurgie einschliesslich der Heilgymnastik und Massage* 9 (1901), S. 584–656, hier S. 624).

10 Verbessert aus „dass“.

11 Preuss: *Vom Versehen der Schwangeren*, hier S. 48.

12 Ebd.

13 Für eine Berücksichtigung des „kulturwissenschaftlich relevanten Textcharakters“ von *Andreas Thameyers letztem Brief* tritt Gotthart Wunberg (*Arthur Schnitzler – oder über Kulturwissenschaften und Literaturwissenschaft*, in: *Arthur Schnitzler im zwanzigsten Jahrhundert*, hg. v. Konstanze Fliedl, Wien 2003, S. 13–35, hier S. 19) ein.

14 „Die Bevölkerung der unteren Teile von Hernals besteht überwiegend aus besser situierten Gewerbsleuten und kleinen Beamten; im oberen Theile wohnen in der Nähe der dort befindlichen großen Tramwayremisen und Stallungen viele Angestellte dieser Unternehmung und auch sonst viele Arbeiter.“ (Paul Schwarz: *Die Entwicklung der städtischen Grundrente in Wien*, in: *Neue Untersuchungen über die Wohnungsfrage in Deutschland und im Ausland. Herausgegeben vom Verein für Socialpolitik. Deutschland und Österreich*, Leipzig 1901, S. 33–148, hier S. 134).

15 Arthur Schnitzler: *Andreas Thameyers letzter Brief*, in: *Die Zeit* 32.408 (1902), S. 63f., hier S. 63b.

Lesern solcher Berichte: „Auch habe ich“, schreibt er „in vielen Büchern nachgelesen, die diese schwierige und räthselhafte Materie behandeln, und wenn es auch Leute gibt, welche die Thatsache an sich bezweifeln, so sind doch anderseits Gelehrte von Bedeutung aufgestanden, die völlig überzeugt sind“[16]. Konsultiert habe er, was ihm „der alte Doctor Walther Brauner“[17] an die Hand gab, der Thameyers Ehefrau Anna von ihrem Kind entbunden hat: „Luther[s] […] Tischreden“, eine, wie aus dem ins Feld geführten Sachverhalt zu schließen ist, Abhandlung von Thomas Bartholin (1661), „Hambergs ‚Räthselhafte Vorgänge der Natur‘, Seite 74“, „Limböcks ‚Ueber das Versehen der Frauen‘, Basel 1846, Seite 19“[18] sowie zwei weitere, aktuelle Texte, deren weit verbreitete Titel allerdings aus den von Thameyer genannten Autornamen – „Welsenburg“ und „Preuß“ – zu erschließen sind: *Das Versehen der Frauen in Vergangenheit und Gegenwart, und die Anschauungen der Aerzte, Naturforscher und Philosophen darüber* von 1899[19] sowie die sieben Jahre zuvor bereits veröffentlichte Studie von Preuss *Vom Versehen der Schwangeren*. „Die Geschichte aber, die“ ihm

> am wichtigsten erscheint und an der zu zweifeln kein vernünftiger Anlass vorliegt, wird von Heliodor in den ‚Libri aethiopicorum‘ berichtet. Diesem geschätzten Autor nach hat die Königin Persina nach zehnjähriger kinderloser Ehe ihrem Gatten, dem Aethiopierkönig Hydaspes eine weiße Tochter geboren, die sie aus Angst vor dem voraussichtlichen Zorn ihres Gemahls gleich nach der Geburt aussetzen ließ. Doch gab sie ihr einen Gürtel mit, auf dem der wahre Grund des verhängnisvollen Zufalls angegeben war: im Garten des königlichen Palastes, wo die Königin die Umarmungen ihres schwarzen Ehegemals empfieng, waren herrliche Marmorstatuen griechischer Götter und Göttinnen aufgestellt gewesen, auf die Persina ihre entzückten Blicke gerichtet hatte.[20]

Wer Thameyers Hinweis nachgeht, Heliodors *Aethiopische Liebes- und Helden-Geschichte* zur Hand nimmt und der „Aethiopischen Begebenheiten Viertes Buch“ aufschlägt, erfährt nach wenigen Seiten schon, weshalb genau die Monarchin den Zorn ihres Gatten fürchtete: Sie „wuste gewiß, daß man die weiße Farbe“ ihres Kindes „als ein Zeichen des Ehebruchs ansehen, und“ ihr „nicht glauben würde, wenn“ sie auch

16 Ebd., S. 63a.

17 Ebd., S. 64a.

18 Ebd., S. 63b. Die angegebenen Werke von Hamberg und Limböck/Limbeck sind im KVK nicht nachgewiesen. Die „Allgemeine Deutsche Biographie“ führt einen Missionar namens Theodor Hamberg auf, dem allerdings keine entsprechende Publikation zuzuordnen ist; vgl. [Carl Friedrich] Ledderhose: *Hamberg, Theodor H.*, in: *Allgemeine Deutsche Biographie, Bd. 10*, Leipzig 1879, S. 468–470; eine Eintragung zu „Limböck“ oder „Limbeck“ findet sich im entsprechenden Band nicht; vgl. *Allgemeine Deutsche Biographie*, *Bd. 18*, Leipzig 1883. „Beide Belege sind“, zu dieser Einschätzung kommt Achim Aurnhammer „– trotz der scheinbaren bibliographischen Präzision – fiktiv“ (*Arthur Schnitzlers intertextuelles Erzählen*, Berlin u. Boston 2013, S. 122).

19 Gerhard von Welsenburg [d. i. Iwan Bloch]: *Das Versehen der Frauen in Vergangenheit und Gegenwart und die Anschauungen der Aerzte, Naturforscher und Philosophen darüber*, Leipzig 1899.

20 Schnitzler: *Andreas Thameyers letzter Brief*, hier S. 63b.

„gleich alle Umstände erzehlete“[21]. Genau dies nun steht im Falle Andreas Thameyers zur Debatte: Seine Ehefrau hat nämlich ein Kind zur Welt gebracht, das eine „eigenthümliche Hautfarbe hat“[22] – welche? – bleibt ungenannt, ist allerdings unschwer abzuleiten aus den Erklärungen, die Thameyer gleich darauf folgen läßt. Während er selbst „bei [s]einen Eltern auf dem Lande“ gewesen sei, habe seine Gattin Anna, wie sie ihm unmittelbar nach seiner Rückkehr erzählt, mit ihrer noch unverheirateten Schwester Fritzi „gegen Abend […] den Thiergarten“ aufgesucht, „wo Neger ihr Lager aufgeschlagen hatten“. Da Fritzi kurzerhand mit einem „Herrn“ durchgebrannt ist, „der sich nicht des besten Rufes erfreut, obzwar er verheiratet ist“, habe Anna Thameyer sich, als wäre außer ihr selbst und den zur Schau gestellten Afrikanerinnen und Afrikanern niemand sonst mehr im Prater unterwegs gewesen, „plötzlich allein“[23] gefunden. Nicht weniger als „zwei Stunden“, bis die „Thore geschlossen“ wurden, will Anna Thameyer – vergeblich – auf Fritzi gewartet haben: „Wer begreift nicht“, so fragt Thameyer die Adressaten seines Briefes, „dass sie unter diesen Umständen ein ungeheueres Grauen vor diesen Riesenmenschen mit den glühenden Augen und den großen schwarzen Bärten empfinden musste?“[24] Daß die junge Frau vor den „Riesenmenschen“ im Tiergarten erschrocken ist, verdiente weiter keine Beachtung, hätte sie damals nicht, wie ihr Gatte schreibt, „bereits unser Kind unter dem Herzen“ getragen. Wäre er, Thameyer, darüber unterrichtet gewesen, „hätte“ er „nie und nimmer gestattet, dass sie mit Fritzi an einem nebligen Abend in den Prater gienge und sich allerlei Gefahren aussetzte“[25], namentlich der Gefahr des Sich-Versehens. Da Anna ihrem Manne, wie er betont, „immer treu“[26] gewesen sei, das gemeinsame Kind aber „eine so eigenthümliche Hautfarbe hat“[27], kann es hierfür im Verständnis oder Wunschdenken Andreas Thameyers nur eine Erklärung geben, die er in seinem Brief mitteilt und für deren Stichhaltigkeit er die ihm von Dr. Brauner überlassenen Autoritäten in den Zeugenstand ruft:[28] „Hamberg, Heliodor, Malebranche, Welsenburg, Preuß, Limbeck und andere“[29]: „Sie hat sich versehen, als sie im August mit ihrer Schwester unten im Thiergarten war, wo diese fremden Leute ihre Lager hatten, diese unheimlichen Schwarzen“[30]. „Niemals in ihrem Leben habe sie“, so referiert Thameyer die Beteuerungen seiner Ehefrau, „ein solches Grauen empfunden als an jenem Abend, da sie allein bei den Negern war“[31].

Der Leibesfrucht heftig erschreckender Schwangerer – dies bildet einen festen Topos der Lehre des Versehens – könne sich das Schrecken Erregende ursächlich einprä-

21 Heliodor: *Aethiopische Liebes- und Helden-Geschichte*, Jena 1750, S. 162.

22 Schnitzler: *Andreas Thameyers letzter Brief*, hier S. 64a.

23 Ebd.

24 Ebd., S. 64b.

25 Ebd.

26 Ebd., S. 64a.

27 Ebd.

28 Eine genaue Analyse der Argumentationsrhetorik Thameyers bietet Aurnhammer: *Arthur Schnitzlers intertextuelles Erzählen*, S. 114–120.

29 Schnitzler: *Andreas Thameyers letzter Brief*, hier S. 64b.

30 Ebd., S. 64a.

31 Ebd.

gen, und zwar, wie der Mehrheit der „in ungeheurer Zahl“[32] vorliegenden Berichte zu entnehmen ist, nach dem Prinzip der Ähnlichkeit: „Hat sich z.B.“, so war kurze Zeit vor Erscheinen von *Andreas Thameyers letztem Brief* erst wieder nachzulesen, und zwar in der *Zeitschrift für orthopädische Chirurgie*, eine schwangere „Frau vor einem Verbrecher, der vor ihren Augen geköpft wurde, entsetzt, so bringt sie ein kopfloses Kind zur Welt; war der Gegenstand des Schreckens ein Krüppel mit einem Bein, so kommt sie mit einem einbeinigen Kind nieder“[33]. Mit besonderem Interesse dürfte Thameyer die ihm von Dr. Brauner zur Verfügung gestellte historisch-kritische Abhandlung von Julius Preuss gelesen haben: Die Lehre des Versehens mache nämlich, so Preuss, „auch eine Erklärung des Vorkommnisses *möglich*, dass eine Frau, die über einen Neger erschrickt, ein dunkelgefärbtes Kind gebiert“[34]. Während Thameyer solchen Berichten allzu eilfertig den Status „beglaubigte[r], wissenschaftlich feststehende[r] Thatsachen“[35] zuerkennt, rät Preuss selbst wenige Zeilen später – darüber aber hat der verzweifelte Bankbeamte offenbar hinweggelesen – „in der Beurtheilung derartiger Berichte doppelt vorsichtig [zu] sein“[36]. Ob „unter“ den „andere[n]“[37] einschlägigen Lektüreempfehlungen des „Doctor Walther Brauner“[38] auch Otto vom Raths 1898 in den *Berichten der Naturforschenden Gesellschaft zu Freiburg* publizierte *Bemerkungen über das Versehen und die Telegonie* waren, darf in Frage gestellt werden, denn darin hätte er schwerlich argumentativen Rückhalt gefunden. Die vom „alte[n] Doctor Walther Brauner“[39] getroffene Auswahl einschlägiger Schriften scheint auf die Bedürfnisse Thameyers gut abgestimmt, immerhin so gut, daß Thameyer einzig ihm bescheinigt, sich „edel und gut“[40] verhalten zu haben. Vielleicht hatte Brauner sich zu Herzen genommen, wozu in der von ihm selbst empfohlenen Studie sein Berliner Kollege Julius Preuss rät: „Zum Schluss noch ein Wort über die Stellung des Hausarztes in dieser Angelegenheit. […] Wenn bei irgend einer Veranlassung, so hat der Arzt hier Gelegenheit zu beweisen, dass ihm die Tugend eigen ist, die ihn erst zum wahren Arzt stempelt: der richtige Takt“[41].

32 Preuss: *Vom Versehen der Schwangeren*, hier S. 48.

33 Blencke: *Ueber congenitalen Femurdefect*, hier S. 623. August Blencke berichtet, daß „noch bis in die neueste Zeit hinein“ das Versehen „zur Erklärung derartiger Missbildungen heran“gezogen werde, und daß „unter den 66 Fällen“ körperlicher Mißbildungen bei Neugeborenen „4“ waren, „in denen die Mutter als Ursache der bestehenden Missbildung ein Versehen angab“ (ebd., S. 622f.). Daß bis „heute noch“ „der Aberglaube des Volkes […] Mißbildungen darauf zurück[führt], daß sich die Schwangere verschaut […] habe“, stellt auch Arthur Foges (*Ueber einige Mißbildungen und das sogenannte Versehen. Vortrag, gehalten von Herrn Dr. A. Foges in der Versammlung des Unterstützungsvereines für Hebammen am 2. Mai 1900*, in: *Hebammen-Zeitung. Organ des Unterstützungs-Vereines für Hebammen* 14.9 (1900), S. 65f.) fest.

34 Preuss: *Vom Versehen der Schwangeren*, hier S. 47 (Hervorheb. i. O.).

35 Schnitzler: *Andreas Thameyers letzter Brief*, hier S. 63b.

36 Preuss: *Vom Versehen der Schwangeren*, hier S. 47.

37 Schnitzler: *Andreas Thameyers letzter Brief*, hier S. 63b u. 64b.

38 Ebd., S. 63b.

39 Ebd.

40 Ebd.

41 Preuss: *Vom Versehen der Schwangeren*, hier S. 50.

Hätte sich nämlich unter den Thameyer überlassenen Texten auch der Beitrag des Zoologen Otto vom Rath befunden, wäre der trostbedürftige Vater wohl schwerlich zu einer so schmeichelhaften Beurteilung des Hausarztes Brauner gelangt. Nicht nur weil von Otto vom Rath angestellte Experimente einen Fürsprecher der Lehre vom Versehen gehörig in Verlegenheit gebracht hätten. Der Zoologe unternahm nämlich „Versuche [...] mit Kaninchen“. Einer davon bildet gleichsam die Blaupause der Thameyer-Situation: „Zwei weisse Kaninchen, die durch Generationen von weissen Ahnen abstammten, wurden in einem Käfig allein gehalten, und der Bock schwarz gefärbt. Die Jungen waren“, wie vom Rath mitteilt und Andreas Thameyer zu seinem Leidwesen hätte zur Kenntnis nehmen müssen, „stets weiss“[42]. Wenig Rückendeckung hätte Thameyer darüber hinaus im ironischen Kommentar gefunden, den Otto vom Rath zu einem der zahlreichen Berichte abgibt:

> Eine durchaus ehrbare Bürgersfrau beschenkte ihren Mann mit einem Kinde, welches völlig schwarz war. Da die brave Frau niemals in ihrem Leben mit einem Schwarzen in Berührung gekommen war, konnte das seltsame Ereignis nicht erklärt werden. Endlich fand man den Schlüssel des Räthsels. In dem gegenüberliegenden Hause befand sich ein Cigarrenladen, in welchem ein lebensgrosser künstlicher Neger im Schaufenster ausgestellt war. Natürlich hatte die Frau sich an diesem Neger versehen. Eine Cigarre, wie sie der Neger im Munde hielt, soll das Kind nicht mit auf die Welt gebracht haben. Da der Fall sich vor langen Jahren ereignet hat, war ein Erklärungsversuch ausgeschlossen. Man hätte auch von einem Versehen an einem Kaminfeger sprechen können.[43]

Am wenigsten dürfte Thameyer allerdings ein von der Studie ins Feld geführter Bericht über einen „Schriftsetzer“ aus „Degerloch“ behagt haben, dessen Situation derjenigen Thameyers vergleichbar war:

[42] Otto vom Rath: *Bemerkungen über das Versehen und die Telegonie*, in: *Berichte der Naturforschenden Gesellschaft zu Freiburg i. B.* 10 (1898), S. 333–359, hier S. 350. Daß die Tierversuche Otto vom Raths nicht als Pionierarbeit einzustufen sind, geht aus erheblich älteren rechtswissenschaftlichen Beiträgen hervor: „Jn jenem Fall, wenn die Eheleute von verschiedener Race sind, entscheidet man über die Legitimität folgendermaßen. Sind beide Eheleute Weiße so erzeugen sie ein weißes, sind beide Schwarze erzeugen sie ein schwarzes Kind; wenn aber eines der Eheleute zu den Weißen und das Andere zu den Schwarzen gehört, so wird ein Mischling, Mulatte, erzeugt; wenn daher die Frau eines Schwarzen, die selbst eine Schwarze ist, statt ein schwarzes Kind einen Mulatten zur Welt bringt, so ist das Kind nicht legitim, sondern von einem Weißen gezeugt worden; oder, wenn die Frau eines Weißen, welche eine Schwarze ist, anstatt eines Mulatten ein schwarzes Kind gebärt, so ist dasselbe nicht legitim, weil es nicht von dem weißen Ehemann, sondern von einem Schwarzen gezeugt wurde, und ebenso ist ein Kind illegitim, wenn von einer weißen Frau, deren Mann ein weißer ist, ein Mulatte geboren wird, weil hier dasselbe von einem Schwarzen gezeugt wurde.“ (o. A.: *Die gerichtlich-anthropologische Anerkennung*, in: *Blätter für gerichtliche Anthropologie* 11 (1860), S. 83–136, hier S. 85f.)

[43] Rath: *Bemerkungen über das Versehen und die Telegonie*, hier S. 343.

> Ein ähnlicher Fall mit leichter Erklärung wurde vor einigen Jahren in verschiedenen Zeitungen, z.B. dem Schwarzwälder Boten, besprochen. Die Frau eines Schriftsetzers in dem Villenort Degerloch kam mit einem Negerkind nieder. Die Frau war vor ihrer Hochzeit Köchin in einem Hotel gewesen, in welchem ein Neger als Kellner beschäftigt war. Der Schriftsetzer war aber offenbar kein Anhänger der Lehre vom Versehen, denn er reichte die Scheidungsklage ein.[44]

Diesen Weg möchte der düpierte Bankbeamte allem Anschein nach nicht beschreiten. Eine „Scheidungsklage" einzureichen, hieße, Anna Thameyer des Ehebruchs zu bezichtigen und die eigene Zeugungsunfähigkeit[45] zumindest implizit einzuräumen. Beide Implikationen befinden sich in bester Übereinstimmung mit der zeitgenössischen Lehrmeinung – „Ein schwarzes Kind kann von weißen Eltern nicht abstammen"[46] –, sind aber, die Schnitzler-Forschung hat dies (mit dem Fokus auf dem verzweifelten Ehemann), ausgiebig diskutiert, mit Thameyers Auffassung von bürgerlicher Mannesehre schwer zu vereinbaren.[47]

3 Semiotische Tauschbeziehungen und *Der gute Ton in allen Lebenslagen*

Ich möchte den Fokus im Folgenden ein wenig verschieben, auf das soziale Umfeld der Thameyers nämlich, um einen bisher zwar nicht ausgeklammerten, durch die Konzentration auf Andreas Thameyer aber eher vernachlässigten Sachverhalt in den Blick zu rücken, und zwar die Rahmenbedingungen der hier manifesten männlichen Identitätskrise. Diese Krise entzündet sich an einem semiotischen Sachverhalt, insofern die „so eigenthümliche Hautfarbe" des Kindes ein öffentlich sichtbares und nicht auszulöschendes Zeichen bildet für den der Anna Thameyer und für die Zeugungsunfähigkeit ihres Ehemannes. Im einen Fall liegt, schließt man die Möglichkeit des Sich-Versehens aus, ein indexikalisches Zeichen vor, im andern Fall hat man es im Wissen um die vier Jahre währende Kinderlosigkeit der Thameyers mit einem symbolischen Zeichen, mit einem Indiz zu tun. Für Thameyer ausschlaggebend ist nun aber, wie dieses Zeichen in seinem sozialen Umfeld rezipiert zu werden scheint. Da „die Geburt eines Kindes, namentlich des ersten Kindes in dem neuen Hausstande" (auch) zur Zeit um 1900 als „Ereignis" gilt, „dem selbstverständlich mit der höchsten Spannung, Hoffnung und

[44] Ebd.

[45] Hierauf weist bereits hin: Maja D. Reid: *‚Andreas Thameyers letzter Brief' and ‚Der letzte Brief eines Literaten': Two Neglected Schnitzler Stories*, in: *The German Quarterly* 45.3 (1972), S. 443–460, hier S. 449.

[46] Ottokar Lorenz: *Lehrbuch der gesammten wissenschaftlichen Genealogie. Stammbaum und Ahnentafel in ihrer geschichtlichen, sociologischen und naturwissenschaftlichen Bedeutung*, Berlin 1898, S. 158.

[47] Vgl. insbesondere Imke Meyer: *Männlichkeit und Melodram. Arthur Schnitzlers erzählende Schriften*, Würzburg 2010, S. 75–102.

Freude entgegen gesehen wird“[48], stehen die Aufwartung von Familienmitgliedern, von Freunden und Bekannten und der erste Ausgang mit dem Kind unter besonderer Aufmerksamkeit der Eltern. „Man bedenke“, rät Ebhardt, „daß gerade bei dieser Gelegenheit jedes Wort doppelt wiegt und die unschuldigste Bemerkung unsererseits [...] verstimmend wirken kann“[49]. Die Rückmeldungen verlaufen aber, zumindest in der Wahrnehmung Thameyers, nicht in Übereinstimmung mit dem *guten Ton*: „Die Leute höhnen“, schreibt er, „sie sind schadenfroh und höchst gemein“[50]. Diese Einschätzung erstreckt sich zunächst nur auf den engen Kreis der Familie: „Sogar Herr Gustav Rengelhofer, der Onkel meiner Frau, dem ich stets die größte Achtung erwiesen, hat in einer mich sehr verletzenden Weise mit den Augen gezwinkert, als er mein Kind zum ersten Mal sah, und meine eigene Mutter – sie hat mir die Hand gedrückt, in einer höchst sonderbaren Art, als bedürfte ich ihrer Theilnahme“[51]. Anna Thameyers Onkel und Andreas Thameyers Mutter wählen unwillkommene Formen der Rückmeldung, „als“ sie das „Kind zum ersten Mal“[52] selbst sehen. Als kränkend empfindet Thameyer aber auch die Reaktionen all derjenigen, die das Kind vermutlich noch gar nicht zu Gesicht bekommen haben.

> Und meine Collegen im Bureau haben miteinander geflüstert, als ich gestern eintrat, und der Hausmeister, dessen Kindern ich zu Weihnachten meine alte verdorbene Uhr geschenkt habe – immerhin, als Spielzeug thut solch ein Uhrgehäuse seine Dienste ... der Hausmeister hat sich das Lachen verbissen, als ich gestern an ihm vorbeigieng, und unsere Köchin macht ein Gesicht, so lustig, als wenn sie betrunken wäre, und der Specereihändler an der Ecke hat mir nachgeschaut, schon drei- oder viermal ... neulich ist er an der Thüre stehen geblieben und sagte zu einer alten Dame: Das ist er. Und ein Beweis für die schleunige Verbreitung der unsinnigsten Gerüchte; – es gibt Leute, die ich gar nicht kenne und die es wissen, ich weiß nicht, woher. Als ich vorgestern im Stellwagen nach Hause fuhr, hörte ich drei alte Weiber drin über mich sprechen, ich hörte meinen Vornamen ganz genau; ich stand auf der Plattform. Daher frage ich laut: (ich gebrauche diesen Ausdruck absichtlich, obwohl dies schriftliche Aufzeichnungen sind) – ich frage mit vernehmlicher Stimme: Was soll ich thun? Was bleibt mir übrig? Jch kann es nicht jedem sagen: Leset Hamberg ‚Wunder der Natur‘ und Limbecks vorzügliches Werk ‚Über das Versehen der Schwangern‘.[53]

Daß der Hausmeister und die Thameyersche Köchin ihre Aufwartung gemacht und das Kind in Augenschein genommen haben, vielleicht auch die „Collegen“ aus der Bank, mag noch angehen, im Falle des noch nicht einmal beim Namen genannten „Specereihändler[s]“ darf dies dagegen in Zweifel gezogen werden. In jedem Fall auszuschließen

48 Franz Ebhardt: *Der gute Ton in allen Lebenslagen. Ein Handbuch für den Verkehr in der Familie, in der Gesellschaft und im öffentlichen Leben*, 11. Aufl., Leipzig u. Berlin 1889, S. 99.

49 Ebd., S. 106.

50 Schnitzler: *Andreas Thameyers letzter Brief*, hier S. 63b.

51 Ebd., S. 64a.

52 Ebd.

53 Ebd.

ist es für die „drei alte[n] Weiber“ aus dem „Stellwagen“, die Thameyer ja, wie er ausdrücklich mitteilt, „gar nicht kenn[t]“. Es liegt auf der Hand, daß sich im weiteren sozialen Umfeld der Thameyers anscheinend Personen finden, „denen jede Nachricht, die sie erfahren, förmlich das Herz abdrückt. Es läßt ihnen nicht eher Ruhe, als bis sie diese Last wieder von ihrem Herzen herunter und die Neuigkeiten weiter verbreitet haben. Besonders ruhen sie nicht früher, als bis all das, was ihnen ‚unter dem Siegel der Verschwiegenheit‘ mitgeteilt worden, von ihnen mit derselben Bitte an einen dritten erzählt ist. [...] Alles das nun pflegt man“, wie in Franz Ebhardts *Handbuch für den Verkehr in der Familie, in der Gesellschaft und im öffentlichen Leben* nachzulesen ist, „unter dem Namen Jndiskretion, der rücksichtslosen Schwatzhaftigkeit, zusammen zu fassen“.[54] Das verletzende Zwinkern des Onkels und der nach Auffassung Thameyers vielsagende Händedruck der Mutter – diese Zeichen mögen, schlimm genug, als familieninterne Taktlosigkeit durchgehen. Die „Collegen im Bureau“, der „Hausmeister“, die „Köchin“, der „Specereihändler an der Ecke“ und die von ihm ins Bild gesetzte „alte Dame“, die „drei alte[n] Weiber“, sie alle zeigen, wie Thameyer meint,[55] ein reges Interesse an

[54] Ebhardt: *Der gute Ton in allen Lebenslagen*, S. 248f. Ansätze, diesen Aspekt zu berücksichtigen, entwickelt Meyer: „Indem er wiederum betont, seine Frau habe sich lediglich ‚versehen‘, rettet Thameyer aber dennoch seine Inszenierung als Opfer: nicht ihm ist ein Versagen vorzuwerfen, sondern der klatschsüchtigen und schadenfrohen Welt, deren Unverständnis und Ignoranz ihn in den Selbstmord treiben. Und völlig unrecht hat Thameyer mit dieser Ansicht immerhin nicht: schließlich sind es letzten Endes die Heucheleien und Scheinheiligkeiten einer bürgerlichen Welt, die den Aufbau einer progressiven männlichen Identität von vornherein unmöglich machen“ (*Männlichkeit und Melodram*, S. 101).

[55] Meyer bestimmt Thameyers Wahrnehmung und Deutung der Reaktionen in seinem sozialen Umfeld als „Paranoia“ und „Verfolgungswahn“, leitet diese Bestimmung aber nicht aus Textbefunden ab, sondern gewinnt sie psychologisierend: „Weil Thameyer auf die Frage der Untreue seiner Frau und auf den möglicherweise von anderen gehegten Verdacht seiner Impotenz fixiert ist, glaubt er, seine Mitmenschen wären mit ähnlichen Gedankengängen befaßt“. Dies ist psychologisch zwar plausibel, durch den Text aber nicht gedeckt. Daß Thameyer zeugungsunfähig ist und darum weiß, legt der Brief zu schlußfolgern nahe, Gewißheit gibt er nicht (vgl. ebd., S. 99). Auch Aurnhammer stellt den Realitätsgehalt von Thameyers Beobachtungen in seinem sozialen Umfeld grundlegend in Frage: „Die Reihe der Personen, die mit Verwandten beginnt (Onkel, Mutter) und über Nachbarn und Hausgenossen (Hausmeister, Köchin) bis zu entfernteren Personen reicht (Spezereihändler an der Ecke, anonyme Fahrgäste im Stellwagen), lässt in ihrer Antiklimax an der Zuverlässigkeit von Thameyers Wahrnehmungen zweifeln. Auch nimmt die präzise Manifestation von Mimik und Gestik ab, die Thameyer als Verhöhnung seines angeblichen Hahnreitums auffasst: Augenzwinkern, Händedruck, verbissenes Lachen, Gesichtsausdruck, Nachschauen, Nachrede wirken so vage, dass sie trotz oder eben wegen ihrer Summation wie bloße Projektionen wirken: In welch starkem Maße Thameyer seine eigenen Zweifel auf die Umgebung überträgt, wird syntaktisch an verzweifelten Fragen und Imperativen deutlich.“ (Aurnhammer: *Arthur Schnitzlers intertextuelles Erzählen*, S. 117.) Da Thameyers Beobachtungen nicht als schiere Einbildung akzentuiert sind, bleibt es dem Leser überlassen, zu entscheiden, in wieweit Thameyer projiziert, welcher Stellenwert den manifesten Reaktionen in seinem sozialen Umfeld tatsächlich zukommt: den Worten des Arztes, dem Zwinkern des Onkels, dem Händedruck der Mutter, dem Flüstern der Kollegen, dem lustigen Gesicht der Köchin, den Versuchen des Hausmeisters, das Lachen zu

seinen Familienangelegenheiten und haben, aktiv oder passiv, möglicherweise Anteil an der „schleunigen Verbreitung“ der in den Augen Thameyers „unsinnigsten Gerüchte“. Anhänger der Lehre des Versehens scheinen sie nicht zu sein.

Fraglos, Andreas Thameyer ist naiv und eitel, und seine Kränkung deutet auf eine narzisstische Disposition hin, gleichwohl aber fällt ihm, wenn schon nicht die Sympathie der Leserinnen und Leser zu, so doch zumindest ihr Mitleid. „Was soll ich thun?“ fragt er, in die Enge getrieben, und erwägt, vor denjenigen „flehen[d]“ „nieder[zu]knien“[56], aus deren Rede, aus deren Mimik und Gestik er Hohn und Spott abliest, die also die Anerkennung seiner Erzählung und damit verbunden die Wiederherstellung der Thameyerschen Ehre verweigern.[57] Am stärksten ins Gewicht der Affektlenkung der Leserinnen und Leser fällt indes, wofür der Abschiedsbrief zeugt, dafür nämlich, daß der ausgeschlossene und sich erniedrigende Thameyer zum Zeitpunkt, da sein letzter Brief gelesen wird, bereits aus dem Leben geschieden und daher als Opfer, als Spielball gesellschaftlicher Ächtung markiert ist. Vor diesem Hintergrund ist das Verhalten des Onkels als taktlos und dasjenige der Mutter als ungeschickt zu bewerten, dasjenige aber der Kollegen, des Hausmeisters, der Köchin, des Gewürzhändlers, der alten Dame und der drei Weiber wird in der Perspektive Thameyers entschieden als Übertretung markiert. Sie machen sich zumindest in seinen Augen der „Jndiskretion, der rücksichtslosen Schwatzhaftigkeit“ schuldig. Welche Verhaltensstandards und Wertmaßstäbe dieser Einschätzung um 1900 zugrunde gelegt sind, verdeutlicht Franz Ebhardts ungemein auflagenstarkes *Handbuch*: „Wir selber […] sollen uns gewöhnen“, so Ebhardt, es „ihnen“, gemeint sind die Klatschsüchtigen,

> nicht nachzuahmen, wir sollen es uns zur Regel machen, nichts von dem, was uns mitgeteilt wurde, weiter zu tragen. Ganz abgesehen davon, daß sich jeder davor hüten soll, in den Ruf eines klatschsüchtigen Menschen zu kommen, kann er auch nie wissen, welch große Verantwortung er damit auf sich ladet. Jn solchen Mitteilungen, die fast immer Ungünstiges über unsern Nebenmenschen enthalten, ist meistens Wahres und Falsches gemischt; da wir beides nicht zu unterscheiden vermögen, so können wir mit dem Weiterverbreiten von Dingen, die einem dritten zu größtem Schaden gereichen können, leicht in die Lage geraten, Ursache eines Unglücks zu sein.[58]

unterdrücken, den Worten des Händlers „Das ist er“ (Schnitzler: *Andreas Thameyers letzter Brief*, hier S. 64a), der Verwendung des freilich weit verbreiteten Thameyerschen Vornamens in der Rede der drei Alten.

56 Ebd., S. 64a.

57 Die Anerkennung der Erklärung Thameyers, ihre Weiterverbreitung und Archivierung in der oralen Tradition wäre gleichsam als gelingender (allerdings um den Preis eines Irrationalismus erfolgender) Wiedereingliederungsritus zu bestimmen; vgl. hierzu Arnold van Gennep: *Übergangsriten (Les rites de passage)*, Frankfurt a. M. u. New York 1999, S. 16–23).

58 Ebhardt: *Der gute Ton in allen Lebenslagen*, S. 249f.

4 Spiel mit den Leserinnen und Lesern

Es griffe allerdings entschieden zu kurz, wollte man *Andreas Thameyers letzten Brief* als moralinsauren Versuch einer Parteinahme für einen sozial diskreditierten und gekränkten Ehemann bestimmen. Was vordergründig nämlich als authentische Aufzeichnung eines Verzweifelten gelten könnte,[59] folgt einer äußerst subtilen, die Leserinnen und Leser gleichsam formatierenden Strategie, die (und deren Auswirkungen) ich im Folgenden freilegen möchte. Thameyers Brief macht kein Hehl aus seinem Thema: Von Beginn an ist klar, daß die Treue seiner Ehefrau und mit dieser ihre Ehre und diejenige ihres Gatten auf dem Spiel stehen: „Keineswegs“, so lauten die ersten Sätze des Briefs, „kann ich weiterleben. Denn solange ich lebe, würden die Leute höhnen, und niemand sähe die Wahrheit ein. Die Wahrheit aber ist, daß mir meine Frau treu war“[60].

Zu beweisen trachtet Thameyer dies mit Hilfe einschlägiger Literatur.[61] Aus den von ihm angeführten Sachverhalten ist zu schließen, daß die eheliche Treue deshalb zur Debatte steht, weil dem Kind eine erklärungsbedürftige Spur eingeschrieben ist – welche allerdings, bleibt vorerst unklar, da die von Thameyer ins Feld geführten Beispiele reichlich heterogen sind: Malebranches *De la Recherche de la Vérité* entnimmt er die Erzählung von einer Frau, die „anlässlich der Canonisationsfeier des heiligen Pius dessen Bildnis so scharf betrachtete, dass der Knabe, den sie darauf zur Welt brachte, diesem Heiligen vollkommen glich“[62]. Luthers *Tischreden* liefern ihm den Bericht über „einen Bürger mit einem Todtenkopf“, dessen Stigma daher rühre, daß seine „Mutter […] während ihrer Schwangerschaft durch den Anblick eines Leichnams aufs heftigste erschreckt worden war“[63]. Heliodor steuert die Erzählung der äthiopischen Königin bei, die sich während der „Umarmungen ihres schwarzen Ehegemals“[64] an einer Marmorplastik versehen und daher einer hellhäutigen Tochter das Leben geschenkt habe. Angeführt wird ferner der aus dem 17. Jahrhundert rührende Bericht über eine Frau, die „nach vierjähriger Abwesenheit ihres Gatten einen Knaben“ gebar, der die Frucht der

59 Daß man es mit einem zwar authentisch wirkenden, in der fingierten Authentizität aber sich nicht erschöpfenden Zeugnis zu tun hat, betont bereits Dieterle (*‚Keineswegs kann ich weiterleben‘*, hier S. 24): „Schaut man genau hin, erfüllt Andreas Thameyers monologischer letzter Brief durchaus die Forderung einer das Ich-Bewußtsein transzendierenden narrativen Form: er unterscheidet sich zwar grundsätzlich vom inneren Monolog durch die Tatsache, daß er doch als Mitteilung konzipiert, also adressatenbezogen ist (was der innere Monolog nie sein kann), doch rückt er in die Nähe des inneren Monologs dadurch, daß er, obzwar in der Hauptsache wohlüberlegt, aus dem Augenblick heraus geschrieben wird und zum Teil das Mäanderhafte eines spontanen Gedankengangs hat.“

60 Schnitzler: *Andreas Thameyers letzter Brief*, hier S. 63a.

61 Eine akribische Freilegung des intertextuellen Gefüges in quellenkritischer und produktionsästhetischer Perspektive liefert Aurnhammer. Aurnhammer deutet Thameyers Praxis der „selektive[n] Zitation“ und eines „bewusst einseitigen, ja verfälschenden Umgang[s] mit den Quellen“ als „Indiz für Thameyers Verdrängung“ (Aurnhammer: *Arthur Schnitzlers intertextuelles Erzählen*, S. 123 u. S. 126).

62 Schnitzler: *Andreas Thameyers letzter Brief*, hier S. 63a.

63 Ebd., S. 63b.

64 Ebd.

lediglich „geträumt[en]" „inbrünstigen Umarmung ihres Gatten"[65] sei. Da die „Aerzte und Wehefrauen" dies „eidlich [...] für möglich" erklärten, habe der zuständige „Gerichtshof [...] dem Kinde alle Rechte der legitimen Geburt"[66] zugesprochen. Es folgt eine in „Hambergs ‚Räthselhaften Vorgängen der Natur'" überlieferte „Geschichte von einer Frau, die ein Kind mit einem Löwenkopf zur Welt brachte, nachdem sie im siebenten Monat ihrer Schwangerschaft" der Vorstellung eines „Löwenbändigers beigewohnt hatte"[67]. Beschlossen wird die Reihe mit einer Kostprobe aus „Limböcks ‚Ueber das Versehen der Frauen'". Dort sei dokumentiert, „dass ein Kind mit einem großen Brandmal auf der Wange geboren wurde, weil die Mutter einige Wochen vor der Geburt das ganze Haus gegenüber in Flammen hatte aufgehen sehen"[68].

Nicht weniger als sechs Beispiele führt der Brief also an, von denen freilich nicht alle, mindestens aber zwei, vielleicht sogar drei geeignet sind, die eheliche Treue der Wöchnerin in Frage zu stellen und anzudeuten, welcher Art die verräterische Spur ist, die sich dem Kind der Thameyers offenbar eingeschrieben findet: das Beispiel der weißen Tochter des äthiopischen Königspaars, dasjenige des Kindes, das einer imaginierten Kohabitation entsprungen sein soll, und dasjenige des Kindes, das zwar dem heiligen Pius, offenbar aber nicht seinem gesetzlichen Vater glich. Statt das Rätsel aufzulösen, ruft es der Abschiedsbrief durch die Schilderung der Reaktion des entbindenden Arztes vielmehr in Erinnerung, erneuert es und befeuert die Imaginatio der Leserinnen und Leser: „Doctor Walther Brauner [...] hat es mir gleich gesagt; bevor er mich hineinführte, sagte er mir: ‚Mein lieber Thameyer, erschrecken Sie nicht und regen Sie sich und ihre Frau nicht auf. Solche Dinge sind schon öfters dagewesen. Jch werde Jhnen morgen das Buch von Limböck bringen und andere über das Versehen der Schwangeren.'"[69]. Am Ende der ersten Hälfte des *Briefes* findet sich endlich ein weiterführender Hinweis – auf die, wie es heißt, „so eigenthümliche Hautfarbe"[70] des Kindes nämlich. Eine Information, die sich zu diesem Zeitpunkt einzig mit der von Heliodor überlieferten und für Thameyer ja „am wichtigsten"[71] erscheinenden „Begebenheit"[72] zu einer einigermaßen kohärenten Vorstellung verbinden ließe. Aus dem Erklärungs- und Rechtfertigungsbedarf, zu dem die Geburt eines hellhäutigen Kindes im Fall der äthiopischen Königin Anlaß gibt, wäre im Fall des österreichischen Paars auf ein Kind zu schließen, dessen Haut – in negativer Verkehrung – dunkel ist.

Nach 34 von insgesamt 240 Zeilen werden die Leserinnen und Leser Schritt für Schritt mit Informationen versorgt, die diese Schlußfolgerung stützen. Zunächst ist zu erfahren,

65 Ebd.
66 Ebd.
67 Ebd.
68 Ebd.
69 Ebd.
70 Ebd., S. 64a. In der *Zeit* nimmt der Abdruck 240 Zeilen in Anspruch. Diese erste Enthüllung erfolgt nach 113 Zeilen.
71 Ebd., S. 63b.
72 Diese Bezeichnung tragen die einzelnen Bücher von Heliodors *Aethiopischer Liebes- und Heldengeschichte* (vgl. Heliodor: *Aethiopische Liebes- und Helden-Geschichte*, S. 145 u. ö.).

daß Anna Thameyer mit ihrer Schwester zusammen im „Thiergarten“ war bei „diese[n] unheimlichen Schwarzen“[73]. Nach weiteren 33 Zeilen steht zu lesen, daß sie „allein bei den Negern war … Allein, denn Fritzi hatte sich plötzlich verloren“[74]. Bis schließlich preisgegeben wird, daß Anna Thameyer ganze „zwei Stunden“ ohne Gesellschaft verbracht hat und damit ausreichend Zeit für einen Ehebruch war, haben die Leserinnen und Leser noch einmal 20 Zeilen hinter sich zu bringen.[75] Während Andreas Thameyer allerdings mit Hilfe, wie er schreibt, „beglaubigte[r], wissenschaftlich feststehende[r] Thatsachen“[76] es für erwiesen hält, daß seine Gattin sich versehen habe, steht den Leserinnen und Lesern eine weitaus näherliegende[77] Schlußfolgerung zur Wahl, nein: vor Augen – diejenige nämlich, die all jene gezogen haben, die der Thameyerschen Erklärung die Anerkennung anscheinend verweigern:[78] der Onkel, die Mutter, die „Collegen“, der „Hausmeister“, die „Köchin“, der „Specereihändler “, die von diesem ins Bild gesetzte „Dame“ und die „drei alte[n] Weiber“[79].

73 Schnitzler: *Andreas Thameyers letzter Brief*, hier S. 64a.

74 Ebd.

75 Dieses Verfahren des Aufschiebens deutet Reid als Spur einer Verdrängung (*Andreas Thameyers letzter Brief‘ and ‚Der letzte Brief eines Literaten‘*, hier S. 444). Das stärkste Indiz hierfür liefert Thameyers Formulierung „ihr Kind – unser Kind“ (Schnitzler: *Andreas Thameyers letzter Brief*, hier S. 63b). Das Verschweigen des eigentlichen Sachverhalts ausschließlich so zu deuten, legt *Andreas Thameyers letzten Brief* fest auf ein fingiert-authentisches Sprechen. Nicht in den Blick rückt dagegen eine über dieses Fingieren einer Psychostruktur hinausweisende literarische Qualität. „Schnitzler is obviously playing games with the reader“, analysiert Brenda Keiser (*Deadly Dishonour. The Duel and the Honor Code in the Works of Arthur Schnitzler*, New York u. a. 1990, S. 112). Dieser Befund bleibt allerdings bezogen auf die Zweideutigkeit des Verbums „versehen“.

76 Schnitzler: *Andreas Thameyers letzter Brief*, hier S. 63b.

77 Deren Plausibilität wird erhöht durch die boomende Praxis der Völkerschauen um 1900 in Wien. Vgl. Hilke Thode-Arora: *Für fünfzig Pfennig um die Welt. Die Hagenbeckschen Völkerschauen*, Frankfurt a. M. u. New York 1989, S. 177, Werner Michael Schwarz: *Anthropologische Spektakel. Zur Schaustellung „exotischer“ Menschen, Wien 1870–1910*, Wien 2001, Volker Mergenthaler: *Völkerschau – Kannibalismus – Fremdenlegion. Zur Ästhetik der Transgression (1897–1936)*, Tübingen 2005, S. 15–84. Vgl. hierzu auch *(Ein Naturwunder)*, in: *Jllustrirtes Wiener Extrablatt. Abend-Ausgabe* 31.202 (1902), S. 2): „Wir lesen in Berliner Blättern: Ein ‚Naturwunder‘ erregt in unserer Nachbarstadt Potsdam nicht geringes Aufsehen. Die weiße Frau eines weißen Mannes hat dort ein schwarzes Kind zur Welt gebracht. Der Vater glaubt allerdings an ein Wunder so wenig, daß er sich von seiner Frau will scheiden lassen. Dieselbe Naturerscheinung zeigte sich übrigens schon in Berlin, hier gleich in mehreren Fällen, einige Zeit nach der Gewerbeausstellung von 1896. Man brachte sie damals mit der starken Vertretung unserer schwarzen Landsleute in der Colonial-Abtheilung der Ausstellung oder anderen exotischen Gästen in Verbindung. Ob in Potsdam ähnliche Naturkräfte das Wunder bewirkt haben, steht noch nicht fest. Man munkelt aber davon“.

78 Vgl. hierzu bereits Michael Boehringer (*Fantasies of White masculinity in Arthur Schnitzler's Andreas Thameyers letzter Brief (1900)*, in: *The German Quarterly* 84.1 (2011), S. 80–96, hier S. 83): „it is apparent that the smiles, the laughter, the winking, the sympathetic handshake, that all these non-verbal signs function as instances of ‚micro justice‘“.

79 Schnitzler: *Andreas Thameyers letzter Brief*, hier S. 64a.

5 Re-flexion

An diesem Punkt zeichnet sich ab, worin der spezifische Mehrwert des Schnitzlerschen Textes liegt. Nicht darin, daß er am Diskurs über das Versehen teilhat; er stellt zwar die quellenkritisch bedenkliche Praxis der ‚Beweisführung' bloß, trägt darüber hinaus aber nichts Neues oder Erhellendes dazu bei. Auch nicht darin, daß er die Mechanismen und Abgründe männlicher Identitätspolitik um 1900 beleuchtet; hierfür bedürfte es nicht unbedingt eines literarischen Textes.[80] Seine besondere Leistung besteht vielmehr darin, daß er als ästhetisches Konstrukt seine Leserinnen und Leser auf perfide Weise involviert, doppelt involviert:[81] einmal indem er von Beginn an massiv und unverhohlen ihre Sympathien lenkt: hin zum sich demütigenden und unter dem empfundenen öffentlichen Druck sich das Leben nehmenden Opfer und weg von den unsensiblen, klatschenden und spottenden Menschen seines sozialen Umfelds; sodann aber auch, indem er seine Leserinnen und Leser nach und nach zur Vorstellung des Ehebruches und der Zeugungsunfähigkeit anregt und folglich auch dazu, in der Frage nach dem Versehen die Position der Schulmedizin zu beziehen, Thameyers kläglichem Rettungsversuch also, wie es die Personen in seinem sozialen Umfeld tun, die Anerkennung zu verweigern.

Am Ende stellt sich deshalb ein Unbehagen ein, ein Unbehagen darüber, daß Schnitzlers Text bei seinen Leserinnen und Lesern kaum merklich die Herausbildung einer Vorstellung gefördert hat, die nicht eben von Taktgefühl zeugt, die im Verdacht der „Jndiskretion" steht, „Ungünstiges über unsern Nebenmenschen"[82] enthält und seinen Verbleib in der Sozialordnung torpediert. Die moralische Verurteilung der „lachen[den]"[83], „höhnen[den]"[84], „flüstern[den]"[85], „zwinker[nden]"[86] und klatschenden Personen aus dem sozialen Umfeld Thameyers weist nun zurück auf genau diejenigen, die es sich allzu behaglich gemacht haben im Richterstuhl ihrer Lektüre. Versöhnlich mag die auf diese Weise Ertappten 1902 vielleicht gestimmt haben, daß sie diesen Handstreich des Schnitzlerschen Textes als Indiz seiner literarischen Qualität werten

80 Imke Meyer weist darauf hin, Schnitzlers Text mache unmißverständlich deutlich, daß eine „Auseinandersetzung mit den blinden Flecken des Aufklärungsdiskurses" „dringend notwendig ist und daß eine melodramatische Flucht in vor-aufklärerische Diskurse einer krisengeschüttelten männlichen Identität keine Rettung bieten kann" (Meyer: *Männlichkeit und Melodram*, S. 102). Hätte dies ein soziologischer Essay nicht zum Vorschein bringen können?

81 Ähnlich argumentiert Schnyder (*Im Netz der Bedeutung*, hier S. 421), der in der Thematisierung der Blicke der zur Schau gestellten „Riesenmenschen" ein Instrument des literarischen Textes erkennt, mittels dessen „die vorgegebene Blickhierarchie ins Wanken" gebracht und der „Blick der Lesenden auf das eigentliche Exponat, Andreas Thameyer und die Wiener Gesellschaft der Jahrhundertwende" gelenkt werde. Die Konfrontation der Wiener Gesellschaft mit sich selbst auf deren Xenophobie zu beschränken, greift allerdings zu kurz. Ausgeblendet bleibt nämlich, daß und wie die besagte Gesellschaft sich Thameyer gegenüber in Stellung bringt und den Leser zur Komplizenschaft anhält.

82 Ebhardt: *Der gute Ton in allen Lebenslagen*, S. 248f.

83 Schnitzler: *Andreas Thameyers letzter Brief*, hier S. 64b.

84 Ebd., S. 63a.

85 Ebd., S. 64a.

86 Ebd.

durften – zumindest dann, wenn sie die wenige Seiten vor *Andreas Thameyers letztem Brief* abgedruckte Abhandlung des Leipziger Philosophen Johannes Volkelt über *Kunst, Moral, Cultur* in Erinnerung behalten haben. Darin heißt es:

> Eine Kunst, die nur Dichtungen hervorbrächte, deren Ausgang *unmittelbar* das sittliche Bedürfnis befriedigte, uns unmittelbar sittlich erhöbe und tröstete, wäre nicht Offenbarerin und Deuterin der Welt, sondern müsste sich den Vorwurf des wohlfeilen Jdealismus, der Harmonisierungssucht, der Schönmacherei gefallen lassen. Es kommt nur darauf an, dass sich in der dichterischen Darstellung niederdrückender und beklemmender menschlicher Entwickelungen ein ernster und großer Sinn ausspricht. Dies kann so geschehen, dass edle, erhabene Trauer, sei sie weich oder herb, über der Dichtung schwebt, oder so, dass aus ihr ein gequälter Geist zu uns spricht.[87]

6 Literatur und Quellen

Abraham, Bénédicte: *Discours de la folie raisonnante dans Andreas Thameyers letzter Brief*, in: *Crises allemandes d l'identité / Deutsche Identitätskrisen*, hg. v. Michel Vanoosthuyse, Montpellier 1998, S. 35–43.

Allen, Richard H.: *An Annotated Arthur Schnitzler Bibliography. Editions and Criticism in German, French, and English 1879–1965*, Chapel Hill o. J.

Allgemeine Deutsche Biographie, *Bd. 18*, Leipzig 1883.

Aurnhammer, Achim: *Arthur Schnitzlers intertextuelles Erzählen*, Berlin u. Boston 2013.

Bartels, Adolf: *Geschichte der deutschen Litteratur. Jn zwei Bänden. Zweiter Band. Das neunzehnte Jahrhundert*, Leipzig 1902.

[Bartholin, Thomas]: *Thomae Bartholini HISTORIARIUM Anatomicarum & Medicarum Rariorum. Centuria V. & VI. Accessit Viri Clarissimi JOHANNIS RHODII / Mantissa Anatomica. HAFNIAE, Typis HENRICI GÖDIANI, Reg. & Acad. Typogr. Sumptibus PETRI HAUBOLDI Bibl.* 1661.

Beßlich, Barbara: *Mütter im Visier. ‚Versehen' und ‚Telegonie' in Otto Weiningers Geschlecht und Charakter – mit einem Seitenblick auf Weiningers Anleihen bei Goethe, Ibsen und Zola*, in: KulturPoetik 4.1 (2004), S. 19–36.

Blencke, [August]: *Ueber congenitalen Femurdefect*, in: *Zeitschrift für orthopädische Chirurgie einschliesslich der Heilgymnastik und Massage* 9 (1901), S. 584–656.

Boehringer, Michael: *Fantasies of White masculinity in Arthur Schnitzler's Andreas Thameyers letzter Brief* (1900), in: The German Quarterly 84.1 (2011), S. 80–96.

Brümmer, Franz: *Lexikon der deutschen Dichter und Prosaisten des neunzehnten Jahrhunderts*, 4. Aufl., *Bd. 3*, Leipzig o. J. [1896].

Dieterle, Bernard: *‚Keineswegs kann ich weiterleben'. Figurationen des Schreibens bei Arthur Schnitzler*, in: *Modern Austrian Literature* 30.1 (1997), S. 20–38.

Ebhardt, Franz: *Der gute Ton in allen Lebenslagen. Ein Handbuch für den Verkehr in der Familie, in der Gesellschaft und im öffentlichen Leben*, 11. Aufl., Leipzig u. Berlin 1889.

(Ein Naturwunder), in: *Jllustrirtes Wiener Extrablatt. Abend-Ausgabe* 31.202 (1902), S. 2.

Foges, A[rthur]: *Ueber einige Mißbildungen und das sogenannte Versehen. Vortrag, gehalten von Herrn Dr. A. Foges in der Versammlung des Unterstützungsvereines für Hebammen am 2.*

[87] Johannes Volkelt: *Kunst, Moral, Cultur*, in: *Die Zeit* 32.408 (1902), S. 53–55, hier S. 55.

Mai 1900, in: *Hebammen-Zeitung. Organ des Unterstützungs-Vereines für Hebammen* 14.9 (1900), S. 65f.

Gennep, Arnold van: *Übergangsriten (Les rites de passage)*, Frankfurt a. M. u. New York 1999.

Gottschall, Rudolf von: *Die deutsche Nationallitteratur des neunzehnten Jahrhunderts. Litteraturhistorisch und kritisch dargestellt*, 7. Aufl., *Bd. 4*, Breslau 1902.

Hanstein, Adalbert von: *Das jüngste Deutschland. Zwei Jahrzehnte miterlebter Literaturgeschichte*, Leipzig 1901.

Heliodor: *Aethiopische Liebes- und Helden-Geschichte*, Jena 1750.

Keiser, Brenda: *Deadly Dishonour. The Duel and the Honor Code in the Works of Arthur Schnitzler*, New York u. a. 1990.

Ledderhose, [Carl Friedrich]: *Hamberg, Theodor H.*, in: *Allgemeine Deutsche Biographie*, *Bd. 10*, Leipzig 1879, S. 468–470.

Lorenz, Ottokar: *Lehrbuch der gesammten wissenschaftlichen Genealogie. Stammbaum und Ahnentafel in ihrer geschichtlichen, sociologischen und naturwissenschaftlichen Bedeutung*, Berlin 1898.

Mann, Thomas: *Gladius Dei*, in: *Die Zeit* 32.406 (1902), S. 31f. u. 32.407 (1902), S. 46–48.

Mergenthaler, Volker: *Völkerschau – Kannibalismus – Fremdenlegion. Zur Ästhetik der Transgression (1897–1936)*, Tübingen 2005.

Meyer, Imke: *Männlichkeit und Melodram. Arthur Schnitzlers erzählende Schriften*, Würzburg 2010.

o. A.: *Die gerichtlich-anthropologische Anerkennung*, in: *Blätter für gerichtliche Anthropologie* 11 (1860), S. 83–136.

Preuss, J[ulius]: *Vom Versehen der Schwangeren. Eine historisch-kritische Studie*, in: *Berliner Klinik* 51 (1892), S. 1–50.

Rath, Otto vom: *Bemerkungen über das Versehen und die Telegonie*, in: *Berichte der Naturforschenden Gesellschaft zu Freiburg i. B.* 10 (1898), S. 333–359.

Reid, Maja D.: *‚Andreas Thameyers letzter Brief‘ and ‚Der letzte Brief eines Literaten‘: Two Neglected Schnitzler Stories*, in: *The German Quarterly* 45.3 (1972), S. 443–460.

Reise- und Bade-Abonnement auf die Wiener Wochenschrift „Die Zeit“, in: *Die Zeit* 32.408 (1902), Umschlagrückseite, o. P.

Schnitzler, Arthur: *Andreas Thameyers letzter Brief*, in: *Die Zeit* 32.408 (1902), S. 63f.

Schnitzler, Arthur: *Medizinische Schriften*, hg. v. Horst Thomé, Wien u. Darmstadt 1988.

Schnyder, Peter: *Im Netz der Bedeutung. Arthur Schnitzlers Erzählung ‚Andreas Thameyers letzter Brief‘ in kulturwissenschaftlicher Perspektive*, in: *Akten des X. Internationalen Germanistenkongresses Wien 2000. „Zeitenwende – Die Germanistik auf dem Weg vom 20. ins 21. Jahrhundert“*, hg. v. Peter Wiesinger, *Bd. 6*, Bern u. a. 2002, S. 419–425.

Schwarz, Paul: *Die Entwicklung der städtischen Grundrente in Wien*, in: *Neue Untersuchungen über die Wohnungsfrage in Deutschland und im Ausland. Herausgegeben vom Verein für Socialpolitik. Deutschland und Österreich*, Leipzig 1901, S. 33–148.

Schwarz, Werner Michael: *Anthropologische Spektakel. Zur Schaustellung „exotischer“ Menschen, Wien 1870–1910*, Wien 2001.

Stanzel, Franz K.: *Telegonie – Fernzeugung. Macht und Magie der Imagination*, Wien, Köln u. Weimar 2008.

Thode-Arora, Hilke: *Für fünfzig Pfennig um die Welt. Die Hagenbeckschen Völkerschauen*, Frankfurt a. M. u. New York 1989.

Volkelt, Johannes: *Kunst, Moral, Cultur*, in: *Die Zeit* 32.408 (1902), S. 53–55.

Welsenburg, Gerhard von [d. i. Iwan Bloch]: *Das Versehen der Frauen in Vergangenheit und Gegenwart und die Anschauungen der Aerzte, Naturforscher und Philosophen darüber*, Leipzig 1899.

Wunberg, Gotthart: *Arthur Schnitzler – oder über Kulturwissenschaften und Literaturwissenschaft*, in: *Arthur Schnitzler im zwanzigsten Jahrhundert*, hg. v. Konstanze Fliedl, Wien 2003, S. 13–35.

Tatjana Buklijaš

Transformations of the Maternal-Fetal Relationship in the Twentieth Century: From Maternal Impressions to Epigenetic States

During the 1960s and 1970s, a new understanding of the fetus was produced at the intersection of demographic changes – high fertility and reduced infant mortality – in the 'baby boom' era; new medical visual technologies and the expansion of mass media; the rise of the feminist movement and liberalization of abortion. These social shifts spurred scholarly and lay interest in public representations and private perceptions of the fetus,[1] the rise of the fetus as a subject,[2] the politics of abortion,[3] and the uses of fetal bodies in research.[4] A century ago, scholars have argued, the mother and the fetus were one; maternal experiences 'imprinted' the malleable fetus and maternal testimony was central to the understanding of pregnancy until the hidden fetus was revealed at birth. But starting in the 19th century and especially during the recent decades, an increasingly visible and autonomous fetus has emerged, the mother has been erased from the picture and the experience of pregnancy has come to be more contingent and technologically mediated.

This compelling and broad narrative glosses over subtler shifts in the way that the fetus, the mother, and, especially, the relationship between them have been conceptualized. And yet a closer look at medical and scientific literature shows that over the course of the 20th century the maternal-fetal relationship has been reinterpreted and redrawn multiple times. For this essay, I have used published sources from diverse

1 See Rosalind Pollack Petchesky: *Fetal images: The power of visual culture in the politics of reproduction*, in: *Feminist Studies* 13.2 (1987), pp. 263–292, Solveig Jülich: *Fetal photography in the age of cool media*, in: *History of participatory media: politics and publics, 1750–2000*, ed. by Solveig Anders Ekström, Frans Lundgren Jülich and Per Wisselgren, London 2011, pp. 125–141, Emily K. Wilson: *Ex utero: Live human fetal research and the films of Davenport Hooker*, in: *Bulletin of the History of Medicine* 88.1 (2014), pp. 132–160 and Barbara Duden: *Disembodying women: Perspectives on pregnancy and the unborn*, Cambridge 1993.

2 See Sara Dubow: *Ourselves unborn: A history of the fetus in modern America*, Oxford and New York 2011 and Monica J. Casper: *The making of the unborn patient: A social anatomy of fetal surgery*, New Brunswick, N. J. 1998.

3 See Leslie J. Reagan: *Dangerous pregnancies: Mothers, disabilities and abortion in modern America*, Berkeley 2010.

4 See Naomi Pfeffer and Julie Kent: *Framing women, framing fetuses: How Britain regulates arrangements for the collection and use of aborted fetuses in stem cell research and therapies*, in: *BioSocieties* 2 (2007), pp. 429–447, Lynn M. Morgan: *Icons of life: a cultural history of human embryos*, Berkeley 2009 and Wilson: *Ex utero*.

medical and scientific disciplines, such as obstetrics, fetal physiology, evolutionary biology, developmental science and epigenetics, to draw attention to the changing ways in which the maternal-fetal relationship has been understood. This close reading has helped me uncover underlying assumptions – shifting and competing even within a single discipline – that fed into scientific and clinical research. For example, the 1960s physiologists who stressed fetal autonomy when describing fetuses as lone mountaineers and astronauts also worked on questions related to the fetal control of processes within fetal and maternal body, such as the onset of labour and fetal growth. The diverse assumptions, metaphors and research questions tell us something about changing social views of and attitudes towards motherhood, pregnancy and the relationship between the mother and the fetus, including and especially maternal influences upon the developing organism.

Covering the long 20th century, I have identified several key concepts and periods: abandoning of maternal impressions, strong hereditarianism and the fetus as the parasite in the early decades of the 20th century, the era dominated by eugenics; the 'maternal effects' of the mid-20th century, when concerns over adequate nutrition and trauma of long-standing effect that emerged around the Second World War supported the idea of the 'critical' or 'sensitive' periods, and revived interest into maternal influences; the autonomous fetus of the 1960s and 1970s civil rights movement era followed by the selfish fetus imagined by evolutionary biologists of later decades of the 20th century; ending with the latest rapprochement between the mother and the fetus supported by developmental approaches and epigenetics. While it may be tempting to regard this latest development as a return of maternal impressions, I want to show that similarities are superficial: the fetal-maternal relationship was redrawn according to new rules and it cannot be fully understood without insight into its recent history.

1 The fetal parasite

Well into the 1800s, the developing organism was seen to be malleable by external influences and the mother was both the mediator and the source of these cues. Anything the mother ate, saw, touched, or even imagined, collectively known as *maternal imagination* or *maternal impression*, was understood to have a capacity to affect the child.[5] Yet during the 19th century this close bond between the mother and the fetus was broken. The concept of *heredity*, which reduced the mother to little more than a passive vessel transmitting elements collected from previous generations to the offspring, first appeared in the early decades of the 19th century and quickly gained popularity.[6] In the

5 See Marie-Hélène Huet: *Monstrous imagination*, Cambridge 1993, Ulinka Rublack: *Pregnancy, childbirth and the female body in early modern Germany*, in: *Past and Present* 150 (1996), pp. 84–110 and Margrit Shildrick: *Maternal imagination: Reconceiving first impressions*, in: *Rethinking History* 4.3 (2000), pp. 243–260.

6 See Carlos López-Beltrán: *The medical origins of heredity*, in: *Heredity produced: At the crossroads of biology, politics and culture, 1500–1870*, ed. by Staffan Müller-Wille and Hans-Jörg Rheinberger, Cambridge 2007, pp. 105–132.

1880s, the German biologist August Weismann explained how heredity worked using the tools of experimental biology.[7] According to Weismann, "germplasm" (preserved in the germline but unfolding its potential in the body during development) was resistant to influences exerted by "soma"; so changes of somatic cells had no effect upon the germline. While Weismann did allow the possibility of direct environmental influence upon the germ cells, scholars who followed in his footsteps by and large reduced development to a robust pre-programmed sequence of stages. Influences received in development, unless extreme to the point of threatening maternal or fetal survival, were secondary to heredity.

Weismann's work had major impact outside academic biology. The early 20th century is usually seen as the high point of eugenics, a broad movement that distilled the 19th-century concerns over rapid socio-economic change into modernist visions of society reformed through rational reproduction.[8] Eugenics preceded the cellular explanation of heredity: it relied, initially, on the mid-century concept of degeneration, whereby 'organic' and social factors acted on the organism to produce a reverse evolution, cumulative over generations, taking a lineage to a downhill slope of no return.[9] Weismann's work provided it with scientific cachet.

So if we take that strong hereditarianism saw the mother as a passive vessel, rather than an active agent in the formation of the new organism and the mediator of external influences, then the appeal of the model taken from another cutting-edge scientific discipline of the period, parasitology – relationship between a parasite and its host – begins to make sense. The parasite depended on its host for shelter and food, but was also remarkably protected from the fluctuations in the host's circumstances and environment, even if the host itself suffered. Accordingly, the fetus was understood to thrive in all except the most extreme circumstances, with maternal homeostatic mechanisms maintaining environmental factors at a near constant level and the placenta protecting from many noxious substances.[10] Yet, for the mother, the pregnancy could be precarious: as "the increasing demands of the parasitic fetus will make the diet deficient for the mother"[11].

7 See Staffan Müller-Wille and Hans-Jörg Rheinberger: *A cultural history of heredity*, Chicago 2012, pp. 86–89.

8 See Philippa Levine and Alison Bashford: *Introduction: Eugenics and the modern world*, in: *The Oxford handbook of the history of eugenics*, ed. by Philippa Levine and Alison Bashford, Oxford 2010, pp. 3–24 and Angus McLaren: *Reproduction by design: Sex, robots, trees and test-tube babies in interwar Britain*, Chicago 2012.

9 See Daniel Pick: *The faces of degeneration: A European disorder, c. 1848–1918*, Cambridge 1989.

10 See Lester Warren Sontag: *The significance of fetal environmental differences*, in: *American Journal of Obstetrics and Gynecology* 42 (1941), pp. 996–1003 and Aryn Martin and Kelly Holloway: *'Something there is that doesn't love a wall': Histories of the placental barrier*, in: *Studies in History and Philosophy of Biological and Biomedical Sciences* 47 (2014), pp. 300–310.

11 J. Harry Ebbs, W. A. Scott, F. F. Tisdall, Winifred J. Moyle and Marjorie Bell: *Nutrition in pregnancy*, in: *The Canadian Medical Association Journal* 46.1 (1993), pp. 1–6, here p. 1.

There were traces of the idea of the parasitic fetus in earlier times: in the 18th century, Denis Diderot wrote in his *Eléments de Physiologie* that “the child is at all times an inconvenient guest for the womb” and described delivery as “a sort of vomiting”[12]. However, it was not until the turn of the 20th century that the idea gained full prominence. Scientists travelled across colonial empires to study the life cycles of organisms causing frightening diseases, such as malaria and sleeping sickness, killing people and damaging imperial economies. The idea of the parasite was engrained in public imaginations. It was also politically helpful: as civilians faced severe food shortages in the First World War, reassurances that the fetus (as well as infant/lactating mother) would be unaffected by maternal starvation might have been seen as comforting.[13]

Yet there were voices critical of strong hereditarianism. Some came from the relatively marginal movements such as *prenatal culturism*, associated with theosophy and drawing on the notion of prenatal impressions. It argued that heredity could be influenced by a pregnant woman’s thoughts and behaviour, and thus those had to be controlled.[14] Others were mainstream physicians. They used the examples of conditions such as congenital syphilis to argue against a sharp distinction between hereditary and communicable (environmentally caused) diseases.[15] The best known among them was the Edinburgh obstetrician John William Ballantyne, who gave teratology – the science of collecting and ordering monstrous births – clinical significance and reinvented it as *antenatal pathology*.[16] For Ballantyne, the maternal body provided the immediate point of medical and research interest as “we can only reach the unborn infant through the mother who carries him, and so the pre-natal life and the life of the woman in pregnancy are closely bound together and depend one upon the other”[17]. Indeed, he defined the relationship between the mother and the child in the following manner: “although he [the infant] is hidden from sight in the womb of his mother, he is not beyond the influences of her environment, nay, her body is his immediate environment”[18].

The rise of hereditarianism through the 19th and early 20th century, thus, influenced the view of maternal-fetal relationship. The concept of maternal impressions, or indeed

12 Denis Diderot: *Eléments de physiologie*, in: *Oeuvres Complètes. Vol.* 9, éd. par J. Assézat, Paris 1875, p. 406, after Huet: *Monstrous imagination*, pp. 82f.

13 See Members of the Department of Experimental Medicine, Cambridge, and associated workers: *Studies of undernutrition Wuppertal 1946–9*, in: *Special Report Series* 275, London 1951, pp. 346 and 379.

14 See Dubow: *Ourselves unborn*, p. 24.

15 See Peter D. Gluckman, Mark A. Hanson, Alan S. Beedle, Tatjana Buklijaš and Felicia M. Low: *The epigenetics of human disease*, in: *Epigenetics: Linking genotype and phenotype in development and evolution*, ed. by Benedikt Hallgrímsson and Brian K. Hall, San Francisco 2011, pp. 398–423.

16 Cf. Al-Gailani’s chapter in this book and see Salim Al-Gailani: *Teratology and the Clinic. Monsters, Obstetrics and the Making of Antenatal Life in Edinburgh, c.1900*, PhD Diss., Cambridge 2010.

17 John William Ballantyne: *Expectant motherhood: Its supervision and hygiene*, London 1914, p. x.

18 Ibid., p. xii.

any influences received from or through the mother, was relegated to the second place, after heredity. "The mother marks her infant, not with the fanciful imagery of birth-marks, but with the ancestral tendencies," wrote a Chicago professor of obstetrics in this period.[19] But as the narrow notion of heredity was forged around 1900, the notion of *prenatal* or *antenatal* came into being.[20] This new concept accounted for the contingencies of conception, gestation, embryogenesis, birth and breastfeeding, now disconnected from heredity.[21]

2 Critical periods

> The existence of a profusion of myths and superstitions has probably somewhat inhibited until modern times scientific thought and investigation into maternal-fetal relationships from the standpoint of how fetal development may be influenced by varying maternal factors. During the last twenty years, however, many facts and some very interesting hypotheses accumulated in the literature of various fields,

wrote the American physician Lester Sontag, who between the 1930s and 1960s studied the ways in which cues received during development – from maternal nutrition to emotional states – influenced the offspring.[22] By the 1930s eugenics was in retreat: in the increasingly unstable political-economic climate the impact of environment, physical as well as social, upon human health and disease could not be ignored. Genetics, an experimental discipline studying mechanisms and rules of heredity, had matured since the early 1900s and its specialists criticized harshly what they perceived as eugenics' sloppy grasp of genetic concepts and research methods.[23] During the economic depression and in the shadow of the looming war, concerns about feeding human and animal populations in the likely conditions of severe shortage occupied politicians as well as scientists.[24] Those who subscribed to the notion of the parasitic fetus worried that the poorly nourished mothers would perish under demands of pregnancy. Others argued that in a malnourished mother the fetus, its growth and development, would suffer too.

19 See Fred L. Adair: *The interrelationship of mother and fetus. Chairman's address*, in: *Journal of American Medical Association* 99 (1932), pp. 433–437, here p. 433.

20 See Caroline Arni: *Vom Unglück des mütterlichen „Versehens" zur Biopolitik des „Pränatalen". Aspekte einer Wissensgeschichte der maternal-fötalen Beziehung*, in: *Biopolitik und Geschlecht: Zur Regulierung des Lebendigen*, ed. by Eva Sänger and Malaika Rödel, Münster 2012, pp. 44–66.

21 See Caroline Arni: *The prenatal: The contingencies of procreation and transmission in the nineteenth century*, in: *Heredity explored: Between public domain and experimental science*, ed. by Christina Brandt and Staffan Müller-Wille, Cambridge 2016, pp. 285–310.

22 Sontag: *The significance of fetal environmental differences*, here p. 996.

23 See Daniel Kevles: *In the name of eugenics: Genetics and the uses of human heredity*, New York 1985.

24 See Tatjana Buklijaš: *Food, growth and time: Elsie Widdowson's and Robert McCance's research into prenatal and early postnatal growth*, in: *Studies in History and Philosophy of Biological and Biomedical Sciences* 47 (2014), pp. 267–277.

While food was seen a prime example of outside exposures impinging upon the developing organism, other influences – microorganisms, toxins, but also maternal emotional states – came under scrutiny of experimental and clinical scientists.

Throughout the 1930s, nutritionists and physicians, faced with deprivations caused by economic depression, studied the impact of maternal undernutrition on the offspring on cohorts of working-class women, but results were negative or inconclusive.[25] In the Second World War, however, large civilian populations suffered sieges and blockades of food shipments, providing scientists with 'natural experiments': previously well-fed women exposed to severe famines of limited duration.[26] Early findings came from the Leningrad siege, between September 1941 and January 1944, during which the urban civilian population experienced prolonged and severe famine;[27] smaller but more precise data came from Western Holland during the German siege between September 1944 and May 1945, in what became known as the Dutch Winter Famine.[28] Data showed that if the mother starved around conception, then the fetus had a greater chance of being miscarried or born malformed; and if famine struck in the last months of pregnancy, the baby was likely to be born small and light.

Wartime observations were carried forward into lean post-war years: the British scientist Elsie Widdowson studied the birthweight of babies and milk production in hospitals as well as growth of children fed small and monotone food rations in orphanages of the war-raved Germany.[29] She found that not just food but also emotions affected children's growth: children living in an orphanage directed by a strict matron lagged behind their peers raised in an institution ran by a kind person.[30] Back in Cambridge laboratories, Widdowson and her collaborator Professor Robert McCance transformed clinical observations into hypotheses for experimental animal studies: they manipulated with maternal nutrition and the size of the litter (which determined the amount of mother's milk received by each pup) to test how undernutrition during pregnancy and early postnatal period affects the offspring growth and development. They found that the impact was permanent, making adult animals smaller, more prone to infections, and even changing their facial structure.

25 See Lester Warren Sontag, Sarah Idell Pyle and Jane Cape: *Prenatal conditions and the status of infants at birth*, in: *American Journal of Diseases of Children* 50.2 (1935), pp. 337–342 and Susan Williams: *Relief and research: The nutrition work of the National Birthday Trust Fund, 1935–1939*, in: *Nutrition in Britain: Science, scientists and politics in the twentieth century*, ed. by David F. Smith, London 1997, pp. 99–122.

26 See Mervyn Susser and Zena Stein: *Eras in epidemiology: The evolution of ideas*, New York 2009, pp. 208–210.

27 See A. N. Antonov: *Children born during the siege of Leningrad in 1942*, in: *The Journal of Pediatrics* 30.3 (1947), pp. 250–259.

28 See C. A. Smith: *Effects of maternal undernutrition upon the newborn infant in Holland (1944–45)*, in: *Journal of Pediatrics* 30.3 (1947), pp. 229–243.

29 See Buklijaš: *Food, growth and time.*

30 See Elsie M. Widdowson: *Mental contentment and physical growth*, in: *Lancet* 257 (1951), pp. 1316–1318.

Widdowson's research supported the notion of 'critical periods' that emerged across disciplines in the 1930s and 1940s, most importantly in teratology, behavioural studies and fetal physiology, to describe the relationship between chronological time and developmental milestones. Teratology in this period transformed from a museological discipline engaged in collecting and classifying malformed births into an experimental science that sought to explain how certain noxious agents – especially microorganisms such as the rubella virus and certain toxins – acting at well-defined developmental stages produced specific effects.[31] Other studies explored how the lack or excess of physiological substances, e.g. vitamins or hormones, could influence development.

Hormones offered a way to explain a problem of longstanding concern: how maternal emotional states influence the psychological setup of the child. In late 19th-century France Charles Féré had argued that external stimuli, such as loud sounds or maternal emotions, caused uterine contractions, which in turn stimulated the fetus to move.[32] Féré based his argument on the observations made upon a cohort of children born to women who had suffered from "mental shocks" while pregnant during the siege of Paris 1870/71.[33] In the 1940s, Lester Sontag observed a connection between increased fetal movement and the fetal weight gain.[34] Heightened fetal activity, he claimed, was caused by maternal emotional states, which were then transmitted to the fetus by hormones such as adrenaline. And while loud noises and maternal fatigue did increase fetal activity, these (intermittent) factors were less significant than maternal emotional states. Sontag published cases, such as that of a mother with "religious and moralistic" background who during pregnancy learnt about her husband's infidelity. Her "almost continual emotional turbulence" resulted in an "extremely active" fetus and, finally, a short and light infant. In another case, the father developed a psychosis during the fifth month of the mother's pregnancy, causing her to live in constant apprehension of physical violence and worry about her husband's health as well as their future as a family. The infant was light for its length, and "extremely active and irritable"[35].

While just a few decades earlier the focus was on fetal resistance to changes in maternal environment, the decline of eugenics, experiences of economic depression and especially war moved the emphasis onto the ways in which the fetus was sensitive to its environment. I argued elsewhere how broader social concerns with recovery from early trauma – nutritional, emotional, psychological – so pertinent in post-war Europe, provided the background of the idea of sensitive periods.[36] While the idea of the fetus as parasite did not quite go away, the concept of pregnancy as a plastic, open state, and the fetus in constant exchange and communication with environment, gained in currency.

31 See Harold Kalter: *Teratology in the 20th century: Environmental causes of congenital malformations in humans and how they were established*, in: *Neurotoxicology and Teratology* 35 (2003), pp. 131–282.

32 See Arni: *The prenatal.*

33 Cf. Arni's chapter in this book.

34 See Lester Warren Sontag: *Effect of fetal activity on the nutritional state of the infant at birth*, in: *American Journal of Diseases of Children* 60 (1940), pp. 621–630.

35 Ibid., here p. 629.

36 See Buklijaš: *Food, growth and time.*

3 The autonomous fetus

In 1965, the prestigious *Life* magazine published a series of photographs by the Swedish photographer Lennart Nilsson, documenting human development over the nine months of pregnancy.[37] These photographs were hailed as the unprecedented celebration of "drama of life before birth". Nilsson's images, showing the child-like fetal form floating on the "starry sky" background, without the maternal body anywhere in sight, signalized the new status of the fetus as an autonomous being. The growing distinction between mother and fetus was evident everywhere: in the way that the fetuses were portrayed in the media, for lay audiences, but also in textbooks and research papers; in their acquisition of the status of the patient in their own right; and in the language used to talk about them. By the 1960s society was no longer preoccupied with survival and war trauma but rather with questions of identity, subjectivity and agency. Could it be that the severance of the umbilical cord in the representation of fetuses reflected a broader social shift?

The use of fetal images has been extensively studied in the context of feminist history, (visual) politics of abortion as well as broader political and social history of this period.[38] Nilsson's photographs – the most famous and best studied – were created within a gynaecological campaign in Sweden to restrict the abortion law and published in a popular colour magazine to entertain and educate its audience; in the 1970s, they were recruited by the growing *pro-life* movement in the United States to teach its prospective supporters about the 'humanity' of the fetus. And in addition to Nilsson's vivid images, *pro-life* advocates could also draw on less attractive yet increasingly ubiquitous ultrasound scans. By the 1970s, ultrasound technology, first developed in the 1950s, had become a standard part of antenatal medicine.[39]

Historians of medicine have noted that the deployment and popularity of fetal images corresponded with the emergence of the fetus as a patient in its own right. The increased prosperity of the post-Second World War and the rise of public healthcare systems worldwide meant that more women than ever were receiving antenatal care. Yet with an improved control of infectious disease and better socioeconomic conditions

37 Tatjana Buklijaš and Nick Hopwood: *'The lonesome space traveller'. Making Visible Embryos.* 2008–2010, in: http://www.hps.cam.ac.uk/visibleembryos/s7_4.html (14 March 2008).

38 See Jülich: *Fetal photography in the age of cool media*, Petchesky: *Fetal images* and Richard L. Hughes: *Burning birth certificates and atomic Tupperware parties: Antiabortion movement in the shadow of the Vietnam war*, in: *Historian* 68.3 (2006), pp. 541–558.

39 Roentgen was employed to visualise the fetus, but its use was limited to skeleton and to the fetuses with sufficiently calcified skeleton to permit x-ray visualization, so usually from the second trimester onwards. But the use of x-rays became tainted with danger, especially after Hiroshima and Nagasaki, and the final blow was a 1956 study showing that children x-rayed as fetuses had a higher risk of childhood cancer. See Ann Oakley: *The captured womb: A history of the medical care of pregnant women*, New York 1984 and Malcolm Nicolson and John Eric Edgcumbe Fleming: *Imaging and imagining the fetus: The development of obstetric ultrasound*, Baltimore 2013.

both maternal and infant mortality – at least in the developed world – were falling. The medical focus now turned to relatively rare cases of congenital anomalies, prematurity, and conditions that developed in pregnancy. In this period a leading obstetrical scientist, William Liley, pioneered a therapy targeted at the fetus to treat the hitherto incurable fetal haemolytic disease, which emerged when the mother, who did not have Rh antigen on her red blood cells, developed antibodies to the Rh antigen-bearing red blood cells of the fetus.[40] Under ultrasonic guidance, Liley performed blood transfusion into the fetal belly – a method previously done only on born children. Liley's work marked the beginning of the field of *fetal* medicine, which in the following decades gave rise to the highly precarious and controversial area of *fetal surgery*.[41]

The obstetricians' increased interest in the fetus and their positioning as fetal, rather than maternal, advocates became sharply evident as the debate over legalization of abortion deepened in the late 1960s and 1970s. Around that time, many developed countries liberalized their abortion laws but the debate continued and obstetricians frequently stood on the 'conservative' side, against the liberal laws. Ian Donald was a prominent opponent of the legalization of voluntary abortion and campaigner against the 1967 Abortion Act, and he employed vivid images produced by the ultrasound technology that he had pioneered in anti-abortion campaigns. Even when his campaign failed and Britain legalized abortion, he continued to fight elsewhere, for example taking his images to Italy that in the late 1970s was in the swing of antiabortion debate.[42] At the same time, alarmed by the developments in Britain, William Liley launched the Society for the Protection of the Unborn Children (SPUC) in New Zealand in 1970. In contrast to most other pro-life activists, Liley was not religious, but rather held a firm belief that the fetus is a being independent of its mother, "our new individual" residing in a "suitable host"[43]. Yet while fetal advocacy in the matters of abortion prohibition produced little results, in other areas fetuses increasingly came to be seen as needing legal protection from the actions of their mothers.[44] From the 1970s onwards, especially in the United States, conflicts between fetal rights and the rights of women – as patients, workers, and citizens – steadily increased.

One aspect of the increasing visibility and independence of the fetus that has hitherto been little studied is how scientists – rather than practising obstetricians – viewed the fetus. Examining their language and research topics reveals a clear shift towards the autonomous fetus. Starting from the 1960s, science books and articles no longer described the fetus as a passive parasite but rather a fearless pioneer in extreme conditions. Metaphors drew on new technologies of ocean, space and land exploration, calling the

40 See Peter D. Gluckman and Tatjana Buklijaš: *Sir Graham Collingwood (Mont) Liggins. 24 June 1926–24 August 2010*, in: *Biographical Memoirs of Fellows of the Royal Society* 59 (2013), pp. 195–214.

41 See Casper: *The making of the unborn patient*.

42 See Nicolson and Fleming: *Imaging and imagining the fetus*, p. 243.

43 Dubow: *Ourselves unborn*, p. 114.

44 See ibid.

fetus a submarine sailor, "a weightless astronaut in utero"[45] or a mountaineer. At the time when Edward Hilary and Sherpa Tenzing captured the public imagination by "conquering" Mount Everest, the fetal environment began to be described as "Mount Everest in utero"[46]. From the 1960s until 1990, scientists met at conferences tellingly titled "Foetal autonomy", "The fetus and independent life" and "Foetal autonomy and adaptation".[47] Indeed, the introduction to the 1969 *Foetal autonomy* conference proceedings said that "it [the fetus] demonstrates its innate capacity for influencing its external and maintaining its internal environment – that is, its autonomy"[48].

The language of fetal autonomy closely corresponded to the type of research questions that interested scientists in this period. In the 1940s and 1950s, McCance and Widdowson experimented with maternal nutrition and the size of the litter, to show how the antenatal environment shaped development before and after birth. In contrast, in the 1960s and 1970s the focus moved from the external influences to the ways in which the fetus controlled its development. Research methods were developed – named *chronic preparation* or *chronic method* – that allowed precise monitoring of physiological parameters throughout the course of pregnancy, using electrodes and catheters inserted into the pregnant animal.[49] And, indeed, the fetus seemed remarkably autonomous. It could regulate its sleep patterns and its behaviour. It moved and it appeared to breathe. It oversaw its growth through a finely balanced cascade of hormones.[50] But its agency did not stop at the boundaries of the fetal body: the fetus was also seen to "participate in, or is responsible for, the sequence of events that ends in its birth" because "it would be logical feature of reproductive design if the initiation (of labour) were under fetal control, so that the other systems necessary for postnatal survival were normally mature before birth. In this sense fetal autonomy would be a necessary feature of development"[51]. Testifying before the U.S. Congress in support of pro-life legislation, William

45 Robert Alexander McCance: *Summary of session I: Food reserves and food requirements of the newborn*, in: *Nutricia Symposium on the adaptation of the newborn infant to extra-uterine life*, ed. by Jean Henri Pierre Jonxis, Hendrik Klaas Aldert Visser and J. A. Troelstra, Springfield 1964, pp. 305–307, here p. 307.

46 Geoffrey S. Dawes: *Foetal and neonatal physiology: A comparative studies of the changes at birth*, Chicago 1968.

47 See Geoffrey S. Dawes: *The fetus and independent life. Introduction*, in: *Ciba Foundation Symposium (new series)* 86 (1981), pp. 1–4, Gordon Ethelbert Ward Wolstenholme and Maeve O'Connor: *Foetal autonomy*, London 1969 and Geoffrey S. Dawes, Franco Borruto and Alberto Zacutti (eds.): *Fetal autonomy and adaptation*, Chichester 1990.

48 Wolstenholme and O'Connor: *Foetal autonomy*, p. 1.

49 See A. M. Rudolph and M. A. Heymann: *The circulation of the fetus in utero: Methods for studying distribution of blood flow, cardiac output and organ blood flow*, in: *Circulation Reseach* 21 (1967), pp. 163–184.

50 See Peter D. Gluckman and G. C. Liggins: *Regulation of fetal growth*, in: *Fetal physiology and medicine: the basis of perinatology*, ed. by Richard W. Beard and Peter W. Nathanielsz, New York 1984, pp. 511–557.

51 Geoffrey S. Dawes: *The fetus and birth. Introduction: A historical perspective*, in: *Ciba Foundation Symposium (new series)* 47 (1977), pp. 1–4.

Liley described the fetus as being "very much in charge of the pregnancy". The fetus, it seemed, was in control.

4 Neighbours at odds

The idea of the fetus as a cosmonaut or a mountaineer implied agency and self-sufficiency. But scientists and physicians went even further: the feminist historian Ann Oakley quoted from Frank Hytten's 1976 obstetrics textbook describing the fetus as

> an egoist, and by no means an endearing and helpless little dependent as his [!] mother may fondly think. As soon as he has plugged himself into the uterine wall he sets out to make certain that his needs are served, regardless of any inconvenience he may cause. He does this by almost completely altering the mother's physiology, usually by fiddling with her control mechanism.[52]

This "selfish fetus" could not help itself: it was a machine governed by its selfish genes. The 1970s and 1980s were the heyday of disciplines of sociobiology and evolutionary psychology. They explained behaviour – human and animal – using the mid-20th century 'superdiscipline' of *Modern Synthesis*. Modern Synthesis was Darwin's theory of evolution by natural selection unified with population and experimental genetics.[53] Evolution was defined as a change in the allele (gene) frequency, and although the evolutionary environment acted upon the phenotype of the whole organism, it was the passage of the gene across generations that mattered.

And genes, as suggested persuasively in the title of Richard Dawkins' famous book were selfish.[54] They looked after their own interests using the organism as a convenient vehicle to ferry them around, meet prospective mates and secure survival to the next generation. One was fond of his or her parents because they shared 50% of their genes; but cared progressively less for his siblings, half-siblings and cousins, as the percentage of shared genes dropped.[55] In 1974, the American sociobiologist Robert L. Trivers built on this concept to explain the apparent conflict over resources arising between the parents and their children.[56] According to him, children demand from their parents more than the latter are willing to give because their evolutionary interests differ: individual children want all of their parents' attention (and food), yet parents' have other – extant or future – children to consider. Trivers supported his hypothesis with data on the social behaviour of mammals, mostly around the time of weaning. The young aggressively

52 Oakley: *The captured womb*, p. 175.
53 See Peter J. Bowler: *Evolution: the history of an idea*, Berkeley 1984.
54 Richard Dawkins: *The selfish gene*, Oxford 1976.
55 See William D. Hamilton: *The genetical evolution of social behaviour*, in: *Journal of Theoretical Biology* 7 (1964), pp. 1–16.
56 See Robert L. Trivers: *Parent-offspring conflict*, in: *American Zoologist* 14 (1974), pp. 249–264.

demanded more food and care than their parents, who wanted to reserve their energy for other or future offspring, were willing to give.

Trivers' model met enthusiastic reception among evolutionary biologists. Steven Pinker saw the conflict as "inherent to the human condition"[57]. Richard Dawkins described Trivers' model of parent-offspring conflict as "brilliant"[58]. At the same time, behavioural scientists criticized Trivers: in many species the offspring weaned itself while in others mothers responded to its requests. But the model remained popular. It inspired the Harvard evolutionary biologist David Haig to extend it to pregnancy and development, arguing that the mother and the child each have their own interest in mind; interests that are partially aligned (because they share 50% of their genes) but substantially differ (because the remaining 50% is different). Pregnancy, in Haig's view, was not a romantic alliance of "one body and one flesh, a single harmonious unit in which conflicts of interest are impossible" – a perspective that, according to Haig, was the received view. But neither was it correct to see the mother and the fetus locked in a relationship where "the fetus is an alien intruder within its mother's body: a parasite whose sole concern for its host is to ensure an uninterrupted supply of nutrients"[59]. Rather, he likened this "most intimate human relationship" to a constant negotiation, "a tug-of-war" where "two teams attempt to shift a flag a small distance either way, yet there is high tension in the rope and the system would collapse if either side stopped pulling"[60].

Haig first applied the parent-offspring conflict concept to development and pregnancy to explain the phenomenon of genomic imprinting, in which for some genes only maternal (or paternal) copy is expressed, while the copy that came from the other parent is silenced.[61] Because the mammalian mother is equally related to all of her offspring, her interests are best served by controlling resource allocation to her offspring, making sure as many survive as possible; but because the father of the fetus in the current pregnancy may not also father a future fetus or litter, it is in his interest to promote the growth of this particular fetus.[62] The hypothesis was persuasively supported by the insulin growth factor 2 (IGF2) system, in which the growth factor (promoting growth) was paternally expressed as the growth factor receptor (controlling growth) was maternally expressed. But Haig soon expanded his concept to other aspects of pregnancy, in the first place the communication between the mother and the fetus by means of chemi-

57 See Steven Pinker and Paul Bloom: *Natural language and natural selection*, in: *The adapted mind: Evolutionary psychology and the generation of culture*, ed. by Jerome H. Barkow, Leda Cosmides and John Tooby, New York 1992, pp. 451–494.

58 Dawkins: *The selfish gene*, p. 127.

59 David Haig: *Altercation of generations: Genetic conflicts of pregnancy*, in: *American Journal of Reproductive Immunology* 35 (1996a), pp. 226–232, here p. 226.

60 David Haig: *Genetic conflicts in human pregnancy*, in: *Quarterly Review of Biology* 68.4 (1993), pp. 495–532, here p. 496.

61 See David Haig: *The kinship theory of genomic imprinting*, in: *Annual Review of Ecology and Systematics* 31 (2000), pp. 9–32.

62 See Tom Moore and David Haig: *Genomic imprinting in mammalian development: A parental tug-of-war*, in: *Trends in Genetics* 7.2 (1991), pp. 45–49.

cal messages through hormones.[63] In Haig's words this communication was a devious game played by both sides to advance their own interests: "a response that is beneficial for a sender need not be beneficial for the responder, and vice versa"[64]. Mothers were "able to extract some information from placental hormones"[65] yet placental hormones were "fetal attempts to manipulate maternal metabolism for fetal benefit"[66].

While Haig's hypothesis of placental hormones as tools of fetal subterfuge has remained without empirical support, the concept of maternal-fetal relationship as a state of unresolved conflict has held much attraction. For instance, clinical researchers have used it widely – moving slickly from selfish genes to selfish organisms and back – to explain various pathological phenomena of pregnancy, such as gestational hypertension and severe chronic infections.[67] The attraction of the concept may be explained by the broader social view of the maternal-fetal relationship in the last decades of the 20th century. It was recognized that for the fetus the mother presented the immediate environment, but the idea of an autonomous fetus, whose needs and interest need not overlap with its mother's, remained in full force. Yet, the strong hereditarianism implied in the conflict model, with both the mother and the fetus seen as machines governed by their genes, left little room for considerations of environmental influences received in development.

5 Maternal environment and fetal exposure

By the end of the 20th century, many of the paradigms that dominated the 20th century came under scrutiny. As "the century of the gene" ended with the publication of the Human Genome draft (and, few years later, full sequence), it became obvious that the knowledge of the genome sequence was only the beginning, rather than the end, of the quest for understanding life, health and disease.[68] The notion of the autonomous fetus was questioned too. "We have been dazzled by the very strong control by the fetus" wrote the fetal physiologist Graham Liggins, when decades of research into the onset of birth revealed enormous interspecies variation and the fact that, in humans, the mecha-

63 See David Haig: *Placental hormones, genomic imprinting, and maternal-fetal communication*, in: *Journal of Evolutionary Biology* 9 (1996b), pp. 357–380.

64 Ibid., here p. 358.

65 Ibid., here p. 374.

66 Ibid., here p. 357.

67 See Elizabeth T. Abrams and Steven R. Meshnick: M*alaria during pregnancy in endemic areas: A lens for examining maternal-fetal conflict*, in: *American Journal of Human Biology* 21.5 (2009), pp. 643–650, Birgitte Hollegaard, Sean G. Byars, Jacob Lykke and Jacobus J. Boomsma: *Parent-offspring conflict and the persistence of pregnancy-induced hypertension in modern humans*, in: *PLOS One* 8.2 (2013), p. e56821 and Atis Muehlenbachs, Theonest K. Mutabingwa, Sally Edmonds, Michal Fried and Patrick E. Duff: *Hypertension and maternal-fetal conflict during placental malaria*, in: *PLoS Medicine* 3.11 (2006), p. e446.

68 See Evelyn Fox Keller: *Century of the gene*, Cambridge 2000.

nism firing off labour had little direct input from the fetus.[69] The intense programme studying fetal respiratory movements came to a dead end in the late 1980s. Fetal physiologists looked for inspiration elsewhere and found it in the work of David Barker, the British epidemiologist who argued that the conditions of early life – indeed, even before conception – shaped the disease risk in adulthood.[70] Barker was certainly not the first to stress the importance of prenatal influences: there were studies coming from social medicine and epidemiology throughout the 1960s and 1970s, e. g. those by Zena Stein and Mervyn Susser[71], examining the impact of maternal nutrition upon cognitive development in youth. Yet as long as the genetic paradigm and the idea of the autonomous fetus prevailed, this approach remained restricted to public health fields.

The move away from the close focus on the fetus back to the mother and the environment of the pregnancy and early life fitted well with the renewed interest into development, manifested, for example, in the return of development into evolutionary studies named "evo-devo".[72] It also had to do with an increased anxiety about the environment changed by human action and its impact on human health, which had been growing since the 1960s. Older research, such as the previously described work of Robert McCance and Elsie Widdowson or studies of the cohort of women who were pregnant during Dutch Winter Famine, was reappraised and integrated into the new paradigm.[73] The reappraisal included the previously little recognized research across the Iron Curtain, by the East Berlin endocrinologist Günther Dörner, who in the 1970s compared the risk of obesity and cardiovascular diseases of the cohorts of young men born before, during and after the Second World War.[74] The difference was that, around the turn of the 21st century, the long-term impact of the early influences had to be expressed in molecular, rather than late-19th-century physiological or 20th-century endocrinological terms.

The solution was offered by the new, rapidly growing area of biomedical research, epigenetics, which has been variously described as "the study of mitotically or meioti-

69 See Ciba Foundation: *The fetus and birth. Final discussion*, in: *Ciba Foundation Symposium (new series)* 47 (1977), pp. 461–472, here p. 461.

70 See David J. Barker and Clive Osmond: *Infant mortality, childhood nutrition, and ischaemic heart disease in England and Wales*, in: *Lancet* 327 (1986), pp. 1077–1081 and Dawes, Borruto and Zacutti (eds.): *Fetal autonomy and adaptation.*

71 Zena Stein and Mervyn Susser: *Fertility, fecundity, famine: Food rations in Dutch Famine 1944–5 have a causal relationship to fertility, and probably to fecundity*, in: *Human Biology* 47.1 (1975), pp. 131–154.

72 See Scott F. Gilbert, John M. Opitz and Rudolf A. Raff: *Resynthesizing evolutionary and developmental biology*, in: *Developmental Biology* 173.2 (1996), pp. 357–372.

73 David J. Barker: *Developmental origins of chronic disease: The Richard Doll lecture*, in: *Public Health* 126 (2012), pp. 1–15.

74 See Günter Dörner, K. Haller and M. Leonhardt: *Zur möglichen Bedeutung der prä- und/oder früh postnatalen Ernährung für die Pathogenese der Arterioskleroze*, in: *Acta biologica et medica Germanica* 31 (1973), pp. 31–35 and Günter Dörner, Elke Rodekamp and Andreas Plagemann: *Maternal deprivation and overnutrition in early postnatal life and their primary prevention: Historical reminiscence of an "ecological" experiment in Germany*, in: *human_ontogenetics* 2.2 (2008), pp. 51–59.

cally heritable changes in gene function that cannot be explained by changes in genetic sequence" or, in a less technical language, "the molecular memory of past stimuli", the signals allowing cells to "remember past events, such as changes in the external environment or developmental cues".[75] Epigenetics holds the promise of explaining what genetics could not; it clarifies how, under (even slightly) different environmental influences, switching certain genes on and off may allow the same genetic code to produce different phenotypes. There seem to be many mechanisms through which genes may be turned on (and off) – some involving small RNAs, others spatial changes to the DNA-protein complex in the nucleus – but the best studied is the addition of methyl groups to promoter regions of the gene.[76]

It may seem that, with developmental approach and epigenetics, "maternal impressions" have returned into medicine and society. Yet, while the mother was certainly brought back into the picture, her return took place in a reductionist manner, befitting the way that science operates today. The perception of the mother is evident in expressions "maternal effects" and "maternal environment". Maternal experiences are required 1) to be, or to be made, amenable to experimental, molecular approach 2) to show a quantifiable change in parameters that may be measured using epigenetic methods. Most research is focused on two categories of influences or exposures: nutrition and stress.[77] The impact of changes in diet is modelled in a relatively straightforward manner in animal models, by restricting nutrition or changing proportions of food groups or particular nutrients in experimental animal diets. Yet the relevance of results to human physiology has not always been obvious. There is very little 'natural' about the standardized diets fed to laboratory animals, bred in laboratory environments for generations, so the implications of experimental findings for human nutrition are not always clear. Epigenetic research has also complicated the previously established therapeutic regimens: folate, a B vitamin that has been supplemented to pregnant women to prevent neural tube deficit, is a powerful methyl-group donor, which thus changes the epigenetic state on multiple locations in the organism and possibly having widespread effects.

Even more controversial and complicated than nutritional epigenetics are the attempts to show how maternal psychological traumas and emotional states influence development. Féré once explained them with nervous reflex reaction and Sontag with hormones such as adrenaline; epigenetic research largely focuses on the expression of genes coding receptors for corticosteroid stress hormones. 'Stress' here refers to a large group of very different experiences – from parental neglect in early life to the situations where the mother is exposed to environmental stress, e. g. experiencing the 9/11 terrorist attack. The best known animal model was the "high/low licking/grooming" model. In this model, rat dams are divided into those that exhibit either frequent licking

75 See Hannah Landecker and Aaron Panofsky: *From social structure to gene regulation, and back: A critical introduction to environmental epigenetics for sociology*, in: *Annual Review of Sociology* 39 (2013), pp. 333–357.

76 See Gluckman, Hanson, Beedle, Buklijaš, and Low: *The epigenetics of human disease*, here pp. 401–403.

77 Ibid.

and grooming behaviour towards their offspring (thus modelling a *caring mother*) or opposite – infrequent licking and grooming – behaviour.[78] The caring mother is supposed to provide a positive, low-stress environment for the offspring, which in turn is understood to affect the functional activity of a group of genes involved in the production and activity of corticosteroid, stress hormones, evident in the epigenetic state of stress hormone receptors and in the level of the hormone.

In short, the new approach to the ways in which the mother modulates and transmits influences received during development is highly reductionist, made amenable to experimental physiological and molecular approach, with very different experiences expected to produce the same chemical effect in the organism. It is thus entirely different from maternal impressions. One aspect, however, remains by and large unchanged, and that is the responsibility of the mother for the child's health – and not just in childhood, but throughout life, and even, if the transmission of epigenetic marks across generations proves true, to future generations. The way that the results of epigenetic studies are reported – by journalists, but also in some cases by scientists who did the research – places the burden of guilt for child's poor health squarely on the shoulders of the mother.[79] Maternal behaviour during pregnancy is scrutinized to an unprecedented level, with an ever-increasing list of prohibited foods, prohibition of any alcohol, strict scrutinizing of weight gain and a growing list of medical checks. The focus on the mother may seem baffling if we know that many of the animal studies cannot be easily extrapolated to humans, that paternal effects (through the epigenetic changes in sperm cells) may play an equally important role, and that many influences are really of societal or broadly environmental nature. Yet if we keep in mind the older as well as more recent history of the maternal-fetal relationship, on the background of which these studies are conducted and results are presented, then this picture of an ambivalent association makes sense. Rather than seeing the mother and the fetus as a team, a pair working together towards a common goal, they are viewed as two parties uneasily united, the fetus requiring protection, and the mother needing control.

6 Conclusion

In this essay, I have argued that the focus on the maternal-fetal relationship, rather than the mother or the fetus alone, provides a richer, more instructive picture than the focus on the fetus or on the mother alone. For example, Sara Dubow's close attention on medical and legal status of the fetus in 20th-century America painted an image of ever-increasing autonomy and rights ascribed to the fetus, paralleled by a continuously di-

[78] See Michael J. Meaney: *Maternal care, gene expression, and the transmission of individual differences in stress reactivity across generations*, in: *Annual Review of Neuroscience* 24 (2001), pp. 1161–1192.

[79] See Sarah S. Richardson Cynthia R. Daniels, Matthew W. Gillman, Janet Golden, Rebecca Kukla, Christopher Kuzawa and Janet W. Rich-Edwards: *Don't blame the mothers*, in: *Nature* 512 (2014), pp. 131–132.

minishing status and control of the mother.[80] This view agrees with the older feminist critique of the women's loss of authority in medicine today, e. g. by Barbara Duden.[81] Yet shifting the lens slightly to capture the interaction between the two tightly connected organisms also changes, or complicates, our view of the history of the fetus, of the mother, and indeed of "maternal impressions". Rather than a linear process, we see an image where the importance of maternal experiences, and of influences received through the mother, periodically strengthens and weakens. These shifts tell us as much about social changes – women's position in the society, war trauma, standpoints on human identity, agency and rights – as they do about developments in obstetrics and fetal physiology. In the era of 'hard heredity', eugenics and early days of genetics at the beginning of the 20th century, the *fetal parasite* got what it needed from the mother to survive, but, beyond the bare minimum necessary for survival, maternal influences had no impact. But in the economic depression and political upheaval of the 1930s, which brought unprecedented civilian suffering and famines, the idea of a fetus sensitive to maternal experiences – from her diet to the psychological trauma – prevailed. By the 1960s, however, in the newly affluent society, the main concerns revolved around the issues of human rights and subjectivity. The fetus – made visible through the new technology of ultrasound and enjoying media exposure in colour magazines – was seen as an autonomous organism, able to breathe, move, control its growth and possibly even the timing of birth. *Fetal rights* came to be understood as opposed to *women's rights* in the era of liberalization of abortion laws; obstetricians increasingly positioned themselves as fetal rather than women's advocates. Mothers and fetuses, it seemed, were uncomfortable neighbours whose interests only partially overlapped; evolutionary biologists provided an explanation of this relationship that drew on their sharing only some of their genes. But as the genetic paradigm began to lose some of its power around the turn of the 21st century and concerns about the environment changed through human action strengthened, approaches emphasizing the importance of environmental influences began to grow in importance. The mother is now seen as the primary environment, as well as the mediator of cues coming from the broader environment. While these approaches may be understood as more inclusive and accurate, they also carry the load of the recent history of maternal-fetal relationship. They imply – and sometimes explicitly state – that the mother, through her behaviour and her choices, is responsible for the health of her future child, but that she cannot be trusted and requires close supervision and control, preferably before the pregnancy had even begun. So rather than viewing the mother and the fetus as a unit, a team working towards a shared goal, their relationship remains ambivalent. Finally, while it may be tempting to see the epigenetic approach as return of maternal impressions – with internet and newspapers brimming with the titles such as 'you are what your mother ate' – the similarity is only superficial. The mother, in epigenetics terms, is a molecular environment, a source and a mediator of exposures, where what matters is not the actual experience, but whether it activates the gene or not.

80 See Dubow: *Ourselves unborn.*

81 See Duden: *Disembodying women.*

7 Bibliography

Abrams, Elizabeth T. and Steven R. Meshnick: *Malaria during pregnancy in endemic areas: A lens for examining maternal-fetal conflict*, in: *American Journal of Human Biology* 21.5 (2009), pp. 643–650.

Adair, Fred L.: *The interrelationship of mother and fetus. Chairman's address*, in: *Journal of American Medical Association* 99 (1932), pp. 433–437.

Al-Gailani, Salim: *Teratology and the Clinic. Monsters, Obstetrics and the Making of Antenatal Life in Edinburgh, c.1900*, PhD Diss., Cambridge 2010.

Antonov, A. N.: *Children born during the siege of Leningrad in 1942*, in: *The Journal of Pediatrics* 30.3 (1947), pp. 250–259.

Arni, Caroline: *The prenatal: The contingencies of procreation and transmission in the nineteenth century*, in: *Heredity explored: Between public domain and experimental science*, ed. by Christina Brandt and Staffan Müller-Wille, Cambridge 2016, pp. 285–310.

Arni, Caroline: *Vom Unglück des mütterlichen „Versehens" zur Biopolitik des „Pränatalen". Aspekte einer Wissensgeschichte der maternal-fötalen Beziehung*, in: *Biopolitik und Geschlecht: Zur Regulierung des Lebendigen*, ed. by Eva Sänger and Malaika Rödel, Münster 2012, pp. 44–66.

Ballantyne, John William: *Expectant motherhood: Its supervision and hygiene*, London 1914.

Barker, David J. and Clive Osmond: *Infant mortality, childhood nutrition, and ischaemic heart disease in England and Wales*, in: *Lancet* 327 (1986), pp. 1077–1081.

Barker, David J.: *Developmental origins of chronic disease: The Richard Doll lecture*, in: *Public Health* 126 (2012), pp. 1–15.

Bowler, Peter J.: *Evolution: the history of an idea*, Berkeley 1984.

Buklijaš, Tatjana and Nick Hopwood: *'The lonesome space traveller'. Making Visible Embryos.* 2008-2010, in: http://www.hps.cam.ac.uk/visibleembryos/s7_4.html (2008).

Buklijaš, Tatjana: *Food, growth and time: Elsie Widdowson's and Robert McCance's research into prenatal and early postnatal growth*, in: *Studies in History and Philosophy of Biological and Biomedical Sciences* 47 (2014), pp. 267–277.

Casper, Monica J.: *The making of the unborn patient: A social anatomy of fetal surgery*, New Brunswick, N. J. 1998.

Ciba Foundation: *The fetus and birth. Final discussion*, in: *Ciba Foundation Symposium (new series)* 47 (1977), pp. 461–472.

Dawes, Geoffrey S., Franco Borruto and Alberto Zacutti (eds.): *Fetal autonomy and adaptation*, Chichester 1990.

Dawes, Geoffrey S.: *Foetal and neonatal physiology: A comparative studies of the changes at birth*, Chicago 1968.

Dawes, Geoffrey S.: *The fetus and birth. Introduction: A historical perspective*, in: *Ciba Foundation Symposium (new series)* 47 (1977), pp. 1–4.

Dawes, Geoffrey S.: *The fetus and independent life. Introduction*, in: *Ciba Foundation Symposium (new series)* 86 (1981), pp. 1–4.

Dawkins, Richard: *The selfish gene*, 30th anniversary edition Oxford 2006.

Diderot, Denis: *Eléments de physiologie*, in: *Oeuvres Complètes. Vol.* 9, éd. par J. Assézat, Paris 1875.

Dörner, Günter, Elke Rodekamp and Andreas Plagemann: *Maternal deprivation and overnutrition in early postnatal life and their primary prevention: Historical reminiscence of an "ecological" experiment in Germany*, in: *human_ontogenetics* 2.2 (2008), pp. 51–59.

Dörner, Günter, K. Haller and M. Leonhardt: *Zur möglichen Bedeutung der prä- und/oder früh postnatalen Ernährung für die Pathogenese der Arteriosklerose*, in: *Acta biologica et medica Germanica* 31 (1973), pp. 31–35.

Dubow, Sara: *Ourselves unborn: A history of the fetus in modern America*, Oxford and New York 2011.

Duden, Barbara: *Disembodying women: Perspectives on pregnancy and the unborn*, Cambridge 1993.

Ebbs, J. Harry, W. A. Scott, F. F. Tisdall, Winifred J. Moyle and Marjorie Bell: *Nutrition in pregnancy*, in: *The Canadian Medical Association Journal* 46.1 (1993), pp. 1–6.

Fox Keller, Evelyn: *Century of the gene*, Cambridge 2000.

Gilbert, Scott F., John M. Opitz and Rudolf A. Raff: *Resynthesizing evolutionary and developmental biology*, in: *Developmental Biology* 173.2 (1996), pp. 357–372.

Gluckman, Peter D. and G. C. Liggins: *Regulation of fetal growth*, in: *Fetal physiology and medicine: the basis of perinatology*, ed. by Richard W. Beard and Peter W. Nathanielsz, New York 1984, pp. 511–557.

Gluckman, Peter D. and Tatjana Buklijaš: *Sir Graham Collingwood (Mont) Liggins. 24 June 1926–24 August 2010*, in: *Biographical Memoirs of Fellows of the Royal Society* 59 (2013), pp. 195–214.

Gluckman, Peter D., Mark A. Hanson, Alan S. Beedle, Tatjana Buklijaš and Felicia M. Low: *The epigenetics of human disease*, in: *Epigenetics: Linking genotype and phenotype in development and evolution*, ed. by Benedikt Hallgrímsson and Brian K. Hall, San Francisco 2011, pp. 398–423.

Haig, David: *Altercation of generations: Genetic conflicts of pregnancy*, in: *American Journal of Reproductive Immunology* 35 (1996), pp. 226–232.

Haig, David: *Genetic conflicts in human pregnancy*, in: *Quarterly Review of Biology* 68.4 (1993), pp. 495–532.

Haig, David: *Placental hormones, genomic imprinting, and maternal-fetal communication*, in: *Journal of Evolutionary Biology* 9 (1996), pp. 357–380.

Haig, David: *The kinship theory of genomic imprinting*, in: *Annual Review of Ecology and Systematics* 31 (2000), pp. 9–32.

Hamilton, William D.: *The genetical evolution of social behaviour*, in: *Journal of Theoretical Biology* 7 (1964), pp. 1–16.

Hollegaard, Birgitte, Sean G. Byars, Jacob Lykke and Jacobus J. Boomsma: *Parent-offspring conflict and the persistence of pregnancy-induced hypertension in modern humans*, in: *PLOS One* 8.2 (2013), p. e56821.

Huet, Marie-Hélène: *Monstrous imagination*, Cambridge 1993.

Hughes, Richard L.: *Burning birth certificates and atomic Tupperware parties: Antiabortion movement in the shadow of the Vietnam war*, in: *Historian* 68.3 (2006), pp. 541–558.

Jülich, Solveig: *Fetal photography in the age of cool media*, in: *History of participatory media: politics and publics, 1750–2000*, ed. by Solveig Anders Ekström, Frans Lundgren Jülich and Per Wisselgren, London 2011, pp. 125–141.

Kalter, Harold: *Teratology in the 20th century: Environmental causes of congenital malformations in humans and how they were established*, in: *Neurotoxicology and Teratology* 35 (2003), pp. 131–282.

Kevles, Daniel: *In the name of eugenics: Genetics and the uses of human heredity*, New York 1985.

Landecker, Hannah and Aaron Panofsky: *From social structure to gene regulation, and back: A critical introduction to environmental epigenetics for sociology*, in: *Annual Review of Sociology* 39 (2013), pp. 333–357.

Levine, Philippa and Alison Bashford: *Introduction: Eugenics and the modern world*, in: *The Oxford handbook of the history of eugenics*, ed. by Philippa Levine and Alison Bashford, Oxford 2010, pp. 3–24.

López-Beltrán, Carlos: *The medical origins of heredity*, in: *Heredity produced: At the crossroads of biology, politics and culture, 1500–1870*, ed. by Staffan Müller-Wille and Hans-Jörg Rheinberger, Cambridge 2007, pp. 105–132.

Martin, Aryn and Kelly Holloway: *'Something there is that doesn't love a wall': Histories of the placental barrier*, in: *Studies in History and Philosophy of Biological and Biomedical Sciences* 47 (2014), pp. 300–310.

McCance, Robert Alexander: *Summary of session I: Food reserves and food requirements of the newborn*, in: *Nutricia Symposium on the adaptation of the newborn infant to extra-uterine life*, ed. by Jean Henri Pierre Jonxis, Hendrik Klaas Aldert Visser and J. A. Troelstra, Springfield 1964, pp. 305–307.

McLaren, Angus: *Reproduction by design: Sex, robots, trees and test-tube babies in interwar Britain*, Chicago 2012.

Meaney, Michael J.: *Maternal care, gene expression, and the transmission of individual differences in stress reactivity across generations*, in: *Annual Review of Neuroscience* 24 (2001), pp. 1161–1192.

Members of the Department of Experimental Medicine, Cambridge, and associated workers: *Studies of undernutrition Wuppertal 1946–9*, in: *Special Report Series* 275, London 1951.

Moore, Tom and David Haig: *Genomic imprinting in mammalian development: A parental tug-of-war*, in: *Trends in Genetics* 7.2 (1991), pp. 45–49.

Morgan, Lynn M.: *Icons of life: A cultural history of human embryos*, Berkeley 2009.

Muehlenbachs, Atis, Theonest K. Mutabingwa, Sally Edmonds, Michal Fried and Patrick E. Duff: *Hypertension and maternal-fetal conflict during placental malaria*, in: *PLoS Medicine* 3.11 (2006), p. e446.

Müller-Wille, Staffan and Hans-Jörg Rheinberger: *A cultural history of heredity*, Chicago 2012.

Nicolson, Malcolm and John Eric Edgcumbe Fleming: *Imaging and imagining the fetus: The development of obstetric ultrasound*, Baltimore 2013.

Oakley, Ann: *The captured womb: A history of the medical care of pregnant women*, New York 1984.

Pfeffer, Naomi and Julie Kent: *Framing women, framing fetuses: How Britain regulates arrangements for the collection and use of aborted fetuses in stem cell research and therapies*, in: *BioSocieties* 2 (2007), pp. 429–447.

Pick, Daniel: *Faces of degeneration: A European disorder, c. 1848-1918*, Cambridge 1989.

Pinker, Steven and Paul Bloom: *Natural language and natural selection*, in: *The adapted mind: Evolutionary psychology and the generation of culture*, ed. by Jerome H. Barkow, Leda Cosmides and John Tooby, New York 1992, pp. 451–494.

Pollack Petchesky, Rosalind: *Fetal images: The power of visual culture in the politics of reproduction*, in: *Feminist Studies* 13.2 (1987), pp. 263–292.

Reagan, Leslie J.: *Dangerous pregnancies: Mothers, disabilities and abortion in modern America*, Berkeley 2010.

Richardson, Sarah S., Cynthia R. Daniels, Matthew W. Gillman, Janet Golden, Rebecca Kukla, Christopher Kuzawa and Janet W. Rich-Edwards: *Don't blame the mothers*, in: *Nature* 512 (2014), pp. 131–132.

Rublack, Ulinka: *Pregnancy, childbirth and the female body in early modern Germany*, in: *Past and Present* 150 (1996), pp. 84–110.

Rudolph, A. M. and M. A. Heymann: *The circulation of the fetus in utero: Methods for studying distribution of blood flow, cardiac output and organ blood flow*, in: *Circulation Reseach* 21 (1967), pp. 163–184.

Shildrick, Margrit: *Maternal imagination: Reconceiving first impressions*, in: *Rethinking History* 4.3 (2000), pp. 243–260.

Smith, C. A.: *Effects of maternal undernutrition upon the newborn infant in Holland (1944–45)*, in: *Journal of Pediatrics* 30.3 (1947), pp. 229–243.

Sontag, Lester Warren, Sarah Idell Pyle and Jane Cape: *Prenatal conditions and the status of infants at birth*, in: *American Journal of Diseases of Children* 50.2 (1935), pp. 337–342.

Sontag, Lester Warren: *Effect of fetal activity on the nutritional state of the infant at birth*, in: *American Journal of Diseases of Children* 60 (1940), pp. 621–630.

Sontag, Lester Warren: *The significance of fetal environmental differences*, in: *American Journal of Obstetrics and Gynecology* 42 (1941), pp. 996–1003.

Stein, Zena and Mervyn Susser: *Fertility, fecundity, famine: Food rations in Dutch Famine 1944–5 have a causal relationship to fertility, and probably to fecundity*, in: *Human Biology* 47.1 (1975), pp. 131–154.

Susser, Mervyn and Zena Stein: *Eras in epidemiology: The evolution of ideas*, New York 2009.

Trivers, Robert L.: *Parent-offspring conflict*, in: *American Zoologist* 14 (1974), pp. 249–264.

Widdowson, Elsie M.: *Mental contentment and physical growth*, in: *Lancet* 257 (1951), pp. 1316–1318.

Williams, Susan: *Relief and research: The nutrition work of the National Birthday Trust Fund, 1935–1939*, in: *Nutrition in Britain: Science, scientists and politics in the twentieth century*, ed. by David F. Smith. London 1997, pp. 99–122.

Wilson, Emily K.: *Ex utero: Live human fetal research and the films of Davenport Hooker*, in: *Bulletin of the History of Medicine* 88.1 (2014), pp. 132–160.

Wolstenholme, Gordon Ethelbert Ward and Maeve O'Connor: *Foetal autonomy*, London 196

Personenregister

Sachregister